GongLi SanJiaYiYuan GangWeiShuoMingShu CaoZuo ZhiYin

U0611510

公立三甲医院岗位说明书操作指引

王耀献 李澎涛 周 嫘 主编

编委（以姓氏笔画为序）

李 宁赫 捷 刘 建 王 晨
王建国 王明晓 刘清泉 田金洲
王成祥 高 颖 叶永安 尹 丹
晏 军 于国泳 张永涛 张耀圣

中国三峡出版社

图书在版编目（CIP）数据

公立三甲医院岗位说明书操作指引／王耀献，周媒编著．—北京：中国三峡出版社，2012.1
ISBN 978-7-80223-790-2

Ⅰ.①公…　Ⅱ.①王…②周…　Ⅲ.①医院-岗位责任制-说明书　Ⅳ.①R197.322-63

中国版本图书馆CIP数据核字(2011)第279834号

中国三峡出版社出版发行

（北京市西城区西廊下胡同51号　100034）

电话：（010）66112758　66116828

http://www.zgsxcbs.cn

E-mail: sanxiaz@sina.com

三河嘉科万达印刷厂印制　　新华书店经销

2012年1月第1版　　2012年1月第1次印刷

开本：787x1092毫米　1/16　　印张：34

字数：300千字

ISBN 978-7-80223-790-2　　定价：98.00元

序

　　医院如战场，每一天都上演着大小战役数十场，虽然没有硝烟，却处处都是生与死的争夺，病魔与康复的较量。

　　对于如何合理评价医务工作者的工作价值，有效调动医务人员的积极性，2009年医改新政明确提出：医改人事制度，完善分配激励机制，推行聘用制度和岗位管理制度，实行以服务质量及岗位工作量为主的综合绩效考核和岗位绩效工资制度。

　　每一个员工都有自己的岗位，每一个岗位都是组织的细胞，如何有效落实绩效管理工作，建立科学公平的绩效评价体系，对于每一个医院来说都非常重要。岗位说明书作为人力资源管理的基础工具，对于岗位描述、组织到位、岗位职责、权利到位、任职资格等都要做到客观的描述，这个过程繁杂而不可或缺。

　　编写岗位说明书是评价员工绩效的需要。在岗位说明书里，每一条工作职责都对应着要达到的几个绩效标准。在完善的绩效管理体系当中，员工的直接考核者是直接上级。直接上级要定期地对下属员工进行绩效考核，其依据主要是岗位说明书。在绩效管理方面，岗位说明书告诉了员工工作职责要达到的程度，明确了直接上级考核员工的方向，而不是仅仅停留在对员工行为的绩效这样唯一的一种考核方式上。

　　编写岗位说明书是工作评价以及薪酬决定和员工培训的需要。薪酬是根据职称对组织的贡献而定的，而每个岗位对组织的贡献却可以从岗位说明书中的工作职责、工作环境、工作的复杂程度中评价出来。所以说，编写岗位说明书可以为职位的工作评价提供依据，从而界定出各个岗位相对公平的薪酬。另外，作为一项工作，总的趋势是不断向前发展的。员工在某一时段对于某一岗位是适合的，但是，如果岗位所要求的工作内容发生了很大的变化，为了员工能适应已经变化了的岗位内容，就得对其进行针对性的培训。在岗位说明书中不断充实与完善这部分内容，可以提前对员工进行培训，减少员工对工作的不适应。

　　此外，岗位说明书为设计适当的招聘、选择、训练和开发计划提供了有力依据。在专业系统管理中，岗位说明书专门对任职者的学历和能力作了界定，人员招聘、选择由专业系统负责，人事部只需要提供咨询与顾问、招聘信息等。在人才市场扩张时期，针对人力资源短缺的问题，应该最大限度地开发现有员工的能力，岗位说明书通过对每个岗位工作职责的明确划分，为员工工作潜能的开发创造了有利条件。

　　总之，科学的岗位说明书可以帮助医院人事管理者解决人力资源管理与开发方面的诸多问题，可以帮助医院实现从经营管理向科学管理的转变。

我校附属东直门医院院长王耀献教授，早年致力于中医药学术研究，教学、科研、临床俱有深厚造诣，曾担任科主任、医疗院长等职。自 2009 年担任东直门医院院长以来，他又全身心投入到医院的管理工作之中。为了提高医院的管理水平，取得更大的社会效益与经济效益，他致力于管理学的学习与实践，经过不懈的努力，在医院管理领域也深有所得。担任院长以来的三年间，各项医疗指标呈良性高速发展，中医特色日益突出，医院声誉鹊起，来医院参观学习者日益增加。

　　为了将自己的学习与实践体会与全国大医院的管理者共享，耀献院长与北京各大医院管理者编制了《公立三甲医院岗位说明书操作指引》一书，其中既有其学习的心得，又是自己实践经验的结晶。在此书付梓之即，所序于余，有感于医院管理对于医院发展的重要作用，也有感于耀献院长的信任，遂欣然从之，草作此序，以为补白。不当之处，还望知者教正。

2012. 2. 16

目　　录

院 领 导

党委书记岗位说明书

书记

一、岗位基本情况

岗位名称：书记		所属部门：	
岗位编号：LD-01		所属职族：院领导	
直接上级：		所辖人数（数量）：	
直接下级：各副院长、各处处长			

二、岗位职责与权限

岗 位 目 的	在上级党组织的领导下，在全院贯彻党的路线、方针、政策，落实党委各项决议，打造全国一流水平的医、教、研三位一体的中医医院。	
岗位职责与工作内容表述		**权限**
职责表述： 　　参与制定和组织实施医院的发展战略。 　　　　工作时间百分比：10%		✓ 计划制定权 ✓ 计划修订权 ✓ 监督权 ✓ 指导权
工 作 内 容	■ 负责制定医院的发展战略，并根据内外部情况变化进行调整； ■ 组织实施医院的总体战略，发现市场机会，领导创新与变革； ■ 主持医院的各项重大改革。	
职责表述： 　　参与制定和实施医院的年度经营计划。 　　　　工作时间百分比：10%		✓ 组织权 ✓ 计划制定权 ✓ 计划修订权 ✓ 计划实施权
工 作 内 容	■ 根据内外部条件，确立医院的年度经营目标，组织制定经营目标和计划； ■ 监督、控制医院经营计划的实施活动； ■ 参与组织医院财务预算方案的实施工作。	
职责表述： 　　负责党的路线方针政策在医院的落实。 　　　　工作时间百分比：60%		

工作内容	■ 负责检查党的路线、方针、政策和医院党委决议的贯彻执行情况; ■ 领导制定党的组织、宣传、统战、纪律检查、政治工作计划,组织实施并定期检查总结; ■ 组织党员认真学习马列主义,毛泽东思想,邓小平理论,三个代表重要思想,科学发展观,党的基本知识和党的路线、方针、政策; ■ 在全院范围内,组织各种活动,发扬党的优良传统和作风; ■ 深入调查研究,掌握全院干部职工的思想状况,有针对性地做好思想政治工作,总结并推广典型经验; ■ 充分发挥党委其他成员和院长的作用,并积极帮助和支持他们开展工作; ■ 维护党纪国法,坚决抵制不正之风,协助行政领导,监督并处理本单位职工中发生的重大政治、经济、刑事案件和违法乱纪行为; ■ 对医院重大问题提出意见及建议。	✓ 决策权 ✓ 改革权 ✓ 调配权 ✓ 监督权 ✓ 检查权
职责表述: 组织医院其他工作。 工作时间百分比:10%		✓ 决策权 ✓ 代表权 ✓ 处理权
工作内容	■ 主持党委日常工作,参与医院重大事项讨论及决策; ■ 代表医院参加重大业务、外事或其他重要活动; ■ 负责处理医院重大突发事件,并及时向上级主管部门汇报。	
职责表述: 完成领导交办的其他工作。 工作时间百分比:10%		✓ 执行权 ✓ 处理权

三、负责起草或撰写的文字资料

■ 通知、便笺、备忘录、简报、信函、汇报文件或报告、总结、医院文件、研究报告等

四、财务权限

协助和监督院长行使最高财务权限。

五、工作汇报关系

汇报上级岗位	必须向上级主管汇报的事情(口头/书面)
上级党组织	各支部员工思想动态(口头); 医院党委工作总结(书面); 党支部主要活动(书面)。

六、工作协作关系

协调对象	密切协调关系的部门

院内	各党支部
院外	上级党组织、业务关系单位、其他医院党组织等

七、任职资格

教育水平要求：本科及以上学历	专业要求：卫生技术、管理类、药理、医学或护理

从业资格要求：

培训经历：党校培训、医院文化、工作职责、交流沟通能力等

经　　验：15年以上工作经验，3年以上医院高层管理经验

知　　识：党章知识、医院基础知识、中医基础知识、档案管理知识、本专业相关的外语知识等

能　　力：领导能力、较强的党性修养、组织协调能力、沟通能力、分析能力等

八、应知法律法规、核心制度

法律法规	《中国共产党章程》、《中国共产党党员权利保障条例》、《中国共产党党员领导干部廉洁从政若干准则》、《基层党务工作、发展党员工作、基层组织选举工作、党员教育工作规程方法》、《医院管理评价指南》、《医疗机构管理条例》、《中医医院中医药文化建设指南》等
核心制度	《医院管理制度汇编》等

九、工作特征

使用工具/设备	计算机及其他办公基本用具
工作环境	独立办公室
工作时间	正常工作日，有时加班

十、关键考核指标

备注：	

院长岗位说明书

院
长

一、岗位基本情况

岗位名称：院长		所属部门：	
岗位编号：LD-02		所属职族：院领导	
直接上级：		所辖人数（数量）：	
直接下级：副院长			

二、岗位职责与权限

岗 位 目 的	全面领导医院工作，把握医院发展方向，制定医院经营发展战略，对医院经营发展中的重大事项进行决策，打造全国一流水平的医、教、研三位一体的中医医院。

岗位职责与工作内容表述		权限
职责表述： 　制定和实施医院的发展战略。 　　　　　工作时间百分比：10%		✓ 计划制定权 ✓ 计划修订权 ✓ 监督权 ✓ 指导权
工作内容	■ 负责制定医院的发展战略，并根据内外部情况变化进行调整； ■ 组织实施医院的总体战略，发现市场机会，领导创新与变革； ■ 主持医院的各项重大改革。	
职责表述： 　制定和实施医院的年度计划。 　　　　　工作时间百分比：10%		✓ 组织权 ✓ 计划制定权 ✓ 计划修订权 ✓ 计划实施权
工作内容	■ 根据内外部条件，确立医院的年度经营目标，组织制定经营目标计划； ■ 监督、控制医院经营计划的实施过程，并对结果负全面责任； ■ 组织医院财务预算方案的实施工作。	
职责表述： 　建立健全医院统一、高效的组织体系和工作体系，教育全院职工树立良好的医德医风。 　　　　　工作时间百分比：15%		✓ 决策权 ✓ 改革权 ✓ 调配权
工作内容	■ 主持医院关键管理流程的运行和规章制度的执行，及时进行组织结构和流程的优化调整； ■ 领导营造医院的组织文化氛围，塑造和强化医院价值观。	

职责表述： 　　负责医院良好沟通渠道的建立。 　　　　　工作时间百分比：15%		<ul><li>信息发布权</li><li>制度出台和修订权</li><li>人员、物资调配权</li><li>代表权</li></ul>
工作内容	■ 与上级主管部门保持良好沟通，定期汇报医院的经营战略和计划执行情况、资金运用情况和盈亏情况、机构和人员调配情况及其他重大事宜； ■ 领导建立医院与政府机构、业务关系单位、金融机构、媒体等顺畅的沟通渠道； ■ 领导开展医院的社会公共关系活动，树立良好的医院形象； ■ 领导建立医院内部良好的沟通渠道，协调各部门关系。	
职责表述： 　　直接领导医院人力资源处（原人事处）的工作，调整和优化医院的人力资源管理工作。 　　　　　工作时间百分比：10%		<ul><li>人员调配权</li><li>考核权</li><li>人事改革权</li></ul>
工作内容	■ 组织督导医院人力资源开发管理体系的建设和维护； ■ 审核医院的人力资源规划，并督导实施，确保员工队伍建设的进展及整体素质的提升； ■ 领导推动医院的用人制度改革（薪酬、考核、福利等），优化人力资源管理工作； ■ 根据国家人事制度，调整、聘用、考核医院的中层管理人员。	
职责表述： 　　直接领导医院计划财务处的工作，调整和优化医院的财务管理工作。 　　　　　工作时间百分比：10%		<ul><li>计划制定权</li><li>财务审批权</li></ul>
工作内容	■ 领导医院的总体财务规划工作，指导建立财务管理体系； ■ 领导开展医院的财务预算管理、全成本管理工作； ■ 领导开展医院的财务核算工作； ■ 指导监督医院的整体财务分析工作。	
职责表述： 　　直接领导医院经济运行办和新院筹建办的工作。 　　　　　工作时间百分比：10%		<ul><li>决策权</li><li>指导监督权</li><li>审批权</li></ul>
工作内容	■ 领导拟定医院的采购管理制度和相关流程，规范医院的采购管理活动； ■ 主持大型贵重医疗器械、大宗医疗用品的招标活动，确保采购活动高效、保质、经济，保证医院的发展需求； ■ 领导开展医院的投资、融资管理工作，合理调配资金； ■ 组织督导医院新院筹建办的工作，定期检查新院筹建进展情况，确保新院筹建工作按计划有序进行。	
职责表述： 　　组织医院其他工作。 　　　　　工作时间百分比：10%		<ul><li>决策权</li><li>代表权</li><li>处理权</li></ul>

工作内容	■ 主持召开医院办公会议，对重大事项进行决策； ■ 代表医院参加重大业务、外事或其他重要活动； ■ 负责处理医院重大突发事件，并及时向上级主管部门汇报。	
职责表述： 　　完成领导交办的其他工作。 　　　　　　工作时间百分比：10%		✓ 决策权 ✓ 处理权

三、负责起草或撰写的文字资料

■ 通知、便笺、备忘录、简报、信函、汇报文件或报告、总结、医院文件、研究报告等

四、财务权限

全院最高财务权限。

五、工作汇报关系

汇报上级岗位	必须向上级主管汇报的事情（口头/书面）
国家医院管理部门 校长	医院战略及总体规划（书面）； 医院工作总结（书面）； 重大事件处理意见（口头或书面）。

六、工作协作关系

协调对象	密切协调关系的部门
院内	各职能处室和临床科室等
院外	政府机构、业务关系单位、金融机构、媒体等

七、任职资格

教育水平要求：硕士研究生及以上学历	专业要求：卫生技术、管理类、药理、医学或护理

从业资格要求：

培训经历：医院管理知识培训、营销知识培训、财务管理知识培训、人力资源管理知识培训、传染病相关知识培训等

经　　验：15年以上工作经验，3年以上医院高层管理经验

知　　识：精通医院管理知识，掌握临床医学专业知识，具备一定的财务管理知识和人力资源管理知识，熟悉国家的相关法律法规和行业发展趋势等

能　　力：具备很强的宏观分析能力、宏观调控能力、领导能力、良好的人际沟通和协调能力、很强的计划制定和执行能力、很强的书面和口头表达能力、较高的外语听说读写应用能力、较强的公关能力、熟练使用各种办公软件的应用能力等

八、应知法律法规、核心制度

法律法规	《医院管理评价指南》、《医疗机构管理条例》、《医疗机构评审办法》、《医疗机构基本标准》、《全国医院工作条例》、《医疗事故处理条例》、《突发公共卫生事件应急条例》、《中华人民共和国保密法》等
核心制度	《科室主任制度》、《办公室工作制度》、《会议制度》、《总值班制度》、《行政查房制度》、《请示报告制度》、《公文起草审核签发制度》、《公文收发管理制度》、《医院印章保管/使用制度》、《档案管理制度》、《文印工作制度》、《接待工作制度》、《车辆使用管理制度》等

九、工作特征

使用工具/设备	电脑、打印机等办公自动化设备
工作环境	独立办公室
工作时间	正常工作日，经常加班，经常出差

十、关键考核指标

备注：	

医疗副院长岗位说明书

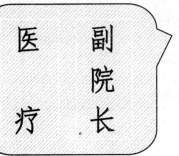

医 副
疗 院
  长

一、岗位基本情况

岗位名称：副院长	所属部门：
岗位编号：LD-02	所属职族：院领导
直接上级：院长	所辖人数（数量）：
直接下级：医务处处长、护理部部长、医保办处长、药学部主任、信息中心主任等	

二、岗位职责与权限

岗 位 目 的	在院长领导下，协助院长管理全院的医疗、护理、医技、信息等科室的工作，保证医院工作正常有序的开展，打造全国一流水平的医、教、研三位一体的中医医院。

岗位职责与工作内容表述		权限
职责表述： 　　参与制定和实施医院的发展战略，以达到医教研三项目标的任务统一指挥管理。 　　　　　工作时间百分比：10%		✓ 计划参与权 ✓ 计划修订权 ✓ 监督权 ✓ 指导权
工作内容	■ 参与制定医院发展战略、规划； ■ 参与制定医院年度经营计划和预算方案； ■ 参与医院重大财务、人事、业务问题的决策； ■ 掌握和了解医院内外动态，提出有关决策建议。	
职责表述： 　　领导所辖部门制定年度计划和相关管理制度。 　　　　　工作时间百分比：20%		
工作内容	■ 根据医院的年度总体目标和计划，组织所辖部门制定本部门的年度工作计划，并指导所辖部门对年度工作计划细化和分解； ■ 跟踪、监督所辖部门工作计划的执行情况，发现问题及时纠正解决，确保计划的完成； ■ 组织制定有关的管理制度，如各种后勤工作管理制度、医疗器械相关的管理制度、物价管理制度、治安管理制度等； ■ 监督制度的执行情况，针对实际情况对现有制度进行优化、改进和完善。	✓ 组织权 ✓ 制定权 ✓ 修订权 ✓ 实施权
职责表述： 　　领导开展医院各项医疗工作。 　　　　　工作时间百分比：30%		✓ 决策权 ✓ 改革权 ✓ 指挥权

工作内容	■ 领导临床各科室、医技各科室开展医院的诊疗、护理工作，领导药剂科开展药品调剂工作，确保医院诊疗工作的正常秩序； ■ 组织督导医务处和护理部检查医疗制度、医护常规和技术操作规程的执行情况； ■ 深入科室，了解和检查临床医疗和护理情况，组织指挥对重危病员的会诊、重大抢救工作； ■ 领导组织、检查本院的转诊、会诊、疫情报告及医疗预防工作； ■ 领导医疗业务信息统计及病案工作，掌握医院各项医院数据及分析结果； ■ 定期分析各项医院数据及医疗指标的完成情况，采取措施不断提高临床科室运营效率及医疗、护理质量； ■ 主持指挥全院性的学术交流、医疗新技术开展等医疗技术活动，并作出科学决策； ■ 组织督导临床、医技各科室完成医院的教学任务和内部培训工作； ■ 组织检查本院担负的临时性医疗任务。	✔ 调配权 ✔ 监督权 ✔ 检查权 ✔ 指导权

职责表述：
负责医院的医疗质量控制工作。
工作时间百分比：10%

工作内容	■ 负责领导开展医疗、护理质量管理信息的搜集、整理和分析工作； ■ 领导医疗、护理质量控制标准的制定、修改和完善工作； ■ 全面监控医院的质量监督和流程优化再造工作； ■ 组织督导各项质量管理制度在各科室的实施和执行，并组织进行监督检查； ■ 组织开展医疗纠纷的防范和处理工作。	✔ 指导权 ✔ 检查权 ✔ 处理权 ✔ 监督权

职责表述：
负责协调所辖部门之间及所辖部门与其他科室、单位的工作。
工作时间百分比：10%

工作内容	■ 负责所辖部门之间的协调、信息交流工作； ■ 负责所辖部门与医院其他部门之间的协调、信息交流工作； ■ 负责所辖部门与其他单位之间的协调和交流工作。	✔ 代表权

职责表述：
负责直接下级的培养、指导和考核评价工作。
工作时间百分比：10%
✔ 决策权
✔ 考核权
✔ 评价权

职责表述：
完成领导交办的其他工作。
工作时间百分比：10%
✔ 决策权
✔ 处理权

三、负责起草或撰写的文字资料

■ 通知、便笺、备忘录、简报、信函、汇报文件或报告、总结、医院文件、研究报告等

四、财务权限

当涉及＿＿＿＿元以上的费用支出或投资决定时，必须向上级主管申请批准。

五、工作汇报关系

汇报上级岗位	必须向上级主管汇报的事情（口头/书面）
院长	行业发展报告（书面）； 工作总结（书面）； 主管范围内较大的支付事项（书面）。

六、工作协作关系

协调对象	密切协调关系的部门
院内	各临床科室等
院外	上级政府机构、行业协会、业务关系单位、临时性协调关系等

七、任职资格

教育水平要求：硕士研究生及以上学历　　专业要求：卫生技术、管理类、药理、医学或护理

从业资格要求：

培训经历：医院管理、营销、人力资源、信息系统等相关培训等

经　　验：10年以上工作经验，3年以上医院高层管理经验

知　　识：通晓现代医院管理知识和相关的国家法律法规，了解国际国内医疗行业及相关行业的发展趋势，熟悉医院的业务流程等

能　　力：有领导决策能力、计划与执行能力、沟通协调能力、写作能力、语言表达能力、综合分析能力、各种办公软件的应用能力等

八、应知法律法规、核心制度

法律法规	《医院管理评价指南》、《医疗机构管理条例》、《医疗机构评审办法》、《医疗机构基本标准》、《全国医院工作条例》、《医疗事故处理条例》、《突发公共卫生事件应急条例》、《中华人民共和国保密法》等
核心制度	《科室主任制度》、《办公室工作制度》、《会议制度》、《总值班制度》、《行政查房制度》、《请示报告制度》、《公文起草审核签发制度》、《公文收发管理制度》、《首诊负责制度》、《三级查房制度》、《疑难/危重病例讨论制度》、《危重病人抢救制度》、《死亡病例讨论制度》、《病历书写基本规范与管理制度》、《输血审核制度》、《安全医疗警讯事件报告制度》、《医院

手术部的管理规范》、《医务人员卫生规范》、《医院感染管理办法》等

九、工作特征

使用工具/设备	电脑、打印机等办公自动化设备
工作环境	独立办公室
工作时间	正常工作日，经常加班，经常出差

十、关键考核指标

备注：	

科研副院长岗位说明书

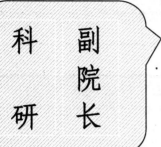

科 副
研 院
长

岗位名称：副院长	所属部门：
岗位编号：LD-03	所属职族：院领导
直接上级：院长	所辖人数（数量）：
直接下级：科研处处长	

二、岗位职责与权限

岗 位 目 的	在院长的领导下，全面负责医院科研工作，提升医院科研水平，打造全国一流水平的医、教、研三位一体的中医医院。

岗位职责与工作内容表述	权限
职责表述： 　　参与制定和实施医院的发展战略，以达到医、教、研三项目标的任务统一指挥管理。 <center>工作时间百分比：10%</center>	✓ 计划参与权 ✓ 计划修订权 ✓ 监督权 ✓ 指导权
工作内容 ■ 参与制定医院发展战略、规划； ■ 参与制定医院年度经营计划和预算方案； ■ 参与医院重大财务、人事、业务问题的决策； ■ 掌握和了解医院内外动态，提出有关决策建议。	
职责表述： 　　组织制定全院科研发展规划，领导所辖部门制定年度科研计划和相关管理制度。 <center>工作时间百分比：10%</center>	✓ 组织权 ✓ 制定权 ✓ 修订权 ✓ 实施权 ✓ 监督权 ✓ 考核权
工作内容 ■ 根据医院的年度总体目标和计划，制定医院科研发展规划； ■ 组织所辖部门制定医院科研方面的年度工作计划，并指导所辖部门对科研年度工作计划进行细化和分解； ■ 跟踪、监督所辖部门工作计划的执行情况，发现问题及时纠正解决，确保计划保质保量完成； ■ 监督检查医院各部门科研经费的使用情况，发现问题及时处理； ■ 组织制定有关的管理制度，如科研项目申请、项目基金管理、人员奖惩激励制度等，并督促下属部门认真贯彻执行； ■ 监督制度的执行情况，针对实际情况对现有制度进行优化、改进和完善。	

	职责表述： 在全院形成浓厚的科研氛围，调动医护人员科研积极性。 工作时间百分比：20%	
工作内容	■ 将医院科研发展规划和长、短期目标面向医院员工进行宣导； ■ 负责组织监督全院科研项目计划的申报工作（包括投标、申请基金等），组织院级重点研究项目的开题论证，根据专家委员会意见，建立院级课题，掌握各科室科研课题的内容，了解全院课题情况，根据医院科研发展，提出指导性意见； ■ 组织掌握科研工作现状，分析研究科研工作与学科建设和专业建设相互促进的关系，不断汇聚科研创新团队，增强科研实力； ■ 负责指挥督导医院的科研学术交流活动，以及院级科技成果的鉴定和评审工作及科研成果的审批及申报，对成熟的科研成果及时组织鉴定，申报奖励及市场转让； ■ 负责监督科研项目、科技交流的保密审查工作； ■ 多渠道组织课题，争取科研经费，定期组织课题检查，了解课题进展情况，督促承担课题的完成，扶植有苗头的课程，组织重大的国内外科技合作课题； ■ 督促创建医院良好的科研氛围，监督和检查下属帮助员工积极申报各级各类科研项目，提高项目申报的质量。	✓ 宣导权 ✓ 管理权 ✓ 指挥权 ✓ 引导权 ✓ 监督权 ✓ 审查权
	职责表述： 领导科研处，开展医院重点实验室研究和医学伦理研究等工作。 工作时间百分比：15%	
工作内容	■ 组织开展重点实验室的建章立制工作，理顺管理关系，制定考核指标，开展研究，为临床一线服务； ■ 督导重点实验室的管理，了解和检查重点实验室的建设情况； ■ 引导重点实验室工作，贯彻落实重点实验室为临床服务的目标和任务； ■ 开展医学伦理研究工作，合理调配人员，配备资源和经费，并对研究进展进行实时监督和检查。	✓ 决策权 ✓ 改革权 ✓ 调配权 ✓ 指挥权 ✓ 监督权
	职责表述： 领导科研处，进行医院药理实验基地的建设。 工作时间百分比：15%	
工作内容	■ 负责安排有关药理研究档案、药理研究情报资料的收集与管理工作； ■ 负责监督医院新药研制，督促完成国家药品监督管理局交给的国家药品临床研究工作任务； ■ 对申请进行药物临床试验项目、药物临床试验项目协议、药物临床试验过程进行指导和监督； ■ 指导下属部门开展机构认证、临床药理试验项目工作； ■ 夯实药理基地管理基础，优化各项考核指标。	✓ 审批权 ✓ 人员、物资调配权 ✓ 决策权 ✓ 处理权

职责表述：			✓ 代表权
负责协调所辖部门之间及所辖部门与其他科室、单位的工作。			
工作时间百分比：10%			
工作内容	■ 负责所辖部门之间的协调、信息交流工作；		
	■ 积极做好对外协作任务，提高仪器设备的利用率；		
	■ 负责所辖部门与医院其他部门之间的协调、信息交流工作；		
	■ 负责所辖部门与其他单位之间的协调和交流工作。		

职责表述：	✓ 决策权
立足科研发展的角度，开展人才培养工作。	✓ 考核权
工作时间百分比：10%	✓ 评价权

职责表述：	✓ 决策权
完成领导交办的其他工作。	✓ 处理权
工作时间百分比：10%	

三、负责起草或撰写的文字资料

■ 通知、便笺、备忘录、简报、信函、汇报文件或报告、总结、医院文件、研究报告等

四、财务权限

当涉及_____元以上的费用支出或投资决定时，必须向上级主管申请批准。

五、工作汇报关系

汇报上级岗位	必须向上级主管汇报的事情（口头/书面）
院长	行业发展报告（书面）； 工作总结（书面）； 主管范围内较大的支付事项（书面）。

六、工作协作关系

协调对象	密切协调关系的部门
院内	各副院长、各职能处室和临床科室等
院外	上级政府机构、行业协会、业务关系单位、临时性协调关系等

七、任职资格

教育水平要求：硕士研究生及以上学历　　　专业要求：临床医学

从业资格要求：

培训经历：医院管理知识培训、医疗设备管理知识培训、人力资源管理知识培训、传染病相关知识培训等

经　　验：10年以上工作经验，3年以上医院高层管理经验

知　　　识：	精通医院管理知识、组织管理知识、人力资源管理知识，熟悉国家的相关法律法规和行业发展趋势等
能　　　力：	具备很强的宏观分析能力、宏观调控能力、领导能力、良好的人际沟通和协调能力、很强的计划制定和执行能力、很强的书面和口头表达能力、较高的外语听说读写应用能力、较强的公关能力、熟练使用各种办公软件的应用能力等

八、应知法律法规、核心制度

法律法规	《医院管理评价指南》、《医疗机构管理条例》、《医疗机构评审办法》、《医疗机构基本标准》、《全国医院工作条例》、《医疗事故处理条例》、《突发公共卫生事件应急条例》、《中华人民共和国保密法》等
核心制度	《科室主任制度》、《办公室工作制度》、《会议制度》、《总值班制度》、《行政查房制度》、《请示报告制度》、《公文起草审核签发制度》、《药品注册管理办法》、《医疗机构临床实验室管理办法》、《临床科研实践方案》、《检测技术及管理规范实用手册》、《中药西药临床研究指导原则》等

九、工作特征

使用工具/设备	电脑、打印机等办公自动化设备
工作环境	独立办公室
工作时间	正常工作日，经常加班，经常出差

十、关键考核指标

备注：	

教学副院长岗位说明书

<table>
<tr><td rowspan="4">教
学

副
院
长</td><td colspan="2">一、岗位基本情况</td></tr>
<tr><td>岗位名称：副院长</td><td>所属部门：</td></tr>
<tr><td>岗位编号：LD-04</td><td>所属职族：院领导</td></tr>
<tr><td>直接上级：院长</td><td>所辖人数（数量）：</td></tr>
</table>

直接下级：教育处处长

二、岗位职责与权限

岗 位目 的	在院长的领导下，协助院长领导教育处，做好临床医学院的教学管理、学生教育、行政事务等工作，打造全国一流水平的医、教、研三位一体的中医医院。	
岗位职责与工作内容表述		权限
职责表述： 　　参与制定和实施医院的发展战略，以达到医、教、研三项目任务统一指挥管理。 工作时间百分比：10%		✓ 计划参与权 ✓ 计划修订权
工作内容	■ 参与制定医院发展战略、规划； ■ 参与制定医院年度经营计划和预算方案； ■ 参与医院重大财务、人事、业务问题的决策； ■ 掌握和了解医院内外动态，提出有关决策建议。	✓ 监督权 ✓ 指导权
职责表述： 　　制定临床医学院的教学发展规划。 工作时间百分比：10%		
工作内容	■ 根据医院的年度总体目标和计划，组织所辖部门制定临床医学院的年度工作计划，并指导所辖部门对年度工作计划进行细化和分解； ■ 审定专业设置、教学计划、教学科研计划和年度工作计划，并组织实施； ■ 跟踪、监督所辖部门工作计划的执行情况，发现问题及时纠正解决，及时向党委和院长汇报； ■ 监督制度的执行情况，针对实际情况对现有制度进行优化、改进和完善。	✓ 组织权 ✓ 计划制定权 ✓ 计划修订权 ✓ 计划实施权
职责表述： 　　领导开展医院的各项教学工作。 工作时间百分比：30%		✓ 决策权 ✓ 调配权 ✓ 指导权

工作内容	■ 随时了解国家有关医院教学工作的动态信息，及时进行沟通； ■ 组织教育处开展本科生、研究生的思想教育和管理工作，配合党委指导学生党员的思想建设和组织建设； ■ 定期深入到科室、教研室、教室，检查指导工作； ■ 指导教育处对导师的业务、培训、考核和奖惩工作； ■ 创建良好的教学环境，充分调动教师工作积极性； ■ 负责督促教育处对重点学科的建设工作，打造精品课程，不断提高教学质量； ■ 督促建设良好的学生实习网络和实习环境，指导学生实习、毕业生毕业和就业指导工作； ■ 负责学生教育管理和教学质量控制工作； ■ 督导教育处，组织相关科室制定学生行为规范； ■ 督导学生健康管理及安全保卫工作。	
职责表述： 领导开展各科人才培养工作。 工作时间百分比：20%		✓ 指导权
工作内容	■ 组织全院各科室开展教学、人才培训工作； ■ 指导各科室开展人员接续计划，培养年轻人才。	
职责表述： 负责协调所辖部门之间及所辖部门与其他科室、单位的工作。 工作时间百分比：10%		✓ 代表权
工作内容	■ 负责所辖部门之间的协调、信息交流工作； ■ 负责所辖部门与医院其他部门之间的协调、信息交流工作； ■ 负责所辖部门与其他单位之间的协调和交流工作。	
职责表述： 负责直接下级的培养、发展指导和考核评价工作。 工作时间百分比：10%		✓ 决策权 ✓ 考核权 ✓ 评价权
职责表述： 完成领导交办的其他工作。 工作时间百分比：10%		✓ 决策权 ✓ 处理权

三、负责起草或撰写的文字资料

■ 通知、便笺、备忘录、简报、信函、汇报文件或报告、总结、医院文件、研究报告等

四、财务权限

当涉及＿＿＿＿＿＿元以上的费用支出或投资决定时，必须向上级主管申请批准。

五、工作汇报关系

汇报上级岗位	必须向上级主管汇报的事情（口头/书面）
院长	行业发展报告（书面）；

工作总结（书面）；

主管范围内较大的支付事项（书面）。

六、工作协作关系

协调对象	密切协调关系的部门
院内	各副院长、各职能处室和临床科室等
院外	学校、媒体、主要杂志等

七、任职资格

教育水平要求：硕士研究生及以上学历　　　　专业要求：医学相关

从业资格要求：

培训经历	医院管理知识培训、医疗设备管理知识培训、人力资源管理知识培训、教育相关知识培训等
经　　验	10年以上工作经验，3年以上医院高层管理经验
知　　识	精通医院管理知识、组织管理知识、人力资源管理知识、熟悉国家的相关法律法规和行业发展趋势等
能　　力	具备很强的宏观分析能力、宏观调控能力、领导能力、良好的人际沟通和协调能力、很强的计划制定和执行能力、很强的书面和口头表达能力、较高的外语听说读写应用能力、较强的公关能力、熟练使用各种办公软件的应用能力等

八、应知法律法规、核心制度

法律法规	《医院管理评价指南》、《医疗机构管理条例》、《中华人民共和国学位条例》、《中华人民共和国高等教育法》、《高等学校实验室工作规程》、《学生伤害事故处理条例》等
核心制度	《教育处工作制度》、《办公室工作制度》、《会议制度》、《临床教研室工作制度》、《学生活动室使用规则》、《档案管理制度》等

九、工作特征

使用工具/设备	计算机及其他办公基本用具
工作环境	独立办公室
工作时间	正常工作日，有时加班，经常出差

十、关键考核指标

备注：	

后勤副院长岗位说明书

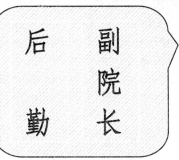

一、岗位基本情况

岗位名称：副院长	所属部门：
岗位编号：LD-05	所属职族：院领导
直接上级：院长	所辖人数（数量）：
直接下级：后勤保障处处长、保卫处处长	

二、岗位职责与权限

岗位目的	在院长的领导下，协助院长全面负责医院后勤工作，保障医院各部门工作的高效运行，打造全国一流水平的医教、研、三位一体的中医医院。	
	岗位职责与工作内容表述	权限
	职责表述： 参与制定和实施医院的发展战略。 工作时间百分比：10%	✓ 计划参与权 ✓ 计划修订权 ✓ 监督权 ✓ 指导权
工作内容	■ 参与制定医院发展战略、规划； ■ 参与制定医院年度经营计划和预算方案； ■ 参与医院重大财务、人事、业务问题的决策； ■ 掌握医院内外动态，提出有关决策建议。	
	职责表述： 领导所辖部门制定年度计划和相关管理制度。 工作时间百分比：10%	
工作内容	■ 根据医院的年度总体目标和计划，组织所辖部门制定本部门的年度工作计划，并指导所辖部门对年度工作计划进行细化和分解； ■ 跟踪、监督所辖部门工作计划的执行情况，发现问题及时纠正解决，确保计划的完成； ■ 组织制定有关的管理制度，如后勤工作管理制度、医疗器械相关的管理制度、物价管理制度、治安管理制度等； ■ 监督制度的执行情况，针对实际情况对现有制度进行优化、改进和完善。	✓ 组织权 ✓ 计划制定权 ✓ 计划修订权 ✓ 计划实施权
	职责表述： 领导开展医院各项后勤保障工作，提高后勤工作效率，降低成本。 工作时间百分比：15%	✓ 检查权 ✓ 决策权 ✓ 改革权

工作内容	■ 负责督促检查医院的基建、维修、物资供应、医疗设备管理等各项工作，为医院各科室提供保障； ■ 负责审查后勤预决算，检查全院后勤、基建、维修及物资管理采购工作，深入临床、医技等科室了解医院设备购置、保管、使用和物资供应情况，提高后勤成本管控能力； ■ 组织检查医院的设备、水暖、电路和医疗器械维修和保养工作； ■ 组织检查医院的餐饮供应、动力保障工作，清洁及园林绿化等物业管理工作； ■ 提高后勤人员的法治精神、奉献精神、服务精神，定期与全院各科室交流调研后勤服务质量，督促后勤服务质量逐步提升； ■ 领导组织医院后勤保障工作社会化标准制定，并定期组织全院大检查，抽查外包服务品质，淘汰不合格的外包商，并逐步建立现代化后勤服务流程。	✓ 调配权
	职责表述： 领导开展医院的安保工作。 工作时间百分比：10%	✓ 人员调配权 ✓ 考核权 ✓ 监控权
工作内容	■ 指挥检查全院安保工作及全院内综合治理情况； ■ 定期指挥全院安全大检查，做好"三防"工作，消除安全隐患； ■ 指挥院内重大灾害事故的应急处理工作，作出科学决策； ■ 调动全院职工积极性，做好安全思想教育工作，构建全院安全防线。	
	职责表述： 负责协调所辖部门之间及所辖部门与其他科室、单位的工作。 工作时间百分比：10%	✓ 代表权
工作内容	■ 负责所辖部门之间的协调、信息交流工作； ■ 负责所辖部门与医院其他部门之间的协调、信息交流工作； ■ 负责所辖部门与其他单位之间的协调和交流工作。	
	职责表述： 负责直接下级的培养、发展指导和考核评价工作。 工作时间百分比：10%	✓ 决策权 ✓ 考核权 ✓ 评价权
	职责表述： 完成领导交办的其他工作。 工作时间百分比：10%	✓ 决策权 ✓ 处理权

三、负责起草或撰写的文字资料

■ 通知、便笺、备忘录、简报、信函、汇报文件或报告、总结、医院文件、研究报告等

四、财务权限

当涉及＿＿＿＿＿＿元以上的费用支出或投资决定时，必须向上级主管申请批准。

五、工作汇报关系

汇报上级岗位	必须向上级主管汇报的事情（口头/书面）
院长	行业发展报告（书面）； 工作总结（书面）； 主管范围内较大的支付事项（书面）。

六、工作协作关系

协调对象	密切协调关系的部门
院内	各副院长、各职能处室和临床科室等
院外	维修公司、设备厂家、物价管理部门、治安消防管理部门等

七、任职资格

教育水平要求：本科及以上学历　　专业要求：卫生技术、管理类、药理、医学或护理

从业资格要求：

培训经历：医院管理知识培训、医疗设备管理知识培训、人力资源管理知识培训、传染病相关知识培训等

经 验：	10年以上工作经验，3年以上医院高层管理经验
知 识：	精通医院管理知识、后勤管理知识、物资管理知识、人力资源管理知识，熟悉国家的相关法律法规和行业发展趋势等
能 力：	具备很强的宏观分析能力、宏观调控能力、领导能力，良好的人际沟通和协调能力，很强的计划制定和执行能力，很强的书面和口头表达能力，较高的外语听说读写应用能力，较强的公关能力，熟练使用各种办公软件的应用能力等

八、应知法律法规、核心制度

法律法规	《医院管理评价指南》、《医疗机构管理条例》、《医疗机构评审办法》、《医疗机构基本标准》、《全国医院工作条例》、《医疗事故处理条例》、《突发公共卫生事件应急条例》、《中华人民共和国保密法》等
核心制度	《科室主任制度》、《办公室工作制度》、《会议制度》、《总值班制度》、《行政查房制度》、《请示报告制度》、《公文起草审核签发制度》、《公文收发管理制度》、《医院印章保管/使用制度》、《仓库物资管理制度》、《物资采购、招标制度》、《物资报损、报废赔偿制度》、《低值易耗、卫生材料管理制度》等

九、工作特征

使用工具/设备	电脑、打印机等办公自动化设备
工作环境	独立办公室
工作时间	正常工作日，经常加班，经常出差

十、关键考核指标

备注：	

行政管理部门

党院办岗位说明书

党院办主任岗位说明书

一、岗位基本情况

岗位名称：主任	所属部门：党院办
岗位编号：A-2-001	所属职族：行政后勤中层管理人员
直接上级：院长、党委书记	所辖人数（数量）：
直接下级：副主任	

二、岗位职责与权限

岗位目的	在院长、书记的直接领导下，对外代表医院发表言论，对内协调各职能、业务部门的工作，落实医院和党委各项政策．同时牵头处理各类突发事件，辅助院长、书记工作。

岗位职责与工作内容表述		权限
职责表述： 统筹制定医院和各职能、业务部门的工作计划。 工作时间百分比：20%		
工作内容	■ 负责制定、调整医院中长期发展战略和战略实施的滚动策略规划，为组织发展提供有力的组织保障； ■ 参与院里的各项重大决策，并为院领导提供参考建议； ■ 负责制定全院年度经营计划的编制和下达； ■ 负责全院各部门（科室）月度、年度工作计划完成情况的跟踪、反馈，保证全院计划的实施； ■ 负责各科室管理制度的汇总、统计，并监督执行。	✓ 计划制定权 ✓ 监督权 ✓ 指导权
职责表述： 组织召开医院各类会议，并负责会议精神的传达。 工作时间百分比：20%		✓ 会议组织权 ✓ 会议记录权

工作内容	■ 负责组织院内重大会议，包括会议文件的起草和下发，以及会议精神的传达和监督执行等； ■ 组织开展党员民主生活会和党会活动（含会议评优、报表和汇总、会场联系及准备、会议中管理等工作）。	✓ 会议出勤考核权 ✓ 文件起草权
职责表述： 　　负责医院对外宣传、危机处理工作。 　　　　　　工作时间百分比：20%		✓ 发言权 ✓ 代表权 ✓ 决策权 ✓ 人事调配权
工作内容	■ 负责院内外的宣传工作，传达会议决议和政策精神； ■ 作为医院发言人，应对各种媒体和言论； ■ 统筹建立突发事件处理机制，做好危机公关工作。	
职责表述： 　　作为院长助理，负责国家政策法律的调查研究、材料撰写和人员调配等工作。 　　　　　　工作时间百分比：10%		✓ 信息发布权 ✓ 制度出台和修订权 ✓ 调配权 ✓ 行政查房组织权
工作内容	■ 进行调查研究，收集、整理、分析医疗卫生行业及全院相关信息，及时为院长决策提供准确、全面的依据； ■ 协助院长制定全院性规章制度等指导性文件，定期组织各类管理制度的梳理和更新； ■ 负责安排医院总值班，检查总值班记录，管理总值班的有关物资物品； ■ 召集行政查房，做好各检查组的资料整理和汇总，向有关职能部门下发督办书，并将整改情况及时向书记、院长汇报。	
职责表述： 　　作为书记助理，负责医院党建工作。 　　　　　　工作时间百分比：10%		✓ 党组织事务履行权
工作内容	■ 负责每年人大、两会文件的传递和学习，组织街道人大代表人选的选举； ■ 负责党员干部的委任、培训、考核，以及新党员的推优、考察和转正等工作； ■ 负责统战工作，配合完成对民主党派人员的考察、外调等； ■ 完成对党员信息库的维护，以及报表的制作、更新。	
职责表述： 　　负责统筹和协调医院内外的沟通及各科室之间配合等工作。 　　　　　　工作时间百分比：10%		✓ 行政车辆调度权 ✓ 领导出行计划制定权 ✓ 科室考核权 ✓ 信访处置权
工作内容	■ 安排院领导外出服务、接待来访、参观、外宾交流； ■ 接待信访工作，调查普通信访，并作出处置或委派指定单位处置； ■ 领导医院行政车辆的调度、驾驶人员管理和车辆养护；	

■ 协调各科室工作，负责各科室的综合协调、管理和控制，促进科室沟通，并对各科室配合情况进行考核和反馈。	
职责表述： 完成领导交办的其他工作。 工作时间百分比：10%	✓ 决策权 ✓ 处理权

三、负责起草或撰写的文字资料

■ 通知、便笺、备忘录、简报、信函、汇报文件或报告、总结、医院文件、研究报告等

四、财务权限

当涉及_____元以上的费用支出或投资决定时，必须向上级主管申请批准。

五、工作汇报关系

汇报上级岗位	必须向上级主管汇报的事情（口头/书面）
院长	上级应阅看的文件（书面）； 需要医院支付的额度较大的费用（书面）； 扩大了的纠纷和投诉（口头）。

六、工作协作关系

协调对象	密切协调关系的部门
院内	职能处室、临床科室、院领导等
院外	国家医院管理相关部门、其他医院、媒体和公众等

七、任职资格

教育水平要求：本科及以上学历　　专业要求：卫生技术、管理类、药理、医学或护理

从业资格要求：

培训经历：医院文化、医院工作职责、交流沟通能力、文书写作等

经　　验：10年以上医院管理经验

知　　识：医院管理基础知识、管理基础知识、本专业相关的外语知识等

能　　力：判断决策能力、领导能力、计划能力、分析能力、组织协调能力和学习能力等

八、应知法律法规、核心制度

法律法规	《医院管理评价指南》、《医疗机构管理条例》、《医疗机构评审办法》、《医疗机构基本标准》、《全国医院工作条例》、《医疗事故处理条例》、《突发公共卫生事件应急条例》、《中华人民共和国保密法》等
核心制度	《科室主任制度》、《办公室工作制度》、《会议制度》、《总值班制度》、《行政查房制度》、《请示报告制度》、《公文起草审核签发制度》、《公文收发管理制度》、《医院印章保管/使用制度》、《档案管理制度》、《文印工作制度》、《接待工作制度》、《车辆使用管理制度》等

九、工作特征

使用工具/设备	计算机及其他办公基本用具
工作环境	室内，舒适度一般
工作时间	正常工作日，有时加班

十、关键考核指标

备注：	

档案室主任岗位说明书

档
案
室
主
任

党
院
办
公
室

一、岗位基本情况

岗位名称：档案室主任		所属部门：党院办	
岗位编号：A-2-003		所属职族：行政后勤中层管理人员	
直接上级：党院办主任		所辖人数（数量）：	
直接下级：干事			

二、岗位职责与权限

岗 位 目 的	在党院办主任的领导下，组织档案室人员负责全院档案的收集、整理、编目、电脑录入工作，并负责建立台账、装订和归档，充分利用档案，辅助医院工作。

岗位职责与工作内容表述		权限
职责表述： 　　参与制定党院办工作制度和工作计划，据此制定档案室工作制度和工作计划，并严格遵照执行。 　　　　　　工作时间百分比：20%		✓ 计划制定权 ✓ 监督权 ✓ 指导权 ✓ 文件起草权
工 作 内 容	■ 负责档案室月度、年度工作计划的制定和监督反馈，保证计划的实施； ■ 按照人力资源处（原人事处）的要求，对档案室人员进行绩效考核； ■ 完成档案管理制度建设，并制定相应的工作流程。	
职责表述： 　　组织科室人员进行档案管理工作。 　　　　　　工作时间百分比：70%		✓ 工作组织权 ✓ 档案管理权 ✓ 医院大事记录审阅权 ✓ 行政性文件处理监督权 ✓ 档案管理指挥权 ✓ 资料保密权
工 作 内 容	■ 认真学习《档案法》，向具有先进档案管理工作经验的医院学习，并结合本院实际情况，推进档案管理工作水平不断提升； ■ 在硬件条件允许的情况下，集中统一管理医院文书、教学、科研、财会、基建、设备、影像、外事等档案； ■ 对本科室管理的各门类档案的系统、准确、安全负有完全的责任； ■ 检查、督促科室人员做好档案工作的接收、整理、保管、鉴定、统计工作； ■ 组织本科室工作人员深入各职能部门检查、监督，并帮助做好立	

卷归档工作；

- 对超过保管期限的档案提出存毁的初审意见，报分管副院长审批；
- 做好入库档案保密和"六防"（防盗、防火、防鼠、防潮、防尘、防高低温），以维护档案安全；
- 定期对全宗档案进行检查，发现问题及时解决；
- 积极参加业务学习和学术交流，掌握档案工作基本知识，不断提高业务水平。

职责表述：	
完成领导交办的其他工作。 工作时间百分比：10%	✓ 决策权 ✓ 处理权

三、负责起草或撰写的文字资料

- 通知、便笺、备忘录、简报、信函、汇报文件或报告、总结、医院文件、研究报告等

四、财务权限

无财务权限。

五、工作汇报关系

汇报上级岗位	必须向上级主管汇报的事情（口头/书面）
党院办主任	重大事项（口头）； 急需办理的事情（口头）。

六、工作协作关系

协调对象	密切协调关系的部门
院内	职能处室、临床科室主任、各位院长、信息中心
院外	国家医院管理相关部门、其他医院

七、任职资格

教育水平要求：大专及以上　　　　　　专业要求：卫生技术、档案管理、文秘

从业资格要求：

培训经历：医院文化、医院工作职责、交流沟通能力等

经　　验：5年以上医院管理经验

知　　识：医院基础知识、档案管理知识、本专业相关的外语知识等

能　　力：统计能力、判断决策能力、领导能力、计划能力、分析能力等

八、应知法律法规、核心制度

法律法规	《医院管理评价指南》、《医疗机构管理条例》、《医疗机构评审办法》、《医疗机构基本标准》、《全国医院工作条例》、《医疗事故处理条例》、《突发公共卫生事件应急条例》、《中华人民共和国保密法》、《中华人民共和国档案法》、《中华人民共和国劳动合同法》、《中华人民共和国劳动法》、《医师资格考试暂行办法》、《医师执业注册暂行办法》、《护士执业注册暂行办法》、《卫生技术人员职称及晋升条例》、《卫生技术人员职务试行条例》等
核心制度	《科室主任制度》、《上卷归档制度》、《保密制度》、《办公室工作制度》、《会议制度》、《总值班制度》、《行政查房制度》、《请示报告制度》、《公文起草审核签发制度》、《公文收发管理制度》、《医院印章保管/使用制度》、《档案管理制度》、《文印工作制度》、《接待工作制度》、《车辆使用管理制度》等

九、工作特征

使用工具/设备	计算机、装订机、办公操作基本工具
工作环境	办公室、档案室、资料室，舒适程度一般
工作时间	正常工作日，有时加班

十、关键考核指标

备注：	

组织科主任岗位说明书

<table>
<tr><td rowspan="4" style="writing-mode: vertical">党院办公室</td><td rowspan="4" style="writing-mode: vertical">组织科主任</td><td colspan="2">一、岗位基本情况</td></tr>
<tr><td>岗位名称：组织科主任</td><td>所属部门：党院办</td></tr>
<tr><td>岗位编号：A-2-004</td><td>所属职族：行政后勤中层管理人员</td></tr>
<tr><td>直接上级：党院办主任</td><td>所辖人数（数量）：</td></tr>
<tr><td colspan="2" style="text-align:right">直接下级：</td></tr>
</table>

二、岗位职责与权限

岗位目的	在党院办主任的领导下，贯彻落实上级单位的各项工作，组织实施党委决议，为医院发展作好政治组织保障。

岗位职责与工作内容表述	权限
职责表述： 　　参与制定党院办工作制度和工作计划，据此制定组织科工作制度和工作计划，并严格遵照执行。 　　　　　　　　　　工作时间百分比：20%	✓ 计划制定权 ✓ 监督权 ✓ 指导权 ✓ 文件起草权
工作内容 ■ 负责组织科月度、年度工作计划的制定和监督反馈，保证计划的实施； ■ 按照人力资源处（原人事处）的要求，对组织科人员进行绩效考核。	
职责表述： 组织科室人员进行科里的日常工作。 　　　　　　　　　　工作时间百分比：70%	
工作内容 ■ 开展全院精神文明建设，组织生活会和党会活动（含评优、报表、汇总、会场联系及准备、会议中管理等）； ■ 负责每年人大、两会文件的传递学习，组织街道人大代表人选的选举； ■ 负责医院党委宣传工作（包括网站资料的传输，与大学、社区的合作，制作院报等）； ■ 负责统战工作，配合完成对民主党派人员的考察、外调等工作； ■ 完成对党员信息库的维护，负责提交相关报表的制作和更新； ■ 负责医院党组织内的投诉和纠纷处理； ■ 组织实施干部考核、任免和培训，完成各支部上报的发展党员工作，负责党费的收缴、上交和使用。	✓ 人员组织权 ✓ 管理指挥权 ✓ 资料保密权

职责表述：	✓ 决策权
完成领导交办的其他工作。 工作时间百分比：10%	✓ 处理权

三、负责起草或撰写的文字资料

■ 通知、便笺、备忘录、简报、信函、汇报文件或报告、总结、医院文件等

四、财务权限

无财务权限。

五、工作汇报关系

汇报上级岗位	必须向上级主管汇报的事情（口头/书面）
党院办主任	需要党委盖章的所有事情（书面）； 除例行公事或常规以外的所有事情（口头/书面）。

六、工作协作关系

协调对象	密切协调关系的部门
院内	各支部、宣传科、团委、工会、离退办等
院外	国家医院管理相关部门、其他医院组织科、社区、大学组织部等

七、任职资格

教育水平要求：大专及以上　　　　专业要求：管理类

从业资格要求：

培训经历：党校培训、医院文化、工作职责、交流沟通能力等

经　　验：3 年以上医院管理经验

知　　识：党章知识、医院基础知识、中医基础知识、档案管理知识、本专业相关的外语知识等

能　　力：较强的党性修养、组织协调能力、沟通能力、分析能力等

八、应知法律法规、核心制度

法律法规	《医院管理评价指南》、《医疗机构管理条例》、《中国共产党章程》、《中国共产党党员权利保障条例》、《中国共产党党员领导干部廉洁从政若干准则》、《基层党务工作、发展党员工作、基层组织选举工作、党员教育工作规程方法》、《中医医院中医药文化建设指南》等
核心制度	《医院管理制度》等

九、工作特征

使用工具/设备	计算机及办公基本工具
工作环境	办公室，舒适程度一般
工作时间	正常工作日，偶尔加班

十、关键考核指标

备注：	

新闻发言人岗位说明书

<table>
<tr><td rowspan="4">党院办公室 新闻发言人</td><td colspan="4">一、岗位基本情况</td></tr>
<tr><td>岗位名称：新闻发言人</td><td>所属部门：党院办</td></tr>
<tr><td>岗位编号：A-2-006</td><td>所属职族：行政后勤中层管理人员</td></tr>
<tr><td>直接上级：党院办主任</td><td>所辖人数（数量）：</td></tr>
</table>

直接下级：干事

二、岗位职责与权限

岗位目的	代表医院形象，就重大事件或问题举行新闻发布会，或约见个别记者，发布有关新闻或阐述医院的观点立场，并代表有关部门回答记者的提问，避免非官方消息影响社会公众的正确判断力。

岗位职责与工作内容表述	权限
职责表述： 　参与制定党院办工作制度和工作计划，据此制定新闻发言人制度，并严格遵照执行。 　　　　　　工作时间百分比：20%	✓ 计划制定权 ✓ 监督权 ✓ 指导权 ✓ 文件起草权
工作内容 ■ 参与党院办月度、年度工作计划的制定和监督反馈，保证计划的实施； ■ 按照人力资源处（原人事处）的要求，协助党院办主任对党院办人员进行绩效考核； ■ 组织拟定突发公共卫生事件应急预案。	
职责表述： 　统筹全院危机管理工作。 　　　　　　工作时间百分比：40%	✓ 人员组织权 ✓ 管理指挥权
工作内容 ■ 负责规划、组织、协调、指导、检查各科室突发公共卫生事件应急处置工作； ■ 负责各类医疗纠纷、事故的处理和组织协调工作，统一归口管理，指派相应部门具体实施； ■ 组建与完善突发公共卫生事件监测预警系统； ■ 指导开展突发公共卫生事件的预防准备、风险评估、隐患排查、监测预警等卫生应急活动； ■ 负责突发公共卫生事件应急指挥技术系统建设与管理工作；	

■ 建立应急资源信息资料库； ■ 参与易于造成突发公共卫生事件的重大传染病疫情防治管理工作； ■ 组织协调重大自然灾害、恐怖、中毒事件及核辐射事故等突发公共卫生事件的紧急医学救援工作。	
职责表述： 代表医院对外发布言论，维护医院形象。 <div align="center">工作时间百分比：30%</div>	
■ 代表医院接待新闻媒体，组织采访，回答新闻媒体记者的提问； ■ 向公众发布信息，通过介绍政策、通报情况、说明立场，诠释公众疑问； ■ 指导医院网站建设，对网站各类信息进行把关和控制； ■ 完成上级主管部门和医院下达的其他宣传任务。	✓ 代表权 ✓ 监督控制权
职责表述： 完成领导交办的其他工作。 <div align="center">工作时间百分比：10%</div>	✓ 决策权 ✓ 处理权

三、负责起草或撰写的文字资料

■ 通知、便笺、备忘录、简报、信函、汇报文件或报告、总结、医院文件等

四、财务权限

无财务权限。

五、工作汇报关系

汇报上级岗位	必须向上级主管汇报的事情（口头/书面）
党院办主任	需要党委盖章的所有事情（书面）； 重大突发事件（口头/书面）。

六、工作协作关系

协调对象	密切协调关系的部门
院内	院领导、宣传科、信息中心、质控中心、拓展部等
院外	国家医院管理相关部门、媒体和公众等

七、任职资格

教育水平要求：本科及以上学历　　　　专业要求：卫生经济、医院管理类

从业资格要求：

培训经历：医院文化、工作职责、交流沟通能力、危机管理、新闻发言方面的培训等

经 验：	5 年以上医院管理经验
知 识：	医院管理基础知识、中医基础知识、外语知识等
能 力：	反应能力、表达能力、沟通能力、混乱驾驭能力等

八、应知法律法规、核心制度

法律法规	《医院管理评价指南》、《医疗机构管理条例》、《医务人员艾滋病病毒职业暴露防护工作指导原则（试行）》、《医疗事故分级标准（试行）》、《医疗机构监督管理行政处罚程序》、《职业病危害事故调查处理办法》、《医疗事故处理条例》等。
核心制度	《医院管理制度》、《新闻发言人制度》等。

九、工作特征

使用工具/设备	计算机及办公基本工具
工作环境	办公室，舒适程度一般
工作时间	正常工作日，偶尔加班，偶尔出差

十、关键考核指标

备注：	

计划财务处岗位说明书

计划财务处处长岗位说明书

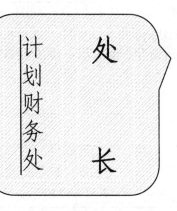

一、岗位基本情况

岗位名称：计划财务处处长	所属部门：计划财务处
岗位编号：A-3-JCC-001	所属职族：行政后勤管理中层人员
直接上级：院长	所辖人数（数量）：
直接下级：薪资核算组长、资产结算组长、资产管理组长、会计核算组长、经济运营组长、挂号收费处科长、住院结算处科长	

二、岗位职责与权限

岗位目的	在院长的直接领导下，遵守《医院财务制度》，负责医院的财务规划和管理工作，制定全院的年度财务预算，监督医院财务制度执行，实施经济核算，为医院发展提供有力支持。	
岗位职责与工作内容表述		**权限**
职责表述： 　　参与制定医院发展财务战略规划，组织制定计财处的发展规划、工作计划和工作总结。 工作时间百分比：10%		✓ 对医院的建议权 ✓ 本部门计划的决策权和指挥权 ✓ 文件的起草权
工作内容	■ 参与医院发展战略规划的制定，为医院设立规划目标提供准确的财务数据支持、预测及分析； ■ 依据医院整体发展战略，制定计财处的业务发展规划； ■ 负责全院科室财务目标的制定和分解工作； ■ 制定本处室的年度工作计划，并细化到月度工作计划； ■ 负责处室月度工作计划的组织实施、督促检查； ■ 根据计划的实际执行情况和外界环境的变化，当计划需要改变时，按计划管理的相关制度和流程申报，得到允许后，进行相应的计划调整，并作备案； ■ 负责本科室的工作总结，并定期上报。	
职责表述： 　　负责计财处相关制度的制定和完善。 工作时间百分比：10%		✓ 规章制度的制定权和督促权

工作内容	■ 组织制定处室内部及与工作相关的各项财务规章制度和各项工作执行流程； ■ 负责各项规章制度的监督执行； ■ 负责相关的各项规章制度的修订、完善工作。	✓ 制度修改和完善权
职责表述： 开展计划财务处的内部管理工作。 工作时间百分比：10%		✓ 工作指导权 ✓ 人员支配权
工作内容	■ 指导下属制定阶段性工作计划，监督执行，并给予指导； ■ 负责部门内人员选拔、调配、工作安排、业务培训； ■ 负责直接下属的考核、奖惩及绩效奖金的分配； ■ 负责部门内所有使用资产的管理、维护和保养； ■ 负责部门内经费预算的制定和使用，以及各类财务开支审批。	✓ 对下属考核权 ✓ 财务开支审批权
职责表述： 根据医院经营计划，负责编制、执行医院预算并考核预案执行情况。 工作时间百分比：30%		✓ 医院预算的起草权 ✓ 考核权 ✓ 调整权
工作内容	■ 负责医院年度预算的编制，并细分解到季度、月度预算，制定财务收支； ■ 协助上级领导筹措资金，并监督检查预算的执行情况计划； ■ 负责组织分析预算完成情况，并根据完成情况进行考核及预算调整。	
职责表述： 组织开展会计核算和所有款项的收付工作。 工作时间百分比：10%		✓ 对报表的审定权 ✓ 对账目的审核权
工作内容	■ 负责组织开展医院的会计核算工作； ■ 负责组织开展医院的所有款项收付工作； ■ 负责组织开展对原始凭证、会计凭证的审核、登账工作； ■ 负责监督编制各类会计报表，并对会计报表进行审定。	
职责表述： 负责组织财务管理及分析工作。 工作时间百分比：10%		✓ 资金需求计划的起草权 ✓ 代表医院对外权 ✓ 监督权
工作内容	■ 根据医院发展和财务状况，组织制定资金需求计划，负责所需资金的筹措，并合理调配、有效使用资金； ■ 负责进行财务分析，定期撰写财务分析报告，支持医院相关决策； ■ 负责医院的资产管理工作，主要包括固定资产管理和债权债务清理； ■ 负责核算医院各种收费价格标准，并监督实施； ■ 负责相关的投资分析及投资事项处理； ■ 负责对重大合同的财务评价和审核，出具建议；	

	■ 视情况参加医院的招标活动； ■ 协调外部关系，协调医院管理层，处理与财务相关的各社会、政府部门的关系。	
	职责表述： 负责强化医院的财务成本控制，提高经济效益。 <div align="center">工作时间百分比：10%</div>	
工 作 内 容	■ 负责组织收集整理医院的成本费用数据和信息，进行分析，并组织相关人员制定医院的成本费用控制标准； ■ 以控制标准为依据，对各科室的日常成本费用支出进行控制监督； ■ 组织各科室的成本费用开支分析，努力挖潜增效； ■ 负责组织对医院的成本费用发生情况进行总结分析，撰写分析报告，定期提供给相关领导，为医院的决策提供支持； ■ 组织对医院的收入情况进行分析，为医院业务发展和调整提供依据； ■ 对医院的采购活动进行监督。	✓ 医院决策的建议权 ✓ 监督权
	职责表述： 负责协调本科室与其他科室、单位的工作及信息沟通。 <div align="center">工作时间百分比：5%</div>	✓ 本科室代表权
	职责表述： 完成上级交办的其他工作。 <div align="center">工作时间百分比：5%</div>	✓ 执行权

三、负责起草或撰写的文字资料

■ 汇报文件或报告、总结、通知、便笺、备忘录、医院文件、研究报告、合同或法律文件等

四、财务权限

当涉及 _____ 元以上的费用支出或投资决定时，必须向上级主管申请批准。

五、工作汇报关系

汇报上级岗位	必须向上级主管汇报的事情（口头/书面）
院长	重要的上级指示、规定（口头或书面）； 近期工作情况汇报与请示（口头或书面）； 工作中的难题、需要院领导帮助的情况（口头或书面）。

六、工作协作关系

协调对象	密切协调关系的部门

院内	全院的临床科室、医技科室、院领导等
院外	卫生部、中医管理局、法监处等

七、任职资格

教育水平要求：硕士研究生及以上学历　　　专业要求：财务管理等相关专业

从业资格要求：主任会计师及以上

培训经历：会计继续教育培训、医院财务管理知识培训、经济法培训、管理知识培训、医学药学基本知识培训等

经　　验：10年以上工作经验，5年以上相关岗位工作经验，3年以上中层管理岗位工作经验

知　　识：精通财务管理和会计核算知识，掌握医院管理知识，熟悉相关的法律法规知识，具备计算机等办公设备的应用知识，了解医学药学基本知识，熟悉医疗行业药品、器械价格信息，熟练使用各种办公软件和网络应用能力，具有一定的外语阅读和交流能力等

能　　力：较强的财务管理、财务分析和判断能力，良好的合作精神、奉献精神和服务精神，一定的监控能力、坚韧性和领导能力等

八、应知法律法规、核心制度

法律法规	《中华人民共和国会计法》、《中华人民共和国税收征收管理法》、《中华人民共和国企业所得税法》、《中华人民共和国个人所得税法》、《中华人民共和国统计法》、《机关经费财务管理文件汇编》等
核心制度	《会计基础工作规范》、《事业单位会计制度》、《事业单位财务规则》、《会计基础工作规范》、《医院财务人员岗位说明》、《医院财务管理制度》、《事业单位财务规划》、《医院差旅费报销规定》等

九、工作特征

使用工具/设备	计算机、一般办公设备（电话、传真机、打印机、网络设备）、扫描仪、计算器、档案柜等
工作环境	独立办公室，舒适程度一般
工作时间	正常工作日，有时加班，有时出差

十、关键考核指标

备注：	

薪资结算组组长岗位说明书

计划财务处
薪资结算组组长

一、岗位基本情况

岗位名称：薪资结算组组长　　所属部门：计划财务处

岗位编号：A-3-JCC-003　　　　所属职族：行政管理基层人员

直接上级：计财处长　　　　所辖人数（数量）：

直接下级：

二、岗位职责与权限

岗 位 目 的	在院领导和计财处长的领导下，负责展开薪资结算组的财务工作。	
岗位职责与工作内容表述		权限
职责表述： 　遵守各项相关制度和工作流程。 　　　　工作时间百分比：10%		✓ 执行权 ✓ 参与权
工作内容	■ 严格执行医院的各项规章制度，按照医院管理要求规范自己的行为； ■ 参与科室的绩效考核，具体操作上级领导交代的考评工作； ■ 参与本科室的常规会议。	
职责表述： 　负责医院薪资结算的工作。 　　　　工作时间百分比：50%		
工作内容	■ 负责每月对人力资源处提供的工资核算原始资料进行审核，包括加班工资和职工工伤、探亲、婚、丧、病、事假的按比例扣款计算是否准确； ■ 将审核无误的工资原始资料经主管领导签章后输入电脑，编制职工的工资条、工资汇总表； ■ 确保新职工的现金工资计算、辞职人员的工资消除以及职工各时期的工资增减变动准确无误； ■ 按时将工资数据送交主管，并开具现金支票，经领导审阅后送交银行，以便保证工资的按时发放； ■ 负责工资条打印并发放到各科室，行政管理部门处以上人员发放到个人，并负责向对工资变动有疑问的职工进行解释；	✓ 工资明细的核算权 ✓ 审核权

	■ 负责向公积金管理人员提供每月公积金变动表；向核算科提供各科工资支出，预算所需工资项目；向承包科室提供工资支出金额明细表；	
	■ 按工资类别向制单员分别提供医疗、药剂、管理人员工资发放汇总表并详细说明工资中其他收入，补转、扣款情况，确保制单员对每笔补扣款准确理解；	
	■ 根据工资汇总表填制、发放工资，结转部门工资及代扣款项的记账凭证。根据上级规定的提取比例，以工资总额为基数，正确计算工会经费、活动经费和员工福利基金，按列支科目填制记账凭证；	
	■ 负责工资变动表、批文等原始凭证的整理、装订和归档工作，汇总工资发放中的工资劳务税申报明细表及汇总表；	
	■ 掌握非在册人员的劳务费支出情况，严格支付手续。	

	职责表述：	
	负责展开薪资结算组的日常工作。	
	工作时间百分比：20%	

工作内容	■ 组织票据档案工作的展开，并负责各挂号收据的购买、发放、回收票据及问题处理； ■ 协同其他两个部门完成购房补贴工作，主要负责购房补贴的计算和发放工作，并做好住房改革支出预算工作； ■ 负责为职工提供收入证明及工资明细工作； ■ 组织完成医保对账工作； ■ 负责药费审核工作。	✓ 工作的指导权 ✓ 药费审核权

	职责表述：	
	负责协调本组与其他科室、单位的工作及信息沟通。	✓ 本科室代表权
	工作时间百分比：10%	

	职责表述：	
	完成上级交办的其他工作。	✓ 执行权
	工作时间百分比：10%	

三、负责起草或撰写的文字资料

■ 汇报文件或报告、总结、通知、便笺、备忘录、医院文件等

四、财务权限

无财务权限。

五、工作汇报关系

汇报上级岗位	必须向上级主管汇报的事情（口头/书面）

计财处长	重要的上级指示、规定（口头或书面）； 近期工作情况汇报与请示（口头或书面）； 工作中的难题、需要院领导帮助的情况（口头或书面）。

六、工作协作关系

协调对象	密切协调关系的部门
院内	人力资源处（原人事处）、挂号收费科、信息中心等
院外	财政局、银行等

七、任职资格

教育水平要求：本科及以上学历　　　　　专业要求：财务管理等相关专业

从业资格要求：会计师及以上，会计师资格证

培训经历：财会知识培训、医院财务管理知识培训、人力资源管理知识培训等

经　　验：5 年以上相关岗位工作经验，3 年以上中层管理岗位工作经验

知　　识：熟悉相关的财务法规知识，具备计算机等办公设备的应用知识，了解医学药学基本知识，熟练使用各种办公软件和网络应用能力等

能　　力：较强的财务管理、财务分析和协调能力，良好的合作精神、奉献精神和主动性，认真、负责和细心等

八、应知法律法规、核心制度

法律法规	《中华人民共和国会计法》、《中华人民共和国税收征收管理法》、《中华人民共和国企业所得税法》、《中华人民共和国个人所得税法》、《中华人民共和国统计法》、《机关经费财务管理文件汇编》等
核心制度	《会计基础工作规范》、《事业单位会计制度》、《事业单位财务规则》、《会计基础工作规范》、《医院财务人员岗位说明》、《医院财务管理制度》、《事业单位财务规划》、《医院差旅费报销规定》等

九、工作特征

使用工具/设备	计算机、一般办公设备（电话、传真机、打印机、网络设备）、扫描仪、计算器、档案柜等
工作环境	独立办公室，舒适程度一般
工作时间	工作时间规律，有时加班和出差

十、关键考核指标

备注：	

资产管理组组长岗位说明书

计划财务处 资产管理组组长

一、岗位基本情况

岗位名称：资产管理组组长	所属部门：计划财务处
岗位编号：A-3-JCC-006	所属职族：行政管理基层人员
直接上级：计财处长	所辖人数（数量）：
直接下级：	

二、岗位职责与权限

岗 位 目 的	在院领导和计财处长的领导下，负责展开资产管理组的管理工作。	

岗位职责与工作内容表述	权限
职责表述： 　　遵守各项相关制度和工作流程。 　　　　　　　　工作时间百分比：10%	✓ 执行权 ✓ 参与权
工作内容 ■ 严格执行医院的各项规章制度，按照医院管理要求规范自己的行为； ■ 参与科室的绩效考核，具体操作上级领导交代的考评工作； ■ 参与本科室的常规会议。	
职责表述： 　　全面负责固定资产管理工作。 　　　　　　　　工作时间百分比：50%	
工作内容 ■ 协助上级拟定各种固定资产管理制度、核算制度和折旧报废管理制度； ■ 负责对有关财产使用部门进行财产管理和核算； ■ 正确划分固定资产和低值易耗品的界限，编制固定资产目录，负责对固定资产的明细核算； ■ 负责编制财产的领用分配表，进行会计核算； ■ 参与固定资产的清查盘点和物品的月末盘点工作； ■ 每月编制部门固定资产折旧报表，编制固定资产折旧汇总表； ■ 负责固定资产的凭证、账务、报表的打印、装订和整理报管工作； ■ 对物品的领用，做到事先有控制、事后有监督；	✓ 建议权 ✓ 起草权 ✓ 检查权 ✓ 监督权

	■ 负责监督跟踪固定资产的全程使用状况，分析财产和物品的使用效率，提高利用率。	
职责表述： 组织开展资产管理组的日常工作。 工作时间百分比：30%		
工 作 内 容	■ 组织医疗耗材和办公耗材的管理工作； ■ 组织全院药品的账务管理工作； ■ 审核会计凭证，核对总账、明细账； ■ 医院基建施工合同的审计及存档工作； ■ 负责对全院材料库出入库审核，负责各科室材料支出分配，以及为输机核算进行先期准备； ■ 每月与药学部、各个药房和库房核对库存药品明细账的数量，负责明细账数量与库存药品实物核对盘点，并将盘点表报送计财处。	✓ 审核权 ✓ 工作指挥权 ✓ 核对权
职责表述： 负责协调本科室与其他科室、单位的工作及信息沟通。 工作时间百分比：5%		✓ 本科室代表权
职责表述： 完成上级交办的其他工作。 工作时间百分比：5%		✓ 执行权

三、负责起草或撰写的文字资料

■ 汇报文件或报告、总结、通知、便笺、备忘录、医院文件、研究报告、合同或法律文件等

四、财务权限

无财务权限。

五、工作汇报关系

汇报上级岗位	必须向上级主管汇报的事情（口头/书面）
计财处处长	药品盘点情况及时汇报和沟通（口头或书面）； 近期工作情况汇报与请示（口头或书面）； 全院资产清查情况（口头或书面）； 工作中的难题、需要院领导帮助的情况（口头或书面）。

六、工作协作关系

协调对象	密切协调关系的部门
院内	全院的临床科室、药学部、药房等

院外	卫生部、中医管理局、药品公司等

七、任职资格

教育水平要求：本科及以上学历	专业要求：财务管理等相关专业

从业资格要求：会计师及以上，会计证

培训经历：固定资产管理知识培训、会计核算知识培训、财务分析知识培训、相关政策、法律法规知识培训、医学药学基本知识培训、专业外语知识培训等

经　验：	3 年以上相关岗位工作经验
知　识：	精通固定资产管理知识，掌握会计核算和财务管理知识，熟悉相关的政策、法律法规知识，了解医学药学基本的知识等
能　力：	较强的财务分析、计划制定和执行能力，良好的合作精神、奉献精神和服务精神，一定的责任感、认真和细心等

八、应知法律法规、核心制度

法律法规	《中华人民共和国会计法》、《中华人民共和国税收征收管理法》、《中华人民共和国企业所得税法》、《中华人民共和国个人所得税法》、《中华人民共和国统计法》、《机关经费财务管理文件汇编》等
核心制度	《会计基础工作规范》、《事业单位会计制度》、《事业单位财务规则》、《会计基础工作规范》、《医院财务人员岗位说明》、《医院财务管理制度》、《事业单位财务规划》、《医院差旅费报销规定》等

九、工作特征

使用工具/设备	计算机、一般办公设备（电话、传真机、打印机、网络设备）、扫描仪、计算器、档案柜等
工作环境	办公室，舒适程度一般
工作时间	工作时间规律，有时加班和出差

十、关键考核指标

备注：	

资金结算组组长岗位说明书

资金结算组组长 / 计划财务处

一、岗位基本情况

岗位名称：资金结算组组长	所属部门：计划财务处
岗位编号：A-3-JCC-007	所属职族：行政管理基层人员
直接上级：计财处长	所辖人数（数量）：
直接下级：	

二、岗位职责与权限

岗位目的	在院领导和计财处长的领导下，负责展开薪资结算组的财务工作。

岗位职责与工作内容表述	权限
职责表述： 遵守各项相关制度和工作流程。 工作时间百分比：10%	✓ 执行权 ✓ 参与权
工作内容 ■ 严格执行医院的各项规章制度，按照医院管理要求规范自己的行为； ■ 参与科室的绩效考核，具体操作上级领导交代的考评工作； ■ 参与本科室的常规会议。	
职责表述： 负责医院现金审核的工作。 工作时间百分比：50%	
工作内容 ■ 负责日常现金报销工作（包括医疗、科研、教学的现金业务）； ■ 负责核对全院各个收费部门的收费入账情况； ■ 核销挂号员、收费员领用有票据的使用情况； ■ 负责外院劳务人员申领劳务费明细的输机工作； ■ 负责审核医药费的报销情况； ■ 参与医院对各项预算的审批，并审查各职能部门、临床科室的费用计划、支票和各种报销单据，报领导审批； ■ 根据院长的指示和领导的安排，做好资金筹集、供应和使用管理工作，为医院开辟有效的融资渠道，并创造良好的资金使用环境； ■ 编写各项财务收支及资金计划，配合处长落实和检查计划的执行情况，并将计划的执行情况编写成分析报告，上报院领导。	✓ 审核权 ✓ 核对权 ✓ 建议权 ✓ 审批权
职责表述： 负责展开资金结算组的日常工作。 工作时间百分比：20%	

工作内容	▣ 负责工会财务工作； ▣ 负责每月全院夜班费、节假日加班补贴的核算、支付工作； ▣ 负责患者丢失收据补开证明等相关工作； ▣ 负责医院三产的财务工作； ▣ 组织医院预算控制的工作； ▣ 组织现金和各种票据的收付、保管工作； ▣ 组织医院与银行的账目往来及其他事务的工作； ▣ 负责医院个人所得税及其他涉税项目的纳税管理工作； ▣ 医院报税、税控工作，购买定额票、卷票及停车发票的审批、购买； ▣ 银钱收据、中央收费收据、内部收据的购买、登记、管理工作。	✓ 核算权 ✓ 预算控制权 ✓ 医院代表权
职责表述： 　　负责协调本科室与其他科室、单位的工作及信息沟通。 工作时间百分比：10%		✓ 本科室代表权
职责表述： 　　完成上级交办的其他工作。 工作时间百分比：10%		✓ 执行权

三、负责起草或撰写的文字资料

▣ 汇报文件或报告、总结、医院文件等

四、财务权限

无财务权限。

五、工作汇报关系

汇报上级岗位	必须向上级主管汇报的事情（口头/书面）
计财处长	重要的上级指示、规定（口头或书面）； 近期工作情况汇报与请示（口头或书面）； 工作中的难题、需要院领导帮助的情况（口头或书面）。

六、工作协作关系

协调对象	密切协调关系的部门
院内	挂号收费科、住院处、院办、科研处、医务处等
院外	税务部门、银行等

七、任职资格

教育水平要求：本科及以上学历　　专业要求：工业会计、会计学等相关专业

从业资格要求：会计师及以上

培训经历：财会知识培训、医院财务管理知识培训、人力资源管理知识培训等

经　　验：5 年以上相关岗位工作经验，3 年以上中层管理岗位工作经验

知　　识：熟悉相关的财务法规知识，具备计算机等办公设备的应用知识，了解医学药学基本知识，熟练使用各种办公软件和网络应用能力等

能　　力：较强的财务管理、财务分析和协调能力，良好的合作精神、奉献精神和主动性，一定的责任感、认真和细心等

八、应知法律法规、核心制度

法律法规	《中华人民共和国会计法》、《中华人民共和国税收征收管理法》、《中华人民共和国企业所得税法》、《中华人民共和国个人所得税法》、《中华人民共和国统计法》、《机关经费财务管理文件汇编》等
核心制度	《会计基础工作规范》、《事业单位会计制度》、《事业单位财务规则》、《会计基础工作规范》、《医院财务人员岗位说明》、《医院财务管理制度》、《事业单位财务规划》、《医院差旅费报销规定》等

九、工作特征

使用工具/设备	计算机、一般办公设备（电话、传真机、打印机、网络设备）、扫描仪、计算器、档案柜等
工作环境	独立办公室，舒适程度一般
工作时间	工作时间规律，有时加班和出差

十、关键考核指标

备注：	

会计核算组组长岗位说明书

一、岗位基本情况

会计核算组组长
计划财务处

岗位名称：会计核算组组长	所属部门：计划财务处
岗位编号：A-3-JCC-004	所属职族：行政管理基层人员
直接上级：计财处长	所辖人数（数量）：
直接下级：	

二、岗位职责与权限

岗 位 目 的	在院领导和计财处长的领导下，负责展开会计核算组的财务工作。	

岗位职责与工作内容表述	权限
职责表述： 遵守各项相关制度和工作流程。 工作时间百分比：10%	

工 作 内 容	■ 严格执行国家政策、财经纪律和财务制度，正确进行会计监督，发现问题及时向上级汇报； ■ 严格执行医院的各项规章制度，按照医院管理要求规范自己的行为； ■ 参与科室的绩效考核，具体操作上级领导交代的考评工作； ■ 参与本科室的常规会议。	✓ 执行权 ✓ 参与权

职责表述： 负责医院总账的管理工作。 工作时间百分比：50%		

工 作 内 容	■ 及时、认真、准确地填制记账凭证，做好总账登记及会计核算工作，做到账面整洁、账账相符、反映情况真实可靠； ■ 辅助计财处长制定医院会计核算细则，拟定医院财务计划，编制各种会计报表，并及时进行会计分析和评价； ■ 对医院的各种会计凭证、会计账簿、会计报表，按照国家和上级关于会计管理办法的规定和要求，定期收集、审查核对、整理立卷、装订成册、编制目录、登记编号、妥善保管，并按照规定办法报批手续销毁； ■ 督促相关人员及时处理账务工作，做到日清月结，科目对应关系清楚，应收、应付账目记载详细，清理及时； ■ 负责医院向有关领导及部门查询提供会计资料。	✓ 审核权 ✓ 核对权 ✓ 建议权

工作内容	职责表述： 负责展开会计核算组的日常工作。 工作时间百分比：20% ■ 负责收集数据，编制财务和统计的月报、季报、年报； ■ 组织对有经济往来的所有费用进行审核工作； ■ 组织对医院所有往来款项的明细核算进行准确的审核、监督； ■ 组织对医院各科室财务管理的核算工作； ■ 负责组织医院年度预算的编制工作； ■ 协助科研处，管理医院的科研经费； ■ 负责国有资产的年度决算； ■ 负责计财处的信息管理工作。	✔ 核算权 ✔ 监督权 ✔ 审核权 ✔ 医院代表权
	职责表述： 负责协调本科室与其他科室、单位的工作及信息沟通。 工作时间百分比：10%	✔ 本科室代表权
	职责表述： 完成上级交办的其他工作。 工作时间百分比：10%	✔ 执行权

三、负责起草或撰写的文字资料

■ 汇报文件或报告、总结、医院文件等

四、财务权限

无财务权限。

五、工作汇报关系

汇报上级岗位	必须向上级主管汇报的事情（口头/书面）
计财处长	重要的上级指示、规定（口头或书面）； 近期工作情况汇报与请示（口头或书面）； 工作中的难题、需要院领导帮助的情况（口头或书面）。

六、工作协作关系

协调对象	密切协调关系的部门
院内	科研处、教学办、后勤保障处、医务处等
院外	国家中医药管理局、东方医院、东城区统计局、财政部等

七、任职资格

教育水平要求：本科及以上学历	专业要求：会计、审计等相关专业
从业资格要求：会计师及以上	

培训经历：财会知识培训、医院财务管理知识培训、人力资源管理知识培训等

经　　验：	5年以上相关岗位工作经验，3年以上中层管理岗位工作经验
知　　识：	熟悉相关的财务法规知识，具备计算机等办公设备的应用知识，了解医学药学基本知识，熟练使用各种办公软件等
能　　力：	较强的财务管理、财务分析和协调能力，良好的合作精神、奉献精神和主动性，认真、负责和细心等

八、应知法律法规、核心制度

法律法规	《中华人民共和国会计法》、《中华人民共和国税收征收管理法》、《中华人民共和国企业所得税法》、《中华人民共和国个人所得税法》、《中华人民共和国统计法》、《机关经费财务管理文件汇编》等
核心制度	《会计基础工作规范》、《事业单位会计制度》、《事业单位财务规则》、《医院财务人员岗位说明》、《医院财务管理制度》、《事业单位财务规划》、《医院差旅费报销规定》等

九、工作特征

使用工具/设备	计算机、一般办公设备（电话、传真机、打印机、网络设备）、扫描仪、计算器、档案柜等
工作环境	独立办公室，舒适程度一般
工作时间	工作时间规律，有时加班和出差

十、关键考核指标

备注：	

挂号收费处科长岗位说明书

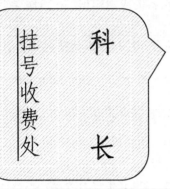

一、岗位基本情况

岗位名称：科长	所属部门：挂号收费处
岗位编号：A-3-GHC-001	所属职族：行政后勤管理中层人员
直接上级：计财处长	所辖人数（数量）：
直接下级：副科长、挂号收费员、收费员	

二、岗位职责与权限

岗位目的	在院领导和计财处长的领导下，根据医院的发展实际，组织做好医院的挂号收费处的财务管理工作。

岗位职责与工作内容表述	权限
职责表述： 　组织制定挂号收费处的发展规划、工作计划和工作总结。 　　　　　工作时间百分比：10%	✓ 本部门计划的决策权和指挥权 ✓ 文件的起草权
工作内容 ■ 依据医院整体发展战略，制定本处室的业务发展规划； ■ 制定本处室的年度工作计划，并细化到月度工作计划； ■ 负责处室月度工作计划的组织实施、督促检查； ■ 负责本科室的工作总结，并定期上报。	
职责表述： 　负责挂号收费处相关制度的制定和完善。 　　　　　工作时间百分比：10%	✓ 规章制度的制定权和督促权 ✓ 制度修改和完善权
工作内容 ■ 组织制定处室内部及与工作相关的各项规章制度和各项工作执行流程； ■ 负责各项规章制度的监督执行； ■ 负责相关的各项规章制度的修订、完善工作。	
职责表述： 　负责挂号收费处的内部管理工作。 　　　　　工作时间百分比：10%	✓ 工作指导权 ✓ 人员支配权 ✓ 对下属考核权 ✓ 财务开支审批权
工作内容 ■ 指导下属制定阶段性工作计划，监督执行，并给予指导； ■ 负责部门内人员选拔、调配、工作安排、业务培训； ■ 负责直接下属的考核、奖惩及绩效奖金的分配； ■ 负责部门内所有使用资产的管理、维护和保养； ■ 负责部门内经费预算的制定和使用，以及各类财务开支审批。	

	职责表述：全面展开挂号收费处的日常工作。工作时间百分比：50%	
工作内容	■ 负责组织开展门诊的挂号、收费工作； ■ 负责门诊班次的安排，确保窗口全部开放，解决好患者排长队的问题； ■ 负责对各窗口工作质量、服务态度进行考核； ■ 负责对门诊处备用金及当班收入进行不定期盘查； ■ 负责对门诊退票进行签字管理，并登记备查； ■ 负责挂号数据的统计，并上报挂号收费日报表； ■ 负责门诊收入日报的上报及月报门诊和收入的统计分析工作； ■ 负责挂号票据的领取、领出和保管工作，及时清点库存挂号票据； ■ 配合计财处业务工作，做好收费员结算审核工作； ■ 负责接待患者查询，解决收费中出现的问题，及时处理患者投诉； ■ 保障挂号收费处计算机收费系统的正常运转，遇故障及时与有关部门联系予以解决； ■ 负责协调临床和门诊各科室之间有关划价的工作。	✓ 人员安排权 ✓ 对账目的审核权 ✓ 考核权 ✓ 调节权
	职责表述：负责协调本科室与其他科室、单位的工作及信息沟通。工作时间百分比：5%	✓ 本科室代表权
	职责表述：完成上级交办的其他工作。工作时间百分比：5%	✓ 执行权

三、负责起草或撰写的文字资料

■ 汇报文件或报告、总结、通知、便笺、备忘录、医院文件、研究报告、合同或法律文件等

四、财务权限

当涉及 ＿＿＿＿＿＿＿ 元以上的费用支出或投资决定时，必须向上级主管申请批准。

五、工作汇报关系

汇报上级岗位	必须向上级主管汇报的事情（口头/书面）
院领导 计财处长	重要的上级指示、规定（口头或书面）； 近期工作情况汇报与请示（口头或书面）； 工作中的难题、需要院领导帮助的情况（口头或书面）。

六、工作协作关系

协调对象	密切协调关系的部门

院内	全院的临床科室、信息中心、药房等
院外	卫生部、中医管理局、12580 预约挂号处等

七、任职资格

教育水平要求：本科及以上学历	专业要求：财务管理等相关专业

从业资格要求：会计师及以上

培训经历：财会知识培训、医院财务管理知识培训、管理知识培训、人力资源管理知识培训等

经　　验：5 年以上相关岗位工作经验，3 年以上中层管理岗位工作经验

知　　识：精通会计核算知识，掌握医院管理知识，熟悉相关的法律法规知识，具备计算机等办公设备的应用知识，了解医学药学基本知识，熟练使用各种办公软件和网络应用能力，具有一定的外语阅读和交流能力等

能　　力：较强的财务管理、财务分析和协调能力，良好的合作精神、奉献精神和坚韧性，一定的监控能力、培养人才能力和学习能力等

八、应知法律法规、核心制度

核心制度	《会计基础工作规范》、《事业单位会计制度》、《事业单位财务规则》、《会计基础工作规范》、《医院财务人员岗位说明》、《医院财务管理制度》、《事业单位财务规划》、《医院差旅费报销规定》等

九、工作特征

使用工具/设备	计算机、一般办公设备（电话、传真机、打印机、网络设备）、扫描仪、计算器、档案柜等
工作环境	独立办公室，舒适程度一般
工作时间	工作时间规律，有时加班和出差

十、关键考核指标

备注：	

住院结算处科长岗位说明书

住院结算处 科长	一、岗位基本情况	
	岗位名称：科长	所属部门：住院结算处
	岗位编号：A-3-JSC-001	所属职族：行政后勤中层管理人员
	直接上级：计财处长	所辖人数（数量）：
	直接下级：收费员	

二、岗位职责与权限

岗 位 目 的	在院领导和计财处长的领导下，根据医院的发展实际，负责住院结算处的日常管理工作。	
岗位职责与工作内容表述		**权限**
职责表述： 组织制定住院结算处的发展规划、工作计划和工作总结。 工作时间百分比：10%		✓ 本部门计划的决策权和指挥权 ✓ 文件的起草权
工作内容	■ 依据医院整体发展战略，制定本处室的业务发展规划； ■ 制定本处室的年度工作计划，并细化到月度工作计划； ■ 负责处室月度工作计划的组织实施、督促检查； ■ 负责本科室的工作总结，并定期上报。	
职责表述： 负责住院结算处相关制度的制定和完善。 工作时间百分比：10%		✓ 规章制度的制定权和督促权 ✓ 制度修改和完善权
工作内容	■ 组织制定处室内部及与工作相关的各项规章制度和各项工作执行流程； ■ 负责各项规章制度的监督执行； ■ 负责相关的各项规章制度的修订、完善工作。	
职责表述： 负责住院结算处的内部管理工作。 工作时间百分比：10%		✓ 工作指导权 ✓ 人员支配权 ✓ 对下属考核权 ✓ 财务开支审批权
工作内容	■ 指导下属制定阶段性工作计划，监督执行，并给予指导； ■ 负责部门内人员选拔、调配、工作安排、业务培训； ■ 负责直接下属的考核、奖惩及绩效奖金的分配； ■ 负责部门内所有使用资产的管理、维护和保养； ■ 负责部门内经费预算的制定和使用，以及各类财务开支审批。	

	职责表述： 全面展开住院结算处的日常工作。 工作时间百分比：50%	
工作内容	■ 组织住院处工作人员开展入院、出院相关手续的办理、款项收付和相关的账务处理工作； ■ 负责门诊班次的安排，确保窗口全部开放，及对各窗口工作质量、服务态度进行考核； ■ 组织做好出院病人核对费用及结算工作，为患者提供准确费用清单； ■ 负责每天审查住院收费清单，及时、准确打印各项费用结算表格并上报； ■ 负责住院患者预交金、住院明细账务的管理，并负责与财务进行对账工作； ■ 负责对门诊处备用金及当班收入进行不定期盘查； ■ 经常与各临床科室联系，防治医疗漏费，减少欠费的发生； ■ 负责组织欠费病人（科室负责部分除外）的费用催收工作； ■ 负责住院处人员与患者发生纠纷的协调处理和解决工作。	✓ 人员安排权 ✓ 对账目的审核权 ✓ 考核权 ✓ 调节权
	职责表述： 负责协调本科室与其他科室、单位的工作及信息沟通。 工作时间百分比：10%	✓ 本科室代表权
	职责表述： 完成上级交办的其他工作。 工作时间百分比：10%	✓ 执行权

三、负责起草或撰写的文字资料

■ 汇报文件或报告、总结、通知、便笺、备忘录、医院文件等

四、财务权限

无财务权限。

五、工作汇报关系

汇报上级岗位	必须向上级主管汇报的事情（口头/书面）
院领导 计财处长	重要的上级指示、规定（口头或书面）； 近期工作情况汇报与请示（口头或书面）； 工作中的难题、需要院领导帮助的情况（口头或书面）。

六、工作协作关系

协调对象	密切协调关系的部门及岗位
院内	全院临床科室的病房区、信息中心、药房等

院外	卫生部、中医管理局等

七、任职资格

教育水平要求：本科及以上学历	专业要求：财务管理等相关专业

从业资格要求：会计师及以上

培训经历：财会知识培训、医院财务管理知识培训、人力资源管理知识培训等

经　　验：5年以上相关岗位工作经验，3年以上中层管理岗位工作经验

知　　识：熟悉相关的财务法规知识，具备计算机等办公设备的应用知识，了解医学药学基本知识，熟练使用各种办公软件和网络应用能力等

能　　力：较强的财务管理、财务分析和协调能力，良好的合作精神、奉献精神和主动性，一定的领导能力、计划能力和组织能力等

八、应知法律法规、核心制度

法律法规	《中华人民共和国会计法》、《中华人民共和国税收征收管理法》、《中华人民共和国企业所得税法》、《中华人民共和国个人所得税法》、《中华人民共和国统计法》、《机关经费财务管理文件汇编》等
核心制度	《会计基础工作规范》、《事业单位会计制度》、《事业单位财务规则》、《会计基础工作规范》、《医院财务人员岗位说明》、《医院财务管理制度》、《事业单位财务规划》、《医院差旅费报销规定》等

九、工作特征

使用工具/设备	计算机、一般办公设备（电话、传真机、打印机、网络设备）、扫描仪、计算器、档案柜等
工作环境	独立办公室，舒适程度一般
工作时间	工作时间规律，有时加班和出差

十、关键考核指标

备注：	

出院结算员岗位说明书

一、岗位基本情况	
岗位名称：出院结算员	所属部门：住院结算处
岗位编号：A-3-JSC-006	所属职族：行政管理基层人员
直接上级：科长	所辖人数（数量）：
直接下级：	

（住院结算处 出院结算员）

二、岗位职责与权限

岗位目的	在科长的领导下，负责出院患者的结算工作。	

岗位职责与工作内容表述	权限
职责表述： 遵守各项相关制度和工作流程。 **工作时间百分比：10%** 工作内容 ■ 严格执行医院的各项规章制度，按照医院管理要求规范自己的行为； ■ 参与科室的绩效考核，具体操作上级领导交代的考评工作； ■ 参与本科室的常规工作会议。	✓ 参与权
职责表述： 负责出院结算工作。 **工作时间百分比：80%** 工作内容 ■ 负责出院患者的结算工作，做到认真负责，及时准确地结算各项费用； ■ 按照卫生部、财政部的有关规定和病种，收取适当的预交金，并向交款人开具收款收据； ■ 认真复核当日出院的材料费等单据的姓名、科别、金额，发现问题及时纠正； ■ 收据存根要妥善保存，用完交财务部以备审查； ■ 负责解答患者关于结算问题的咨询电话； ■ 负责做好统计报表，并上交到计财处，以备医院对账； ■ 负责向银行上交当日收入表单； ■ 负责核对医保账单及电话催账； ■ 严格执行收费标准和现金管理制度，做到日清月结，确保住院收入及时、完整上交。	✓ 核对权 ✓ 代表权

职责表述： 　　负责协调本科室与其他科室、单位的工作及信息沟通。 工作时间百分比：5%	✓ 本 科 室 代 表权
职责表述： 　　完成上级交办的其他工作。 工作时间百分比：5%	✓ 执行权

三、负责起草或撰写的文字资料

▉ 汇报文件或报告等

四、财务权限

无财务权限。

五、工作汇报关系

汇报上级岗位	必须向上级主管汇报的事情（口头/书面）
主任	重要的上级指示、规定（口头或书面）； 近期工作情况汇报与请示（口头或书面）； 工作中的难题、需要领导帮助的情况（口头或书面）。

六、工作协作关系

协调对象	密切协调关系的部门
院内	全院的临床科室、信息中心、计财处等
院外	卫生部、中医管理局、银行等

七、任职资格

教育水平要求：大专及以上学历　　　　专业要求：管理或医学、药学相关专业

从业资格要求：会计证

培训经历：会计知识培训、医院财务管理知识培训、岗位工作规范培训等

经　　验：1年以上相关岗位工作经验

知　　识：了解会计核算知识，熟悉医院门诊的工作流程，了解公共关系、公共卫生管理相关知识等

能　　力：较强的执行能力、良好的人际沟通能力、较强的服务意识等

八、应知法律法规、核心制度

法律法规	《中华人民共和国会计法》、《中华人民共和国税收征收管理法》、《中华人民共和国企业所得税法》、《中华人民共和国个人所得税法》、《中华人民共和国统计法》、《机关经费财务管理文件汇编》等

核心制度	《会计基础工作规范》、《事业单位会计制度》、《事业单位财务规则》、《会计基础工作规范》、《医院财务人员岗位说明》、《医院财务管理制度》、《事业单位财务规划》、《医院差旅费报销规定》等

九、工作特征

使用工具/设备	计算机、一般办公设备（电话、传真机、打印机、网络设备）、扫描仪、计算器、档案柜等
工作环境	办公室，舒适程度一般
工作时间	长期倒班，有时加班和出差

十、关键考核指标

备注：	

医保结算员岗位说明书

住院结算处　医保结算员

一、岗位基本情况

岗位名称：医保结算员		所属部门：住院结算处	
岗位编号：A-3-JSC-003		所属职族：行政管理基层人员	
直接上级：科长		所辖人数（数量）：	
直接下级：			

二、岗位职责与权限

岗位目的	在科长的领导下，负责参保人员住院的结算工作。	
	岗位职责与工作内容表述	权限
职责表述： 遵守各项相关制度和工作流程。 工作时间百分比：10%		
工作内容	■ 严格执行医院的各项规章制度,按照医院管理要求规范自己的行为; ■ 参与科室的绩效考核,具体操作上级领导交代的考评工作; ■ 参与本科室的常规工作会议。	✓ 参与权
职责表述： 负责医保结算工作。 工作时间百分比：80%		
工作内容	■ 严格按照国家基本医疗保险制度及医院有关规章制度,负责医保参保人员就医的结算管理工作; ■ 按照《住院病种目录》做好住院医保患者登记工作,不弄虚作假, 做到人证相符,并对各地市转外就医、持《农场医疗合作证》、《惠民卡》等人员做好登记及出院所需资料的封存工作; ■ 严格按照《基本医疗保险药品目录》和医院相关规定,认真、细致地做好住院处方及特殊检查、特殊治疗的审核工作,不徇私情; ■ 负责及时、准确地上传门诊刷卡结算信息; ■ 负责归纳住院病人结算报表,上交并与门诊、住院对账,如有未回款项,及时向相关科室反映; ■ 负责向计财处提供拒付的明细;	✓ 核对权 ✓ 保管权

■ 每日下班前整理捆扎好当日的各项单据，写明时间备查，保管好账页，防止丢失； ■ 病故患者结账单，必须在账页上用红笔注明"死亡"字样，如发生医疗纠纷，则注明"纠纷"字样以便备查。	
职责表述： 　　负责协调本科室与其他科室、单位的工作及信息沟通。 工作时间百分比：5%	✔ 本科室代表权
职责表述： 　　完成上级交办的其他工作。 工作时间百分比：5%	✔ 执行权

三、负责起草或撰写的文字资料

■ 汇报文件或报告等

四、财务权限

　　无财务权限。

五、工作汇报关系

汇报上级岗位	必须向上级主管汇报的事情（口头/书面）
主任	重要的上级指示、规定（口头或书面）； 近期工作情况汇报与请示（口头或书面）； 工作中的难题、需要领导帮助的情况（口头或书面）。

六、工作协作关系

协调对象	密切协调关系的部门
院内	全院的临床科室、医保办、计财处等
院外	卫生部、中医管理局、银行等

七、任职资格

教育水平要求：大专及以上学历　　　　专业要求：管理或医学、药学相关专业

从业资格要求：会计证

培训经历：会计知识培训、医院财务管理知识培训、岗位工作规范培训等

经　　验：1年以上相关岗位工作经验

| 知　　　识： | 了解会计核算知识，熟悉医院门诊的工作流程，了解公共关系、公共卫生管理相关知识等 |

知　　　识：了解会计核算知识，熟悉医院门诊的工作流程，了解公共关系、公共卫生管理相关知识等

能　　　力：较强的执行能力、良好的人际沟通能力、较强的服务意识等

八、应知法律法规、核心制度

法律法规	《中华人民共和国会计法》、《中华人民共和国税收征收管理法》、《中华人民共和国企业所得税法》、《中华人民共和国个人所得税法》、《中华人民共和国统计法》、《机关经费财务管理文件汇编》等
核心制度	《会计基础工作规范》、《事业单位会计制度》、《事业单位财务规则》、《会计基础工作规范》、《医院财务人员岗位说明》、《医院财务管理制度》、《事业单位财务规划》、《医院差旅费报销规定》等

九、工作特征

使用工具/设备	计算机、一般办公设备（电话、传真机、打印机、网络设备）、扫描仪、计算器、档案柜等
工作环境	办公室，舒适程度一般
工作时间	正常工作日，有时加班和出差

十、关键考核指标

备注：	

住院收费员岗位说明书

<table>
<tr><td rowspan="5">住院结算处</td><td rowspan="5">住院收费员</td><td colspan="2">一、岗位基本情况</td></tr>
<tr><td>岗位名称：住院收费员</td><td>所属部门：住院结算处</td></tr>
<tr><td>岗位编号：A-3-JSC-007</td><td>所属职族：行政管理基层人员</td></tr>
<tr><td>直接上级：科长</td><td>所辖人数（数量）：</td></tr>
<tr><td colspan="2">直接下级：</td></tr>
</table>

二、岗位职责与权限

岗 位 目 的	在科长的领导下，负责住院患者的收款工作。	
岗位职责与工作内容表述		**权限**

	岗位职责与工作内容表述	权限
职责表述： 　　遵守各项相关制度和工作流程。 　　　　　　工作时间百分比：10%		
工作内容	■ 严格执行医院的各项规章制度，按照医院管理要求规范自己的行为； ■ 参与科室的绩效考核，具体操作上级领导交代的考评工作； ■ 参与本科室的常规工作会议。	✓ 参与权
职责表述： 　　负责住院收费工作。 　　　　　　工作时间百分比：80%		
工作内容	■ 负责办理入院患者的住院手续，详细登记入院患者登记本、入院卡片、首页病例、材料费单的各项栏目，加盖必须的各种印章，儿童住院要写明家长的姓名，保密单位要登记电话号码； ■ 按照卫生部、财政部的有关规定和病种，收取适当的预交金，并向交款人开具收款收据； ■ 急症危重患者，经主管部门或总值班同意，允许先入院后补办入院手续，以防发生意外； ■ 详细填写患者住院明细账的各项栏目，核对号码后送交住院处； ■ 患者交来的支票要开具收据支票临时收单，以明确责任； ■ 负责及时录入医保患者的信息； ■ 严格执行收费标准和现金管理制度，做到日清月结，确保住院收入及时、完整上交。	✓ 核对权

职责表述： 　　完成上级交办的其他工作。 　　　　　　　工作时间百分比：10%	✓ 执行权

三、负责起草或撰写的文字资料

■ 汇报文件或报告等

四、财务权限

无财务权限。

五、工作汇报关系

汇报上级岗位	必须向上级主管汇报的事情（口头/书面）
主任	重要的上级指示、规定（口头或书面）； 近期工作情况汇报与请示（口头或书面）； 工作中的难题、需要领导帮助的情况（口头或书面）。

六、工作协作关系

协调对象	密切协调关系的部门
院内	全院的临床科室、信息中心、计财处等
院外	卫生部、中医管理局、12580 预约挂号处等

七、任职资格

教育水平要求：大专及以上学历　　　　　　专业要求：管理或医学、药学相关专业

从业资格要求：会计证

培训经历：会计知识培训、医院财务管理知识培训、岗位工作规范培训等

经　　验：1 年以上相关岗位工作经验

知　　识：了解会计核算知识，熟悉医院门诊的工作流程，了解公共关系、公共卫生管理相关知识等

能　　力：较强的执行能力、良好的人际沟通能力、较强的服务意识等

八、应知法律法规、核心制度

法律法规	《中华人民共和国会计法》、《中华人民共和国税收征收管理法》、《中华人民共和国企业所得税法》、《中华人民共和国个人所得税法》、《中华人民共和国统计法》、《机关经费财务管理文件汇编》等
核心制度	《会计基础工作规范》、《事业单位会计制度》、《事业单位财务规则》、《会计基础工作规范》、《医院财务人员岗位说明》、《医院财务管理制度》、《事业单位财务规划》、《医院差旅费报销规定》等

九、工作特征

使用工具/设备	计算机、一般办公设备（电话、传真机、打印机、网络设备）、扫描仪、计算器、档案柜等
工作环境	办公室，舒适程度一般
工作时间	长期倒班，有时加班和出差

十、关键考核指标

备注：	

人力资源处（原人事处）岗位说明书

人力资源处（原人事处）处长岗位说明书

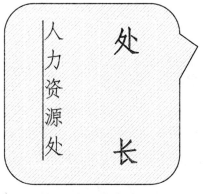

人力资源处 处长

一、岗位基本情况

岗位名称：处长	所属部门：人力资源处
岗位编号：A-1-001	所属职族：行政后勤中层管理人员
直接上级：院长	所辖人数（数量）：
直接下级：科员	

二、岗位职责与权限

岗位目的	在院长的领导下，制定全院的人力资源发展规划，组织实施医院各项人力资源选、育、用、留活动，以提升全院人力资源水平，支持医院持续发展。

岗位职责与工作内容表述	权限
职责表述： 参与医院战略规划制定，统筹制定医院和各职能、业务部门的人力资源规划与开发工作计划。 工作时间百分比：10%	
工作内容 ■ 参与制定、调整医院中长期发展战略，从人力资源管理专业角度为医院发展提供有力的参考； ■ 制定医院人才发展、人才培养和接续规划； ■ 组织实施医院人事制度改革； ■ 对医院的人力资源整体实力、存量流量和未来趋势进行预测、分析和规划，提交人才规划报告； ■ 统筹制定医院各科室人力资源选、育、用、留计划，制定各项人事制度，并指导、监督执行。	✓ 计划制定权 ✓ 监督权 ✓ 指导权
职责表述： 组织开展人力资源处内部管理各项工作。 工作时间百分比：10%	✓ 计划权 ✓ 监督权 ✓ 文件起草权 ✓ 文件发布权 ✓ 考核权
工作内容 ■ 制定人力资源处工作计划和各项工作标准，并严格督促科室人员监督执行； ■ 组织科室人员制定人力资源处工作年度、季度和月度计划，并	

	遵照执行； ■ 草拟本处负责各项内部文件和资料，向全院各科室发布； ■ 监督本科室人员的工作情况，对其进行考核和评定。	
职责表述： 　　组织科室人员开展人员招聘和选拔工作。 工作时间百分比：10%		✓ 计划权 ✓ 执行权
工 作 内 容	■ 负责收集并沟通各科室人员需求，拟定人员招聘计划并组织实施； ■ 在党院办的配合下，组织干部任免的入职和手续办理工作； ■ 按照上级单位的指示，积极探讨人才引进、特殊人才计划。	
职责表述： 　　负责医院人才培训和人力资源开发等各项工作。 工作时间百分比：10%		✓ 管理权 ✓ 人事调配权
工 作 内 容	■ 负责员工继续教育管理工作； ■ 制定培训计划，组织培训的实施，并进行评估与反馈。	
职责表述： 　　带领科室人员，组织实施人员职称评定、员工职业生涯管理等工作。 工作时间百分比：20%		✓ 信息发布权 ✓ 指导权 ✓ 全院人事调配建议和办理权
工 作 内 容	■ 对员工的职业生涯进行合理规划，并与员工进行沟通，适时指导； ■ 组织安排医院各类职称评定和评聘工作； ■ 负责制定和掌握全院科室设置、人员编制、用人计划，办理人事调配工作。	
职责表述： 　　带领科室人员，制定绩效管理和薪酬管理制度并执行。 工作时间百分比：20%		✓ 绩效考核权 ✓ 薪酬模式调整权 ✓ 文件签发权
工 作 内 容	■ 负责全院各类人员的考核、评价工作，并依据考核结果进行奖罚、晋级和岗位调整等工作； ■ 制定和调整薪酬模式，向计财处提交员工薪酬发放所需各项统计报表； ■ 负责全院人员的工资、福利、困难补助的调整、审核、签发工作，通知财务部按规定扣发病休工资事宜。	
职责表述： 　　组织科室人员管理人事档案，办理各类人事手续。 工作时间百分比：10%		✓ 档案管理权
工作 内容	■ 负责全院各类具体行政手续的办理，如干部任免、调任、职工转正定级等；	

	■ 负责全院职工的政审工作和人事档案管理，负责办理员工的请假、休假、销假事宜，负责外出学习人员和外聘人员的管理工作。	
职责表述： 　　与医院其他科室和周边单位充分沟通，密切配合。 　　工作时间百分比：5%		✓ 代表权 ✓ 协调权
工作内容	■ 协调本科室与其他科室的工作以及相关的信息沟通； ■ 负责本科室与外部人才市场、学校、劳动人事部等部门的协调工作。	
职责表述： 　　完成领导交办的其他工作。 　　工作时间百分比：5%		✓ 执行权

三、负责起草或撰写的文字资料

■ 通知、便笺、备忘录、简报、信函、汇报文件或报告、总结、医院文件、研究报告等

四、财务权限

当涉及_____元以上的费用支出或投资决定时，必须向上级主管申请批准。

五、工作汇报关系

汇报上级岗位	必须向上级主管汇报的事情（口头/书面）
院长	内外部招聘需求(书面)； 人力资源规划报告（书面）； 专业技术职务晋升情况（书面）。

六、工作协作关系

协调对象	密切协调关系的部门
院内	职能处室、各科室、各位院长等
院外	国家医院管理相关部门、人事管理部门、其他医院人事部门、大学等

七、任职资格

教育水平要求：硕士研究生及以上学历	专业要求：中医药学、医院管理或人力资源管理

从业资格要求：

培训经历：医院文化、文化工作职责、交流沟通能力、人力资源管理知识、现代企业管理

知识等

经 验：	5 年以上医院管理经验
知 识：	掌握医院基础知识、中医行业知识，精通人力资源管理知识，具备本专业相关的外语知识等
能 力：	较强的判断决策能力，较强的领导能力，一定的计划能力和分析能力等

八、应知法律法规、核心制度

法律法规	《医院管理评价指南》、《医疗机构管理条例》、《医疗机构评审办法》、《医疗机构基本标准》、《全国医院工作条例》、《医疗事故处理条例》、《突发公共卫生事件应急条例》、《中华人民共和国保密法》、《中华人民共和国档案法》、《中华人民共和国劳动合同法》、《中华人民共和国劳动法》、《医师资格考试暂行办法》、《医师执业注册暂行办法》、《护士执业注册暂行办法》、《卫生技术人员职称及晋升条例》、《卫生技术人员职务试行条例》等
核心制度	《医院管理制度汇编》、《办公室工作制度》、《会议制度》、《总值班制度》、《行政查房制度》、《请示报告制度》、《公文起草审核签发制度》、《公文收发管理制度》、《医院印章保管/使用制度》、《档案管理制度》、《文印工作制度》、《接待工作制度》、《车辆使用管理制度》等

九、工作特征

使用工具/设备	计算机及基本办公设备
工作环境	室内，舒适度一般
工作时间	正常工作日

十、关键考核指标

备注：	

招聘专员岗位说明书

人力资源处

招聘专员

一、岗位基本情况

岗位名称：招聘专员	所属部门：人力资源处
岗位编号：A-1-003	所属职族：行政后勤基层人员
直接上级：处长	所辖人数（数量）：
直接下级：	

二、岗位职责与权限

岗 位 目 的	在处长的带领下，组织实施医院人员招聘和人才引进工作，为医院发展提供源源不断的人才支持。

岗位职责与工作内容表述	权限
职责表述： 　　参与制定本部门工作计划，并严格遵照执行。 　　　　　　工作时间百分比：20%	✓ 计划建议权 ✓ 监督权 ✓ 参与权
工作内容 ■ 参与制定本部门工作流程、工作制度、标准和规范，并严格遵照执行； ■ 协助处长制定人才招聘制度和选拔测评方法； ■ 广泛收集行业人才市场信息，不断更新医院用人理念。	
职责表述： 　　组织科室人员开展人员招聘和选拔工作。 　　　　　　工作时间百分比：70%	
工作内容 ■ 根据医院发展和人才培养工作需要，负责拟定人才队伍建设、人才梯队建设策略和方案； ■ 负责制定和掌握全院科室设置、人员编制、用人计划，办理人事调配工作； ■ 负责收集并沟通各科室人员需求，拟定人员招聘计划并组织实施； ■ 在党院办的指导下，组织干部任免的入职和手续办理工作； ■ 按照上级单位的指示，积极探讨人才引进、特殊人才计划； ■ 与学校、有关单位签署各项人才培养协议，通过多种渠道为医院发展输送人才； ■ 对人才招聘工作的实施情况进行评估，总结经验并及时改进。	✓ 计划权 ✓ 执行权 ✓ 文件起草权 ✓ 员工选任权

职责表述： 　　完成领导交办的其他工作。 　　　　　　　　　　工作时间百分比：10%	✓　决策权 ✓　处理权

三、负责起草或撰写的文字资料

■ 通知、便笺、备忘录、简报、信函、汇报文件或报告、总结等

四、财务权限

无财务权限。

五、工作汇报关系

汇报上级岗位	必须向上级主管汇报的事情（口头/书面）
处长	新员工招聘岗位、人员数量（书面）； 人员测评和选拔创新模式（书面）。

六、工作协作关系

协调对象	密切协调关系的部门
院内	各科室、信息中心、医务处、党院办等
院外	医院管理部门、其他医院人事部门、大学等

七、任职资格

教育水平要求：本科及以上学历	专业要求：中医药学、医院管理或人力资源管理

从业资格要求：

培训经历：医院文化、文化工作职责、交流沟通能力、人力资源管理知识、现代企业管理知识等

经　　验	1年以上医院管理经验
知　　识	具备医院基础知识、中医基础知识、人力资源管理基础知识、本专业相关的外语知识等
能　　力	较强的计划能力、分析能力和创新能力，一定的协调能力、信息管理能力等

八、应知法律法规、核心制度

法律法规	《医院管理评价指南》、《医疗机构管理条例》、《医疗机构评审办法》、《医疗机构基本标准》、《全国医院工作条例》、《医疗事故处理条例》、《突发公共卫生事件应急条例》、《中华人民共和国保密法》、《中华人民共和国档案法》、《中华人民共和国劳动合同法》、《中华人民共和国劳动法》、《医师资格考试暂行办法》、《医师执业注册暂行办法》、《护士执业注册暂行办法》、《卫生技术人员职称及晋升条例》、《卫生技术人员职务试行条例》等

| 核心制度 | 《医院管理制度汇编》、《办公室工作制度》、《会议制度》、《总值班制度》、《行政查房制度》、《请示报告制度》、《公文起草审核签发制度》、《公文收发管理制度》、《医院印章保管/使用制度》、《档案管理制度》、《文印工作制度》、《接待工作制度》、《车辆使用管理制度》等 |

九、工作特征

使用工具/设备	计算机、办公基本设备及工具
工作环境	室内，舒适度一般
工作时间	正常工作日，有时加班

十、关键考核指标

备注:	

培训专员岗位说明书

人力资源处 培训专员

一、岗位基本情况

岗位名称：培训专员　　　　所属部门：人力资源处

岗位编号：A-1-004　　　　所属职族：行政后勤中层管理人员

直接上级：处长　　　　所辖人数（数量）：

直接下级：

二、岗位职责与权限

岗位目的	在处长的带领下，组织实施医院人员培训和人力资源开发工作，不断开发医院人才潜力。

岗位职责与工作内容表述	权限
职责表述： 　　参与制定本部门工作计划，并严格遵照执行。 工作时间百分比：20%	✓ 计划建议权 ✓ 监督权 ✓ 参与权
工作内容 ■ 参与制定本部门工作流程、工作制度、标准和规范，并严格遵照执行； ■ 协助处长制定人才培训方法和工作标准； ■ 广泛收集培训领域信息，不断更新医院培训理念。	
职责表述： 　　组织科室人员开展人员培训工作。 工作时间百分比：70%	
工作内容 ■ 负责培训项目的实施，并持续改善； ■ 协助上级建立并优化培训体系，建立内部及外部师资库、教材库、试题库和案例库等； ■ 协助上级编制并完善医院的年度培训计划并组织实施； ■ 负责医院的培训计划实施，组织内外部讲师资源、审核课程并落实培训； ■ 设计并落实员工的职业生涯发展规划，跟踪关键员工的职业生涯发展规划落实情况； ■ 负责相关培训活动项目的组织和开展； ■ 完成培训效果评估工作，并将结果上报领导。	✓ 计划权 ✓ 执行权
职责表述： 　　完成领导交办的其他工作。 工作时间百分比：10%	✓ 执行权

三、负责起草或撰写的文字资料

■ 通知、便笺、备忘录、简报、信函、汇报文件或报告、总结等

四、财务权限

无财务权限。

五、工作汇报关系

汇报上级岗位	必须向上级主管汇报的事情（口头/书面）
处长	人员培训计划（书面）； 培训结果评估报告（书面）。

六、工作协作关系

协调对象	密切协调关系的部门
院内	各科室、信息中心、医务处、党院办、计财处、后勤保障处、教育处等
院外	医院管理部门、其他医院人事部门、大学等

七、任职资格

教育水平要求：本科及以上学历　　　　专业要求：中医药学、医院管理或人力资源管理

从业资格要求：

培训经历：医院文化、文化工作职责、交流沟通能力、人力资源管理知识、现代企业管理知识等

经　　　验：1 年以上医院管理经验

知　　　识：具备医院基础知识、中医基础知识、人力资源管理基础知识、本专业相关的外语知识等

能　　　力：较强的计划能力、分析能力、创新能力，一定的合作精神、主动性、学习能力等

八、应知法律法规、核心制度

法律法规	《医院管理评价指南》、《医疗机构管理条例》、《医疗机构评审办法》、《医疗机构基本标准》、《全国医院工作条例》、《医疗事故处理条例》、《突发公共卫生事件应急条例》、《中华人民共和国保密法》、《中华人民共和国档案法》、《中华人民共和国劳动合同法》、《中华人民共和国劳动法》、《医师资格考试暂行办法》、《医师执业注册暂行办法》、《护士执业注册暂行办法》、《卫生技术人员职称及晋升条例》、《卫生技术人员职务试行条例》等
核心制度	《医院管理制度汇编》、《办公室工作制度》、《会议制度》、《总值班制度》、《行政查房制度》、《请示报告制度》、《公文起草审核签发制度》、《公文收发管理制度》、《医院印章保管/使用制度》、《档案管理制度》、《文印工作制度》、《接待工作制度》、《车辆使用管理制度》等

九、工作特征

使用工具/设备	计算机、办公基本设备及工具
工作环境	室内，舒适度一般
工作时间	正常工作日，有时加班

十、关键考核指标

备注：	

绩效管理专员岗位说明书

<table>
<tr><td colspan="2" style="text-align:center">人力资源处
绩效管理专员</td><td colspan="2">一、岗位基本情况</td></tr>
</table>

一、岗位基本情况

岗位名称：绩效管理专员	所属部门：人力资源处
岗位编号：A-1-005	所属职族：行政后勤基层人员
直接上级：处长	所辖人数（数量）：
直接下级：	

二、岗位职责与权限

岗 位 目 的	在人力资源处处长的领导下，组织实施医院人员绩效管理工作，提升医院管理整体水平。	
岗位职责与工作内容表述		**权限**
职责表述： 　　参与制定本部门工作计划，并严格遵照执行。 　　　　　　工作时间百分比：20%		✓ 计划建议权 ✓ 监督权 ✓ 参与权
工作内容	■ 参与制定本部门工作流程、工作制度、标准和规范，并严格遵照执行； ■ 协助处长制定医院和各科绩效管理方法和工作标准； ■ 广泛收集绩效管理领域信息，不断更新医院绩效管理理念。	
职责表述： 　　组织并指导各科室人员开展绩效考核工作。 　　　　　　工作时间百分比：70%		
工作内容	■ 围绕医院全年发展目标和工作任务，制定绩效计划并认真组织实施； ■ 负责对医院各项规章制度的执行情况进行监督和考核； ■ 负责对医院安排给各部门的各项工作进展情况进行跟踪和督促，并对结果进行考核； ■ 负责医院各部门、各科室部门绩效和人员个人绩效考核的组织与实施； ■ 组织实施考核公正性的检查和抽查，并对考核结果的公正性和透明性负责； ■ 负责定期组织考核办成员召开工作例会，分析考核工作中存在的问题，并及时向医院领导汇报；	✓ 计划权 ✓ 执行权 ✓ 指导权 ✓ 监督权 ✓ 反馈权

■ 将绩效考核结果向各部门、个人进行沟通和反馈，组织绩效改进计划； ■ 将绩效考核结果作为奖金和薪酬变动的依据，并将结果提交计财处。	
职责表述： 　　完成领导交办的其他工作。 <div align="center">工作时间百分比：10%</div>	✓　决策权 ✓　处理权

三、负责起草或撰写的文字资料

■ 通知、便笺、备忘录、简报、信函、汇报文件或报告、总结等

四、财务权限

无财务权限。

五、工作汇报关系

汇报上级岗位	必须向上级主管汇报的事情（口头/书面）
处长	绩效考核中出现的问题（书面）； 绩效结果反馈（书面）。

六、工作协作关系

协调对象	密切协调关系的部门
院内	各科室、信息中心、医务处、党院办、计财处、后勤保障处、教育处等
院外	医院管理部门、其他医院人事部门、大学等

七、任职资格

教育水平要求：本科及以上学历	专业要求：中医药学、医院管理或人力资源管理

从业资格要求：

培训经历：医院文化、文化工作职责、交流沟通能力、人力资源管理知识、现代企业管理知识等

经　　　验：3年以上医院管理经验

知　　　识：具备医院基础知识、中医基础知识，精通人力资源管理基础知识、本专业相关的外语知识等

能　　　力：较强的计划能力、分析能力，一定的合作精神、主动性、学习能力等

八、应知法律法规、核心制度

法律法规	《医院管理评价指南》、《医疗机构管理条例》、《医疗机构评审办法》、《医疗机构基本标准》、《全国医院工作条例》、《医疗事故处理条例》、《突发公共卫生事件应急条例》、《中华人民共和国保密法》、《中华人民共和国档案法》、《中华人民共和国劳动合同法》、《中华人民共和国劳动法》、《医师资格考试暂行办法》、《医师执业注册暂行办法》、《护士执业注册暂行办法》、《卫生技术人员职称及晋升条例》、《卫生技术人员职务试行条例》等
核心制度	《医院管理制度汇编》、《办公室工作制度》、《会议制度》、《总值班制度》、《行政查房制度》、《请示报告制度》、《公文起草审核签发制度》、《公文收发管理制度》、《医院印章保管/使用制度》、《档案管理制度》、《文印工作制度》、《接待工作制度》、《车辆使用管理制度》等

九、工作特征

使用工具/设备	计算机、办公基本设备及工具
工作环境	室内，舒适度一般
工作时间	正常工作日，有时加班

十、关键考核指标

备注：	

薪酬专员岗位说明书

人力资源处 薪酬专员

一、岗位基本情况

岗位名称：薪酬专员	所属部门：人力资源处
岗位编号：A-1-006	所属职族：行政后勤基层人员
直接上级：处长	所辖人数（数量）：
直接下级：	

二、岗位职责与权限

岗 位目 的	在处长的带领下，配合计财处，组织实施医院人员薪酬管理工作。	
	岗位职责与工作内容表述	权限
	职责表述： 　　参与制定本部门工作计划，并严格遵照执行。 　　工作时间百分比：20%	✓ 计划建议权 ✓ 监督权 ✓ 参与权
工作内容	■ 参与制定本部门工作流程、工作制度、标准和规范，并严格遵照执行； ■ 协助处长组织薪酬调研，结合医院情况进行薪酬数据分析，为管理层决策提供有效支持； ■ 了解市场薪酬状况，制定员工吸引、保留、激励的薪酬计划。	
	职责表述： 　　组织科室人员开展人员招聘和选拔工作。 　　工作时间百分比：70%	✓ 计划权 ✓ 执行权 ✓ 文件起草权
工作内容	■ 依据国家及地方薪酬福利相关政策，负责医院薪酬福利体系搭建和完善，并为员工提供咨询服务； ■ 根据考核数据，协助财务部门共同完成员工绩效工资核算工作，并负责薪资发放、员工保险、公积金等缴纳和办理工作； ■ 配合业务 HR 的正常工作，提供薪酬福利解决方案； ■ 负责公司员工社会保险的核算与办理及调出入人员社保关系的新建、转出； ■ 负责员工月度工资、福利、补贴的核定计算； ■ 协助员工办理医疗费用报销事宜。	
	职责表述： 　　完成领导交办的其他工作。 　　工作时间百分比：10%	✓ 决策权 ✓ 处理权

三、负责起草或撰写的文字资料

■ 通知、便笺、备忘录、简报、信函、汇报文件或报告、总结等

四、财务权限

无财务权限。

五、工作汇报关系

汇报上级岗位	必须向上级主管汇报的事情（口头/书面）
处长	薪酬管理中出现的问题（书面）； 薪酬调查结果（书面）。

六、工作协作关系

协调对象	密切协调关系的部门
院内	各科室、财务部门、信息中心、医务处、党院办等
院外	医院管理部门、其他医院人事部门、大学等

七、任职资格

教育水平要求：本科及以上学历　　专业要求：中医药学、医院管理或人力资源管理

从业资格要求：

培训经历：医院文化、文化工作职责、交流沟通能力、人力资源管理知识、现代企业管理知识等

经　　验：1年以上医院管理经验

知　　识：具备医院基础知识，精通人力资源管理基础知识、本专业相关的外语知识等

能　　力：具有较强的数据分析能力、文字综合能力，以及一定的统计能力和沟通、协调能力等

八、应知法律法规、核心制度

法律法规	《医院管理评价指南》、《医疗机构管理条例》、《医疗机构评审办法》、《医疗机构基本标准》、《全国医院工作条例》、《中华人民共和国劳动法》、《中华人民共和国统计法》、《医院统计工作条例》、《劳动合同法》等
核心制度	《医院管理制度汇编》、《办公室工作制度》、《会议制度》、《总值班制度》、《行政查房制度》、《请示报告制度》、《公文起草审核签发制度》、《公文收发管理制度》、《医院印章保管/使用制度》、《档案管理制度》、《文印工作制度》、《接待工作制度》、《车辆使用管理制度》等

九、工作特征

使用工具/设备	计算机、办公基本设备及工具
工作环境	室内，舒适度一般
工作时间	正常工作日，有时加班

十、关键考核指标

备注：	

员工关系管理专员岗位说明书

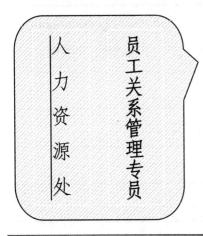

一、岗位基本情况

岗位名称：员工关系管理专员		所属部门：人力资源处	
岗位编号：A-1-007		所属职族：行政后勤基层人员	
直接上级：处长		所辖人数（数量）：	
直接下级：			

二、岗位职责与权限

岗位目的	在人力资源处处长的带领下，组织实施全院员工关系管理相关工作。	
岗位职责与工作内容表述		**权限**
职责表述： 　　参与制定本部门工作计划，并严格遵照执行。 　　　　　工作时间百分比：20%		
工作内容	■ 根据国家相关政策和医院管理文件，制定本院员工关系管理政策，并严格遵照执行； ■ 参与制定人力资源处工作流程、工作制度、标准和规范，并建立相应的争端解决程序； ■ 根据医院人力资源管理精神，制定员工关系管理的工作规范和工作标准，并落实在日常工作中。	✓ 计划建议权 ✓ 监督权 ✓ 参与权
职责表述： 　　组织科室人员开展员工关系管理工作。 　　　　　工作时间百分比：70%		
工作内容	■ 进行医院员工的内部审计和实时监控，及时发现并处理员工关系问题； ■ 组织实施员工入、离职面谈及手续办理，处理员工申诉、人事纠纷和意外事件； ■ 引导员工建立良好的工作关系，创建利于员工建立正式人际关系的环境； ■ 保证沟通渠道的畅通，引导公司上下及时双向沟通，完善员工建议制度；	✓ 计划权 ✓ 执行权 ✓ 文件起草权 ✓ 处理权

■ 组织员工心态、满意度调查，进行谣言、怠工的预防、监测及处理，解决员工关心的问题； ■ 合理处理劳动纠纷及各种其他纠纷，减少影响，维护和谐。	
职责表述： 　　完成领导交办的其他工作。 　　　　　工作时间百分比：10%	✓ 决策权 ✓ 处理权

三、负责起草或撰写的文字资料

■ 通知、便笺、备忘录、简报、信函、汇报文件或报告、总结等

四、财务权限

无财务权限。

五、工作汇报关系

汇报上级岗位	必须向上级主管汇报的事情（口头/书面）
处长	员工中出现的重大问题（口头、书面）； 各类调查结果和研究报告（书面）。

六、工作协作关系

协调对象	密切协调关系的部门
院内	各科室、财务部门、信息中心、医务处、党院办等
院外	医院管理部门、其他医院人事部门、大学等

七、任职资格

教育水平要求：本科及以上学历　　　　　专业要求：人力资源管理或心理学

从业资格要求：

培训经历：医院文化、文化工作职责、劳动法知识、人力资源管理知识、现代企业管理知识等

经　　　验：1年以上医院管理经验

知　　　识：具备医院基础知识，精通人力资源管理基础知识、心理学相关知识等

能　　　力：具备较强的人际亲和力、一定的沟通协调能力、良好的心理素质等

八、应知法律法规、核心制度

法律法规	《医院管理评价指南》、《医疗机构管理条例》、《医疗机构评审办法》、《医疗机构基本标准》、《全国医院工作条例》、《中华人民共和国劳动法》、《中华人民共和国统计法》、《医院统计工作条例》、《劳动合同法》等
核心制度	《医院管理制度汇编》、《办公室工作制度》、《会议制度》、《总值班制度》、《行政查房制度》、《请示报告制度》、《公文起草审核签发制度》、《公文收发管理制度》、《医院印章保管/使用制度》、《档案管理制度》、《文印工作制度》、《接待工作制度》、《车辆使用管理制度》等

九、工作特征

使用工具/设备	计算机、办公基本设备及工具
工作环境	室内，舒适度一般
工作时间	正常工作日，有时加班

十、关键考核指标

备注：	

经济运行中心（原经济运行办）岗位说明书

经济运行中心主任岗位说明书

经济运行中心

主任

一、岗位基本情况

岗位名称：主任		所属部门：经济运行中心	
岗位编号：A-4-001		所属职族：行政中层管理人员	
直接上级：院长		所辖人数（数量）：	
直接下级：干事			

二、岗位职责与权限

岗位目的	在院长领导下，研究国家医疗政策及经济政策，制定医院经济运行年度目标，监测全院门诊、住院等医疗活动经济运行动态，为医院提供准确、前沿的经济运营决策建议。	
岗位职责与工作内容表述		**权限**
职责表述： 　　负责研究国家医疗及经济政策，制定医院年度运营目标，制定医院年度计划，设计制定全院分解方案，并监督执行。 工作时间百分比：10%		✓ 工作计划制定权 ✓ 工作计划执行监督权 ✓ 工作总结上报权
工作内容	■ 根据医院发展规划及国家相关政策，制定医院年度工作计划，并报医院领导审议通过； ■ 制定全院分解方案，与各科室沟通协调，负责医院年度计划按要求分解； ■ 根据分解工作，制定本中心工作进度，按进度对医院各科室计划完成情况进行监督； ■ 负责组织部门对全院各科计划执行情况按季度、月度进行小结，并编写分析报告，定期向医院领导汇报。	
职责表述： 　　负责监测国内外医疗行业发展动态，为院领导提供政策决策建议。 工作时间百分比：30%		✓ 医疗信息收集权 ✓ 汇总整理上报权
工作内容	■ 组织收集院外医疗行业信息，对各种医疗数据及经济形势进行分析评价，及时准确地向院领导反馈； ■ 组织收集院内医疗信息，对各种医疗数据进行分析评价，设计分析主题，做好各种报表，及时准确地向院领导反馈； ■ 将院内院外医疗数据进行对比分析，汇总整理报告给上级部门。	

	职责表述：		
	负责全院经营数据统计、运行指标考核及监测，完成院内经济数据分析及任务指标核算工作。 工作时间百分比：40%		✓ 经营指标制定、分解、下达权 ✓ 医疗收费监督权 ✓ 绩效指标考核权 ✓ 招标谈判参与权
工 作 内 容	■ 根据医院年度目标，负责院科两级医疗收入、成本、效益核算工作； ■ 负责组织实施、检查、指导和监督全院医疗收费工作； ■ 承担全院各部门、各科室绩效指标制定、考核、分配工作； ■ 组织实施新技术、新业务的立项、价格报批、单项目全成本核算及效益分配工作； ■ 负责督促全院临床科室完成单病种成本核算工作，帮助科室制定医患双赢优质病种，提高医院运营效益； ■ 参加医疗设备、医用耗材招标谈判，负责价格测算及情况汇总工作； ■ 承担大型医疗设备经济效益的投资论证工作； ■ 负责组织全院部门业绩考核指标的汇总。		
	职责表述：		
	负责本部门内部管理工作。 工作时间百分比：15%		✓ 监督权 ✓ 调配权 ✓ 分配权 ✓ 审批权
工 作 内 容	■ 指导下属制定阶段性工作计划，监督执行，并给予指导； ■ 负责部门内人员选拔、调配、工作安排、业务培训； ■ 负责直接下属的考核、奖惩及绩效奖金的分配； ■ 负责部门内经费预算的制定和使用，以及各类财务开支审批。		
	职责表述：		
	完成上级领导交办的其他工作。 工作时间百分比：5%		✓ 执行决策权

三、负责起草或撰写的文字资料

■ 通知、便笺、备忘录、汇报文件或报告、信函、医院文件、总结等

四、财务权限

无财务权限。

五、工作汇报关系

汇报上级岗位	必须向上级主管汇报的事情（口头/书面）
院长	科室经济运行的概况（口头）； 全院奖金分配情况（书面）； 绩效的运行情况（书面）。

六、工作协作关系

协调对象	密切协调关系的部门
院内	党院办、计财处、各临床科室、后勤科室等
院外	物资供应公司、医疗设备公司、中医药管理局、中医药大学等

七、任职资格

教育水平要求：本科及以上学历　　　　专业要求：财务、医学专业

从业资格要求：中级以上职称

培训经历：管理学及财务专业的培训等

经　　验：2 年以上相关科室工作经验

知　　识：熟悉财务成本核算知识等

能　　力：分析能力、创新能力、写作能力、信息管理能力、合作精神、主动性等

八、应知法律法规、核心制度

法律法规	《医院管理评价指南》、《综合医院建设标准》、《医疗机构评审办法》、《医疗机构基本标准》、《全国医院工作条例》、《突发公共卫生事件应急条例》、《中华人民共和国保密法》、《中华人民共和国档案法》、《医师资格考试暂行办法》、《医师执业注册暂行办法》、《护士执业注册暂行办法》、《卫生技术人员职称及晋升条例》、《卫生技术人员职务试行条例》等
核心制度	《医院财务制度》、《医院奖金分配制度》、《科室主任制度》、《数据信息收集、储存、处理制度》、《统计工作制度》、《医疗登记制度》、《统计制度》、《医疗统计指标管理制度》等

九、工作特征

使用工具/设备	电话、电脑、财务软件、办公设备等
工作环境	办公室，舒适度较好
工作时间	正常工作日

十、关键考核指标

备注：	

经济运行中心绩效干事岗位说明书

绩效干事

经济运行中心

一、岗位基本情况

岗位名称：绩效干事 所属部门：经济运行中心

岗位编号：A-4-003 所属职族：行政管理基层人员

直接上级：经济运行中心主任 所辖人数（数量）：

直接下级：

二、岗位职责与权限

| 岗位目的 | 在主任的领导下，组织落实全院各科室绩效分配的考核工作。 |

岗位职责与工作内容表述	权限
职责表述： 　　严格遵守医院及科室制定的各项管理规章制度，执行本部门制定的工作计划。 工作时间百分比：20%	✓ 工作计划执行权 ✓ 规章制度起草权
工作内容 ■ 严格遵守医院的各项规章制度，按医院管理要求规范自己的行为； ■ 根据本部门制定的工作计划，拟订工作计划； ■ 负责起草全院有关绩效分配的规章制度，并组织实施。	
职责表述： 负责落实全院各科室绩效分配的核算工作。 工作时间百分比：60%	✓ 费用统计权 ✓ 投资论证参与权 ✓ 费用审核权
工作内容 ■ 负责全院的效益核算工作，并按月、季度、半年、年度进行汇总、分析、上报和反馈； ■ 组织绩效指标的制定、考核及分配工作； ■ 负责组织核算值班餐费、节假日值班费、返聘人员聘用费等费用的统计； ■ 负责统计各种福利补贴费用； ■ 组织新技术、新业务的单项目的效益分配工作； ■ 组织大型医疗设备经济效益的投资论证工作。	
职责表述： 科室内其他日常工作。 工作时间百分比：15%	✓ 信息收集汇总整理权 ✓ 工作情况汇

工作内容	■ 负责相关信息的收集、汇总和整理； ■ 负责定期向直接上级汇报工作，接受检查和监督。	报权
职责表述： 　　完成上级领导交办的其他工作。 工作时间百分比：5%		✓ 执行决策权

三、负责起草或撰写的文字资料

■ 通知、便笺、备忘录、汇报文件或报告、信函、医院文件、总结等

四、财务权限

无财务权限。

五、工作汇报关系

汇报上级岗位	必须向上级主管汇报的事情（口头/书面）
党院办主任	科室绩效分配情况（书面）； 全院效益情况（书面）。

六、工作协作关系

协调对象	密切协调关系的部门
院内	党院办、计财处、各临床科室、后勤科室等
院外	物资供应公司、医疗设备公司、中医药管理局、中医药大学等

七、任职资格

教育水平要求：本科及以上学历　　　　专业要求：财务、医学专业

从业资格要求：初级以上职称。

培训经历：管理学及财务专业的培训等

经　　验：有 1~3 年相关工作经验

知　　识：熟悉财务成本核算知识等

能　　力：分析能力、创新能力、写作能力、信息管理能力、合作精神、主动性等

八、应知法律法规、核心制度

法律法规	《医院管理评价指南》、《综合医院建设标准》、《医疗机构评审办法》、《医疗机构基本标准》、《全国医院工作条例》、《突发公共卫生事件应急条例》、《中华人民共和国保密法》、《中华人民共和国档案法》、《医师资格考试暂行办法》、《医师执业注册暂行办法》、《护士执业注册暂行办法》、《卫生技术人员职称及晋升条例》、《卫生技术人员职务试行条例》等

核心制度	《医院财务制度》、《医院奖金分配制度》、《科室主任制度》、《数据信息收集、储存、处理制度》、《统计工作制度》、《医疗登记制度》、《统计制度》、《医疗统计指标管理制度》等

九、工作特征

使用工具/设备	电话、电脑、财务软件、办公设备等
工作环境	办公室，舒适度较好
工作时间	正常工作日

十、关键考核指标

备注：	

经济运行中心成本核算干事岗位说明书

经
济
运
行
中
心

干
事

一、岗位基本情况

岗位名称：干事	所属部门：经济运行中心
岗位编号：A-4-004	所属职族：行政管理基层人员
直接上级：经济运行中心主任	所辖人数（数量）：
直接下级：	

二、岗位职责与权限

岗 位目 的	在主任的领导下，组织落实全院各科室医疗收入及成本核算等经济管理工作。	
岗位职责与工作内容表述		**权限**
职责表述： 　　严格遵守医院及科室制定的各项管理规章制度，执行本部门制定的工作计划。 　　　　　　工作时间百分比：20%		✓ 工作计划执行权 ✓ 规章制度起草权
工作内容	■ 严格遵守医院的各项规章制度，按医院管理要求规范自己的行为； ■ 根据本部门制定的工作计划，拟定工作计划； ■ 负责起草全院有关成本核算的规章制度，并组织实施。	
职责表述： 　　负责落实院科两级收入及成本的统计核算工作。 　　　　　　工作时间百分比：60%		
工作内容	■ 负责对全院人员出勤情况，编制保健补贴、岗位责任补贴等福利支出等费用的统计； ■ 负责对医院药品、自制制剂、医用耗材、医用设备、试剂、材料费等卫生费用的统计； ■ 审核值班费、节假日值班费、返聘人员聘用费等工作，并进行统计； ■ 负责对行政科室各种费用的统计工作； ■ 承办新技术、新业务的单项目全成本核算工作； ■ 承办大型医疗设备经济效益的投资论证工作； ■ 负责审核医院大病医疗专项基金支出、部分职工医药费工作。	✓ 费用统计权 ✓ 投资论证参与权 ✓ 费用审核权

职责表述： 　　负责科室其他日常工作。 　　　　　　工作时间百分比：15%		✓ 信息收集、汇总、整理权 ✓ 工作情况汇报权
工作内容	■负责相关信息的收集、汇总和整理； ■负责定期向直接上级汇报工作，接受检查和监督。	
职责表述： 　　完成上级领导交办的其他工作。 　　　　　　工作时间百分比：5%		✓ 执行决策权

三、负责起草或撰写的文字资料

■ 通知、便笺、备忘录、汇报文件或报告、信函、医院文件、总结等

四、财务权限

无财务权限。

五、工作汇报关系

汇报上级岗位	必须向上级主管汇报的事情（口头/书面）
党院办主任	科室经济运行的情况（书面）； 全院费用情况（书面）。

六、工作协作关系

协调对象	密切协调关系的部门
院内	党院办、计财处、各临床科室、后勤科室等
院外	物资供应公司、医疗设备公司、中医药管理局、中医药大学等

七、任职资格

教育水平要求：本科及以上学历。　　　　专业要求：财务、医学专业

从业资格要求：初级以上职称

培训经历：管理学及财务专业的培训等

经　　验：有 1~3 年相关工作经验

知　　识：熟悉财务成本核算知识等

能　　力：分析能力、创新能力、写作能力、信息管理能力、合作精神、主动性等

八、应知法律法规、核心制度

法律法规	《医院管理评价指南》、《综合医院建设标准》、《医疗机构评审办法》、《医疗机构基本标准》、《全国医院工作条例》、《突发公共卫生事件应急条例》、《中华人民共和国保密法》、《中华人民共和国档案法》、《医师资格考试暂行办法》、《医师执业注册暂行办法》、《护士执业注册暂行办法》、《卫生技术人员职称及晋升条例》、《卫生技术人员职务试行条例》等
核心制度	《医院财务制度》、《医院奖金分配制度》、《科室主任制度》、《数据信息收集、储存、处理制度》、《统计工作制度》、《医疗登记制度》、《统计制度》、《医疗统计指标管理制度》等

九、工作特征

使用工具/设备	电话、电脑、财务软件、办公设备等
工作环境	办公室，舒适度较好
工作时间	正常工作日

十、关键考核指标

备注：	

党群系岗位说明书

党委副书记岗位说明书

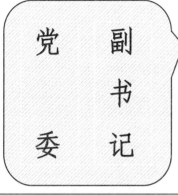

一、岗位基本情况

岗位名称：党委副书记	所属部门：党群系
岗位编号：F-1-001	所属职族：行政后勤中层管理人员
直接上级：党委书记	所辖人数（数量）：
直接下级：党群系各办公室主任	

二、岗位职责与权限

岗位目的	在党委书记的领导下，在全院各部门中贯彻医院对党的路线、方针、政策，落实党委各项决议，建立具有中医特色的全国三级甲等医院。	
	岗位职责与工作内容表述	权限
职责表述：	参与制定和组织实施医院的发展战略。 工作时间百分比：20%	✓ 参与权 ✓ 建议权
工作内容	■ 参与制定医院的发展战略； ■ 组织医院的总体战略在党群系和各党支部的实施； ■ 参与医院的各项重大改革。	
职责表述：	组织开展党群系内部的各项管理工作。 工作时间百分比：20%	✓ 制定权 ✓ 领导权 ✓ 指导权 ✓ 管理权
工作内容	■ 参照上级党委工作计划，制定党群系工作计划，并分解为各项分计划； ■ 传达党委会议精神，向下属科室进行宣导，并监督执行； ■ 对工会、离退处、计生办、居委会及收发室等部门的工作计划进行审核，对其具体工作进行指导； ■ 领导纪检审工作，领导全院医德医风教育、防腐拒变能力建设。	
职责表述：	在上级的领导下，全面负责医院的党务管理工作。 工作时间百分比：40%	✓ 决策权 ✓ 改革权 ✓ 调配权

工作内容	■ 在上级和院党委领导下，主持党委日常工作； ■ 经常了解和检查党的方针、政策和医院党委决议的贯彻执行情况； ■ 领导制定党的组织、宣传、统战、纪律检查、政治工作计划，组织实施并定期检查总结； ■ 组织党员认真学习马列主义，毛泽东思想，邓小平理论，三个代表重要思想，科学发展观，党的基本知识和党的路线、方针、政策； ■ 带头发扬党的优良传统和作风； ■ 深入调查研究，掌握全院的思想状况，有针对性地做好思想政治工作，总结并推广典型经验； ■ 充分发挥党委其他成员和院长的作用，并积极帮助和支持他们开展工作； ■ 维护党纪国法，坚决抵制不正之风，对本单位职工中发生的重大政治、经济、刑事案件和违法乱纪行为，要协助单位行政领导组织调查、讨论及处理； ■ 对医院重大问题提出意见及建议。	✔ 监督权 ✔ 检查权 ✔ 培训权
职责表述： 组织医院其他工作。 <div align="center">工作时间百分比：10%</div>		
工作内容	■ 协助书记参与医院重大事项讨论及决策； ■ 代表医院参加重大业务、外事或其他重要活动； ■ 协助上级部门处理各项突发性事件，发挥党员模范带头作用，广泛发动群众开展工作； ■ 受理上访和来访的群众，对出现问题的党员进行处理。	✔ 决策权 ✔ 代表权 ✔ 处理权
职责表述： 完成领导交办的其他工作。 <div align="center">工作时间百分比：10%</div>		✔ 决策权 ✔ 处理权

三、负责起草或撰写的文字资料

■ 通知、便笺、备忘录、简报、信函、汇报文件或报告、总结、医院文件、研究报告等

四、财务权限

当涉及 _____ 元财务额度时，需向上级领导报批。

五、工作汇报关系

汇报上级岗位	必须向上级主管汇报的事情（口头/书面）
党委书记	各级员工思想动态（口头）； 工作总结（书面）； 党支部主要活动（书面）。

六、工作协作关系

协调对象	密切协调关系的部门
院内	各党支部
院外	上级党组织、业务关系单位、金融机构、媒体、其他医院党群系等

七、任职资格

教育水平要求：本科及以上学历　　　　　专业要求：医学相关专业

从业资格要求：

培训经历：党校培训、医院文化、工作职责、交流沟通能力等

经　　验：15 年以上工作经验，3 年以上医院高层管理经验

知　　识：党章知识、医院基础知识、中医基础知识、档案管理知识、本专业相关的外语知识等

能　　力：领导能力、较强的党性修养、组织协调能力、沟通能力、分析能力等

八、应知法律法规、核心制度

法律法规	《医院管理评价指南》、《医疗机构管理条例》、《中国共产党章程》、《中国共产党党员权利保障条例》、《中国共产党党员领导干部廉洁从政若干准则》、《基层党务工作、发展党员工作、基层组织选举工作、党员教育工作规程方法》、《中医医院中医药文化建设指南》等
核心制度	《医院管理制度汇编》等

九、工作特征

使用工具/设备	计算机及其他办公基本用具
工作环境	独立办公室
工作时间	正常，有时加班

十、关键考核指标

备注：	

工会主席岗位说明书

党群系

工会主席

一、岗位基本情况

岗位名称：工会主席   所属部门：党群系

岗位编号：F-1-003   所属职族：行政后勤中层管理人员

直接上级：党委副书记   所辖人数（数量）：

直接下级：干事

二、岗位职责与权限

岗位目的	在党委副书记领导下，紧扣医院的工作主题，服从和服务于医院工作大局，履行工会维护、建设、参与和教育的职能，创新工作，维护职工的合法权益，为职工办实事，解决难事。	
岗位职责与工作内容表述		权限
职责表述： 　　参与制定医院发展计划制定，参与党群系工作方法的确定并严格遵照执行，代表广大工人群众参与医院管理。 工作时间百分比：10%		✓ 计划建议权 ✓ 监督权 ✓ 参与权
工作内容	■ 代表基层员工参与制定医院发展计划和目标； ■ 参与医院管理，发挥职代会作用； ■ 参与制定党群系工作流程、工作制度、标准和规范。	
职责表述： 　　制定工会工作计划，组织工会内部管理工作。 工作时间百分比：10%		✓ 计划权 ✓ 监督权 ✓ 执行权 ✓ 修订权
工作内容	■ 组织制定工会各级各项工作制度和考核内容； ■ 根据上级工会的要求和医院实际情况，制定和实施工会年度、季度、月度工作计划； ■ 建立健全工会和职代会的组织机构、组织制度和工作制度； ■ 定期进行工会工作总结，对各项工作进行修改和完善，组织编写工会工作总结，并向各有关部门和领导上报。	
职责表述： 　　负责组织工会组织建设工作。 工作时间百分比：20%		✓ 考核权 ✓ 检查权 ✓ 宣传权

工作内容	▣ 检查专、兼职干部的工作情况，进行评比考核； ▣ 召开工会委员会议，传达上级工会和医院党委的有关指示和文件，讨论和研究并贯彻实施； ▣ 检查工会经审委员、组织委员、宣传委员、福利委员、女工委员、工会小组长职责落实情况； ▣ 做好文件资料整理和宣传资料的发放工作。	

职责表述：

　　组织进行工会民主管理和民主监督工作。

工作时间百分比：20%

工作内容	▣ 在党委和上级工会的领导下，根据工会章程按期召开职工代表大会，对各项重大问题进行审议并组织贯彻执行代表大会的决议； ▣ 组织召开职代会，听取院领导的述职并对其年度工作进行考核评议； ▣ 组织职工积极参加医院的民主管理和民主监督，负责职工代表大会工作机构的任务； ▣ 组织对工会专、兼职干部和职工代表的培训工作，提高工会干部的思想素质和业务工作能力。	✔ 决策权 ✔ 计划权 ✔ 组织权

职责表述：

　　按照《工会法》的要求，组织医院工会活动。

工作时间百分比：30%

工作内容	▣ 听取职工反映的意见和要求，帮助职工解决困难； ▣ 开展各类、各级专业技术竞赛活动； ▣ 组织职工提出合理化建议，推广先进经验，做好评选、表彰工作； ▣ 支持配合党政部门完成中心工作，并代表职工参与重大决策； ▣ 根据医院总体安排和职工特点，开展多种多样的教育活动和文体活动，丰富职工业余生活，寓教于乐； ▣ 加强工会自身建设； ▣ 负责管理、使用工会费用开支。	✔ 计划权 ✔ 执行权 ✔ 审定权 ✔ 项目管理权 ✔ 处理权

职责表述：

　　完成领导交办的其他工作。

工作时间百分比：10%

	✔ 决策权 ✔ 处理权 ✔ 建议权

三、负责起草或撰写的文字资料

▣ 通知、便笺、备忘录、简报、信函、汇报文件或报告、总结等

四、财务权限

当涉及_____元以上的费用支出或投资决定时，必须向上级主管申请批准。

五、工作汇报关系

汇报上级岗位	必须向上级主管汇报的事情（口头/书面）

党委副书记	工会重大决定（口头/书面）； 基层反映的重要问题（口头/书面）。

六、工作协作关系

协调对象	密切协调关系的部门
院内	医院各科室、基层人员等
院外	市卫生局、市总工会、卫生工委、市技协、市妇联

七、任职资格

教育水平要求：大专及以上　　　　　　　　专业要求：无具体要求

从业资格要求：

培训经历：劳动工资、劳动保险、管理知识的培训，工会主席岗位培训等

经　　验：10 年以上医院管理经验

知　　识：精通工会业务知识，通晓政治工作内容，掌握群众工作方法，掌握基本法律知识，具备基本计算机应用知识等

能　　力：较强的应对突发事件能力，较强的人际交往能力、领导能力、沟通能力、计划和执行能力、服务意识、工作主动等

八、应知法律法规、核心制度

法律法规	《医院管理评价指南》、《医疗机构管理条例》、《中华人民共和国工会法》、《中国工会章程》等
核心制度	《办公室工作制度》、《会议制度》、《医院管理制度汇编》等

九、工作特征

使用工具/设备	计算机及基本办公用具
工作环境	办公室，舒适度一般
工作时间	正常工作日

十、关键考核指标

备注：	

计生办主任岗位说明书

党群系 ｜ 计生办主任

一、岗位基本情况

岗位名称：计生办主任		所属部门：党群系	
岗位编号：F-1-004		所属职族：行政后勤中层管理人员	
直接上级：党委副书记		所辖人数（数量）：	
直接下级：			

二、岗位职责与权限

岗 位 目 的	在党委副书记的领导下，在全院职工范围内宣传国家计划生育政策，组织开展国家和地方计划生育政策在医院的贯彻、落实。

岗位职责与工作内容表述	权限
职责表述： 　　参与制定医院发展计划，参与党群系工作计划和制度建设。 　　　　　工作时间百分比：20%	✓ 建议权 ✓ 参与权 ✓ 计划权
工作内容 ■ 认真贯彻执行党和国家计划生育基本国策； ■ 参与制定党群系工作流程、工作制度、标准和规范； ■ 拟定本单位计划生育管理办法。	
职责表述： 　　建立和完善计生办管理工作。 　　　　　工作时间百分比：20%	✓ 计划权 ✓ 制定权 ✓ 文件起草权
工作内容 ■ 制定计生办工作制度及工作流程，保证工作有章可循； ■ 及时贯彻上级的工作指示，并定期向领导汇报计生工作完成情况； ■ 负责与计生办工作相关的文件的接收、传阅、保管工作； ■ 负责计生办各种统计资料的汇总和上报； ■ 负责计生办有关文件的起草工作。	
职责表述： 　　落实计生政策，开展计生工作。 　　　　　工作时间百分比：50%	✓ 执行权 ✓ 审定权 ✓ 处理权

| 工作内容 | <ul><li>认真贯彻执行计划生育的政策法规，完成上级下达的各项任务；</li><li>向全院宣传计划生育政策、法规、优生优育知识；</li><li>掌握育龄群众结婚、怀孕、生育、节育和生殖健康动态情况；</li><li>组织"六一"节各项活动及儿童医药补助、保险费、避孕工具发放；</li><li>办理独生子女优持证、生育证、流动人口婚育证明等有关手续和证件；</li><li>做好计生统计工作，按规定真实、准确、无误地作好各类数据的统计，依时上交，并确保卡、册、表的清洁整齐。</li></ul> | |

| 职责表述：
　　完成领导交办的其他工作。
工作时间百分比：10% | ✓　决策权
✓　处理权
✓　建议权 |

三、负责起草或撰写的文字资料

■ 通知、便笺、备忘录、简报、信函、汇报文件或报告、总结等

四、财务权限

无财务权限。

五、工作汇报关系

汇报上级岗位	必须向上级主管汇报的事情（口头/书面）
党委副书记	医院计划生育工作现状（书面）； 各级单位组织的各种会议精神、内容（口头）； 财务需支出的款项（书面）。

六、工作协作关系

协调对象	密切协调关系的部门
院内	医院全体员工、妇科门诊、咨询台、计划生育宣传员等
院外	国家管理部门、妇联、社区计生部门等

七、任职资格

教育水平要求：大专及以上　　　　　　专业要求：无具体要求

从业资格要求：

培训经历：医院文化、计划生育政策相关知识等

经 验:	5 年以上医院工作经验，2 年以上管理经验
知 识:	医院管理基础知识、计生政策相关知识、本专业相关的外语知识等
能 力:	较强的领导能力、一定的压力管理能力以及相应的创新能力和沟通协调能力等

八、应知法律法规、核心制度

法律法规	《医院管理评价指南》、《医疗机构管理条例》、《计划生育法》、《北京市人口与计划生育条例》、《人口和计划生育相关政策文件工作手册》等
核心制度	《办公室工作制度》、《会议制度》、《医院规章制度》等

九、工作特征

使用工具/设备	计算机及基本办公用具
工作环境	办公室，舒适程度一般
工作时间	正常工作日

十、关键考核指标

备注:	

离退办主任岗位说明书

离退办主任

党群系

一、岗位基本情况

岗位名称：离退办主任	所属部门：党群系
岗位编号：F-1-005	所属职族：行政后勤中层管理人员
直接上级：党委副书记	所辖人数（数量）：
直接下级：干事	

二、岗位职责与权限

岗位目的	在院党委的领导下，组织办公室人员做好医院离退休职工的服务工作。	
岗位职责与工作内容表述		**权限**

岗位职责与工作内容表述	权限
职责表述： 参与制定医院发展计划，参与党群系工作方法的确定，并严格遵照执行。 工作时间百分比：20%	✓ 计划建议权 ✓ 监督权 ✓ 参与权 ✓ 考核权
工作内容 ■ 代表离退休干部和群众参与制定医院发展计划和目标； ■ 认真贯彻执行党和国家关于老干部工作的方针政策； ■ 参与制定党群系工作流程、工作制度、标准和规范； ■ 组织开展离退休办公室人员绩效考核工作。	
职责表述： 组织办公室人员进行科室管理和科室建设工作。 工作时间百分比：20%	✓ 制定权 ✓ 指导权 ✓ 文件起草权
工作内容 ■ 制定离退办年度工作计划，并对年度计划进行分解，制定季度、月度工作计划，并监督执行； ■ 根据计划的实际执行情况和外部环境的变化，当计划需要改变时，按计划管理的相关制度和流程进行申报，得到允许后，进行相应的计划调整，并在计划主管部门进行备案； ■ 负责月度、年度工作总结及工作分析的编写，并向上级领导汇报； ■ 制定离退休办公室内部及与工作相关的各项规章制度和各项工作执行流程； ■ 负责各项规章制度的监督执行； ■ 负责离退休办公室内部及与工作相关的各项规章制度的修订、完善工作。	

	职责表述：	
	组织办公室人员做好离退休职工的服务工作。	
	工作时间百分比：50%	
工作内容	■ 负责做好离退休老同志的政治学习、文件传阅、参加有关会议和政治活动等具体工作，积极宣传党和国家的重大决策、老干部工作方针政策和院党委的工作意见； ■ 负责离退休老同志的医疗、生活等方面的管理服务工作； ■ 坚持走访慰问老同志制度，经常了解他们的健康、生活和思想状况，反映他们的意见和要求，认真解决他们的实际问题； ■ 积极组织开展适合老同志需求的文体活动，保持各活动场所的清洁卫生； ■ 协助老干部支部做好老干部的宣传、教育、管理和党费收缴工作，协调老同志之间的关系； ■ 承办党委和上级机关交办的老干部工作及有关事宜。	✓ 计划权 ✓ 执行权 ✓ 审定权 ✓ 项目管理权 ✓ 处理权
	职责表述：	✓ 决策权
	完成领导交办的其他工作。	✓ 处理权
	工作时间百分比：10%	✓ 建议权

三、负责起草或撰写的文字资料

■ 通知、便笺、备忘录、简报、信函、汇报文件或报告、总结等

四、财务权限

当涉及_____元以上的费用支出或投资决定时，必须向上级主管申请批准。

五、工作汇报关系

汇报上级岗位	必须向上级主管汇报的事情（口头/书面）
党委副书记	组织外出观光、旅游（书面）； 离退休人员住院治疗（书面）； 购置工作所需要的物品（书面）； 反映离退休人员提出的要求和建议（口头/书面）。

六、工作协作关系

协调对象	密切协调关系的部门
院内	计财处、人力资源处（原人事处）、离退休老干部群体等
院外	其他医院离退处等

七、任职资格

教育水平要求：大专及以上　　　　　　专业要求：

从业资格要求：

培训经历：医院文化、管理学、心理学相关知识等

经　　验：10 年以上医院工作经验，5 年以上管理经验

知　　识：熟悉党务知识，通晓党和国家对老干部的各项方针政策和院里的各项规章制度，具备基本计算机应用知识等

能　　力：具有较强的语言表达、沟通、协调能力，分析问题、解决问题的能力等

八、应知法律法规、核心制度

法律法规	《医院管理评价指南》、《医疗机构管理条例》、《国务院关于安置老弱病残干部的暂行办法》、《国务院关于工人退休、退职的暂行办法》等
核心制度	《办公室工作制度》、《会议制度》、《医院规章制度》、《老干部工作文件汇编（1978—1997）》等

九、工作特征

使用工具/设备	计算机及办公所需基本工具和设备
工作环境	办公室，舒适程度一般
工作时间	正常，有时出差

十、关键考核指标

备注：	

团委书记岗位说明书

党群系 团委书记

一、岗位基本情况

岗位名称：团委书记		所属部门：党群系	
岗位编号：F-1-006		所属职族：行政后勤中层管理人员	
直接上级：党委副书记		所辖人数（数量）：	
直接下级：			

二、岗位职责与权限

岗位目的	在院党委的领导下，主持和全面负责团组织各项工作。	
岗位职责与工作内容表述		**权限**
职责表述： 　　参与制定医院发展计划，参与党群系工作计划和制度建设。 　　　　　　　工作时间百分比：20%		
工作内容	■ 按照马列主义、毛泽东思想和邓小平理论的要求，为医院发展献计献策； ■ 认真贯彻党的路线、方针、政策和决议，参与制定医院发展计划，把党群系工作效果落到实处； ■ 宣传执行党、团组织的决议，充分发挥团员的模范作用，团结和带领青年努力发挥共青团组织作用，认真完成医院交给的任务； ■ 紧密围绕党的中心工作，充分发挥共青团组织是党的助手和后备军作用； ■ 根据医院实际情况，制定切实可行的工作计划，并组织落实，及时总结。	✓ 建议权 ✓ 参与权 ✓ 计划权
职责表述： 　　负责制定全院共青团工作计划并组织实施。 　　　　　　　工作时间百分比：20%		
工作内容	■ 根据党委和上级团委指示和要求，结合科研生产和青年工作实际，负责制定全院共青团工作计划并组织实施； ■ 制定团的工作年度要点及组织实施； ■ 制定团干部和团员教育计划及组织实施； ■ 制定团的组织工作计划及组织实施； ■ 制定团的文化、体育活动计划及组织实施； ■ 制定青年知识分子工作计划及组织实施。	✓ 制定权 ✓ 实施权 ✓ 监督权 ✓ 文件起草权

职责表述：按照政策要求，组织团委和各团支部活动。 工作时间百分比：50%		
工作内容	■ 认真贯彻国家关于团组织建设和发展的各项政策法规,完成上级下达的各项任务; ■ 开展好团员教育工作,定期举办学习班,及时了解掌握各班级团支部的思想与工作情况,及时检查各班级团支部落实团委决议情况; ■ 认真做好团的组织发展工作,办好业余团校,做好团的积极分子培养教育工作,学习团的基础知识,保质保量地发展团员; ■ 按时收缴团费,按时办理团组织关系的转接工作; ■ 执行团的纪律,及时表彰先进; ■ 协助党支部做好推优入党启蒙教育工作; ■ 了解和反映团员、青年的思想和要求,维护他们的正当权益,关心他们的学习、工作、生活和休息,开展丰富多彩的文化、娱乐、体育活动; ■ 对团员进行教育和管理,健全团的组织生活,开展批评和与自我批评,监督团员切实履行团员的义务,保障团员权利不受侵犯; ■ 定期向党支部汇报有关团的工作,及时取得领导的支持。	✔ 执行权 ✔ 审定权 ✔ 处理权
职责表述：完成领导交办的其他工作。 工作时间百分比：10%		✔ 决策权 ✔ 处理权 ✔ 建议权

三、负责起草或撰写的文字资料

■ 通知、便笺、备忘录、简报、信函、汇报文件或报告、总结等

四、财务权限

无财务权限。

五、工作汇报关系

汇报上级岗位	必须向上级主管汇报的事情（口头/书面）
党委副书记	医院计划生育工作现状（书面）； 各级单位组织的各种会议精神、内容（口头）； 财务需支出的款项（书面）。

六、工作协作关系

协调对象	密切协调关系的部门
院内	医院全体员工、各团支部等
院外	上级管理部门、其他医院团委等

七、任职资格

教育水平要求：大专及以上		专业要求：无具体要求	

从业资格要求：

培训经历：医院文化、基层共青团干部培训、团组织建设和相关制度知识等

经　　验：5年以上医院工作经验，2年以上管理经验

知　　识：熟悉团的方针政策，了解心理学知识等

能　　力：具备较强的人际交往能力、领导能力、沟通能力、计划和执行能力、服务意识，保密意识强、工作主动等

八、应知法律法规、核心制度

法律法规	《医院管理评价指南》、《医疗机构管理条例》、《团章》、《党章》等
核心制度	《办公室工作制度》、《会议制度》、《医院规章制度》、《基层团干部工作手册》、《团课制度》等

九、工作特征

使用工具/设备	计算机及办公设备和工具
工作环境	办公室，舒适程度一般
工作时间	正常工作日

十、关键考核指标

备注：	

纪检监察处岗位说明书

纪检监察处处长岗位说明书

纪检监察处处长

一、岗位基本情况

岗位名称：处长		所属部门：纪检监察处	
岗位编号：F-2-001		所属职族：行政后勤中层管理人员	
直接上级：党委副书记		所辖人数（数量）：	
直接下级：纪检员、审计员			

二、岗位职责与权限

岗位目的	在党委副书记的领导下，贯彻国家法律、法令、法规、政策，加强以保护干部为宗旨的防腐拒变制度防线的建设，对医院重大经济事项做好全程的监督审计工作，有效地预防腐败及经济案件的发生，为医院健康发展保驾护航。	
岗位职责与工作内容表述		权限
职责表述： 制定医院纪检监察工作制度，加强防腐拒变制度防线的建设。 工作时间百分比：25%		
工作内容	■ 贯彻执行上级行政部门制定的关于纪检监察工作制度及有关法律法规的贯彻执行与宣传指导； ■ 根据有关纪检监察工作的法律法规及工作制度，制定医院的纪检监察工作细则，并保证有效的贯彻落实及执行； ■ 负责医院党风廉政建设及行业作风制度的制定与完善； ■ 负责商业贿赂等不法商业行为的防控、防范制度的制定及完善； ■ 负责在院内积极地宣传纪检监察工作，做好预防腐败、勤政廉政宣传警示教育工作，制止商业不法行为，树立良好的行风医风； ■ 认真接待来信来访和申诉者，处理好人民来信，实事求是地作出调查处理； ■ 参加医院各项招标工作，确保招标流程及结果公正合法。	✓ 制定权 ✓ 执行权 ✓ 监督权
职责表述： 制定医院审计监察工作制度。 工作时间百分比：20%		✓ 制定权 ✓ 执行权 ✓ 监督权

工作内容	■ 负责上级行政部门制定的关于审计监察工作制度及有关法律法规的贯彻执行与宣传指导； ■ 根据有关审计监察工作的法律法规及其工作制度，制定医院的审计监察工作细则，并保证有效的贯彻落实及执行； ■ 严格控制医院的工程及维修等结算付款审计、审核，制止不法行为的发生； ■ 做好医院财务年度报告及经济运行状况的审核工作，加强对主要部门、主要岗位的经济审计监督。	

职责表述：

　　加强处室内的规范管理。

工作时间百分比：20%

工作内容	■ 按照医院的发展规划及本部门的职能作用，制定本科室的工作规划，并保证各项制度得到有效的贯彻执行； ■ 对科室人员进行行政管理，严格执行科室日常管理制度，合理地对科室人员进行分工，充分调动员工的工作积极性； ■ 负责制定科室的考核制度，制定科室的奖金分配办法，公平合理地解决和协调经济问题； ■ 负责科室各项费用的支出管理与控制，对于较大金额的项目，要按照医院程序逐级审批，避免不必要的铺张浪费。	✓ 管理权 ✓ 考核权 ✓ 推荐权 ✓ 执行权

职责表述：

　　以保护干部为宗旨，组织与协调其他部门，贯彻执行医院纪检审计监察工作，及时做好"防腐拒变"的警示教育工作。

工作时间百分比：15%

工作内容	■ 负责将重要资源、案情和有关调查处理问题，及时准确向上级领导汇报； ■ 对于各部门的经济活动要严格执行相关法律法规，进行合理监督； ■ 积极协助相关部门做好药品、高值耗材、设备购置及基建工程的招投标工作和各项环节，注重工作过程的监管，防微杜渐； ■ 加强党风廉政建设，负责在医院内部组织宣传有关纪检监察工作的相关法律法规，对新出现的商业贿赂等违法违纪行为及手段及时宣传，提高医院员工的"防腐拒变"意识； ■ 研究分析医院监察对象违反国家法律、法规、行政纪律等方面的新动态，及时对违法违纪苗头作出警示教育，定期在院内发放宣传手册。	✓ 决定权 ✓ 审计权 ✓ 监督权

职责表述： 　　开展纪检监察处的内部管理工作。 <div align="center">工作时间百分比：10%</div>	✓ 管理权 ✓ 考核权 ✓ 审查权

工作内容	■ 指导下属制定阶段性工作计划，并监督执行； ■ 负责部门内人员选拔、调配、工作安排、业务培训等工作； ■ 负责直接下属的考核、奖惩及绩效奖金的分配； ■ 负责部门内所有使用资产的管理、维护和保养； ■ 负责部门内经费预算的制定和使用，以及各类财务开支审批。	✓ 组织权
职责表述： 　　完成医院领导交办的其他任务。 　　　　　　　　工作时间百分比：10%		✓ 执行权 ✓ 反馈权

三、负责起草或撰写的文字资料

■ 通知、便笺、备忘录、简报、汇报文件或报告、总结、医院文件等

四、财务权限

当涉及＿＿＿＿＿＿元以上的费用支出或投资决定时，必须向上级主管申请批准。

五、工作汇报关系

汇报上级岗位	必须向上级主管汇报的事情（口头/书面）
党委副书记	接到举报信及处理调查的结果（口头、书面）； 参加中医药大学及中医局有关纪检的工作会议（口头、书面）； 重大工作事故（口头、书面）。

六、工作协作关系

协调对象	密切协调关系的部门
院内	后勤保障处各职能部门、门诊、病房、药房、基建处、计财处等部门等
院外	法院、纪检监察局、审计局等

七、任职资格

教育水平要求：本科及以上学历　　　　　专业要求：财务会计专业或金融专业

从业资格要求：高级会计师资格证书

培训经历：管理理论基础知识和管理能力培训、医院职业化管理培训、领导艺术与管理技巧等

经　　验：具有5年以上财务管理经验，5年以上纪检监察工作经验

知　　识：财务管理知识、行政管理知识、审计学知识、法律知识等

能　　力：判断决策能力、领导组织能力、分析监控能力、协调能力、信息管理能力等

八、应知法律法规、核心制度

法律法规	《国家中医药管理局关于对局机关和直属单位惩治和预防腐败体系建设情况进行检查的通知》、《关于转发中央治理工程建设领域突出问题工作领导小组<关于组织开展工程建设领域突出问题排查工作的意见>的通知》等
核心制度	《<北京市卫生局 2010 年党风廉政建设和反腐败工作任务分工方案>的通知》等

九、工作特征

使用工具/设备	相关办公设备
工作环境	办公室、项目现场,舒适程度一般
工作时间	正常工作日,偶尔出差

十、关键考核指标

备注:	

审计员岗位说明书

纪检监察处 审计员	一、岗位基本情况	
	岗位名称：审计员	所属部门：纪检监察处
	岗位编号：F-2-003	所属职族：行政管理基层人员
	直接上级：纪检监察处处长	所辖人数（数量）：
	直接下级：	

二、岗位职责与权限

岗位目的	在处长的领导下，贯彻执行国家法律、法令、法规、政策及医院的各项规章制度，加强防腐拒变制度防线的建设，有效地预防腐败及经济案件的发生，为医院健康发展保驾护航。

岗位职责与工作内容表述	权限
职责表述： 贯彻执行上级部门及医院制定的有关审计监察工作的各项规章制度。 <div align="center">工作时间百分比：25%</div>	
工作内容 ■ 贯彻执行上级行政部门制定的关于审计监察工作制度及有关法律法规的执行与宣传； ■ 根据有关审计监察工作的法律法规及其工作制度，执行医院的审计监察工作细则，并保证制度有效的贯彻落实及执行； ■ 参与医院党风廉政建设及行业作风制度的制定与完善，参与贿赂防控、防范制度的修正及完善； ■ 负责在院内积极地宣传审计监察工作，做好预防腐败、勤政廉政宣传警示教育工作，制止商业不法行为； ■ 参加医院各项招标工作，确保招标流程及结果公正合法。	✓ 执行权 ✓ 控制权 ✓ 反馈权
职责表述： 贯彻执行科室制定的各项制度。 <div align="center">工作时间百分比：25%</div>	
工作内容 ■ 根据医院制定的总体发展规划，贯彻执行本科室的工作规划，并保证各项制度得到有效的实施； ■ 贯彻执行科室日常管理制度，保证完成分配下来的审计工作，并配合科室其他人员保证科室整体工作的完成； ■ 汇报科室各项费用的支出情况，对于较大金额的项目，要按照医院程序逐级审批，避免不必要的铺张浪费。	✓ 执行权 ✓ 反馈权

职责表述: 与其他科室协作，贯彻执行医院审计监察工作。 工作时间百分比：40%		
工作内容	■ 对于各部门的经济活动要严格按照相关法律法规予以合理的监督审计，必要的时候要进行控制； ■ 积极配合相关部门做好药品、高值耗材、设备购置及基建工程的招投标工作，并要按照审计监察相关手续对工作过程进行监管； ■ 负责在医院内部组织宣传有关审计监察工作的相关法律法规，提高医院员工的法律意识。	✓ 执行权 ✓ 宣传权
职责表述: 完成医院领导交办的其他任务。 工作时间百分比：10%		✓ 执行权 ✓ 反馈权

三、负责起草或撰写的文字资料：

■ 通知、便笺、备忘录、简报、汇报文件或报告、总结、医院文件等

四、财务权限

无财务权限。

五、工作汇报关系

汇报上级岗位	必须向上级主管汇报的事情（口头/书面）
纪检监察处处长	接到举报信及协调处理调查的结果（口头、书面）； 对于医院重大经济活动进行审计监控工作的审批（书面）； 重大工作事故（口头、书面）。

六、工作协作关系

协调对象	密切协调关系的部门
院内	后勤保障处各职能部门、门诊、病房、药房、基建处、计财处等部门
院外	法院、审计局等

七、任职资格

教育水平要求：本科及以上学历　　　　　专业要求：财务会计专业或金融专业

从业资格要求：

培训经历：管理基础知识和管理能力培训、医院职业化管理培训、审计监察工作培训等

经　　验：具有2年以上审计工作经验

知　　识：财务管理知识、行政管理知识、纪检监察知识、法律法规知识等

能　　力：判断决策能力、领导组织能力、分析监控能力、协调能力、信息管理能力等

八、应知法律法规、核心制度

法律法规	《国家中医药管理局关于对局机关和直属单位惩治和预防腐败体系建设情况进行检查的通知》、《关于转发中央治理工程建设领域突出问题工作领导小组<关于组织开展工程建设领域突出问题排查工作的意见>的通知》等
核心制度	《<北京市卫生局 2010 年党风廉政建设和反腐败工作任务分工方案>的通知》等

九、工作特征

使用工具/设备	相关办公设备
工作环境	办公室，舒适程度一般
工作时间	正常工作日，比较稳定

十、关键考核指标

备注：	

纪检员岗位说明书

纪检监察处 纪检员

一、岗位基本情况

岗位名称：纪检员	所属部门：纪检监察处
岗位编号：F-2-004	所属职族：行政管理基层人员
直接上级：纪检监察处处长	所辖人数（数量）：
直接下级：	

二、岗位职责与权限

岗位目的	在处长的领导下，贯彻执行国家法律、法令、法规、政策及医院的各项规章制度，加强防腐拒变制度防线的建设，有效地预防腐败及经济案件的发生，为医院健康发展保驾护航。

岗位职责与工作内容表述		权限
职责表述： 贯彻执行上级部门及医院制定的有关纪检监察工作的各项规章制度。 工作时间百分比：25%		
工作内容	■ 贯彻执行上级行政部门制定的关于纪检监察工作制度及有关法律法规的执行与宣传； ■ 根据有关纪检监察工作的法律法规及其工作制度，执行医院的纪检监察工作细则，并保证制度有效的贯彻落实及执行； ■ 参与医院党风廉政建设及行业作风制度的制定与完善，参与贿赂防控、防范制度的修正及完善； ■ 负责在院内积极地宣传纪检监察工作，做好预防腐败、勤政廉政宣传警示教育工作，制止商业不法行为； ■ 参加医院各项招标工作，确保招标流程及结果公正合法。	✓ 执行权 ✓ 控制权 ✓ 汇报权
职责表述： 贯彻执行科室制定的各项规章制度。 工作时间百分比：25%		
工作内容	■ 根据医院制定的总体发展规划，贯彻执行本科室的工作规划，并保证各项制度得到有效的贯彻执行； ■ 贯彻执行科室日常管理制度，保证完成分配下来的纪检工作，并配合科室其他人员保证完成科室整体目标； ■ 汇报科室各项费用的支出情况，对于较大金额的项目，要按照医院程序逐级审批，避免不必要的铺张浪费。	✓ 执行权 ✓ 汇报权 ✓ 反馈权

	职责表述：	
	与其他科室协作，贯彻执行医院的纪检监察工作。 工作时间百分比：30%	
工作内容	■ 对于各部门的经济活动要严格按照相关法律法规予以合理的监督，必要的时候要进行控制； ■ 积极配合相关部门做好药品、高值耗材、设备购置及基建工程的招投标工作，并要按照纪检监察相关手续对工作过程进行监管； ■ 负责在医院内部组织宣传有关纪检监察工作的相关法律法规，提高医院员工的法律意识。	✓ 执行权 ✓ 宣传权
	职责表述： 完成上级领导交办的其他任务。 工作时间百分比：20%	✓ 执行权 ✓ 反馈权

三、负责起草或撰写的文字资料

■ 通知、便笺、备忘录、简报、汇报文件或报告、总结等

四、财务权限

无财务权限。

五、工作汇报关系

汇报上级岗位	必须向上级主管汇报的事情（口头/书面）
纪检监察处处长	接收举报信及协调处理调查的结果（口头、书面）； 对于医院重大经济活动进行纪检监控工作的审批（书面）； 重大工作事故（口头、书面）。

六、工作协作关系

协调对象	密切协调关系的部门
院内	后勤保障处各职能部门、门诊、病房、药房、基建处、计财处等部门
院外	法院、纪检监察局等

七、任职资格

教育水平要求：本科及以上学历　　　　　　专业要求：财务会计专业或金融专业

从业资格要求：

培训经历：管理基础知识和管理能力培训、医院职业化管理培训、纪检监察工作培训等

经　　验：具有2年以上纪检监察工作经验

知　　识：财务管理知识、行政管理知识、纪检监察知识、法律法规知识等

能　　力：判断决策能力、领导组织能力、分析监控能力、协调能力、信息管理能力等

八、应知法律法规、核心制度

法律法规	《国家中医药管理局关于对局机关和直属单位惩治和预防腐败体系建设情况进行检查的通知》、《关于转发中央治理工程建设领域突出问题工作领导小组<关于组织开展工程建设领域突出问题排查工作的意见>的通知》等
核心制度	《<北京市卫生局 2010 年党风廉政建设和反腐败工作任务分工方案>的通知》等

九、工作特征

使用工具/设备	相关办公设备
工作环境	办公室，舒适程度一般
工作时间	正常工作日，比较稳定

十、关键考核指标

备注：	

医疗管理部门

医务处岗位说明书

医务处处长岗位说明书

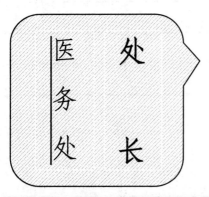

一、岗位基本情况

岗位名称：处长	所属部门：医务处
岗位编号：B-1-001	所属职族：行政管理类
直接上级：医疗副院长	所辖人数（数量）：
直接下级：	

二、岗位职责与权限

岗 位 目 的	在院长、业务院长的领导下，负责协调和指导医院各业务部门的医疗工作，拟定医院医疗工作计划，组织对医疗工作人员进行业绩考核，负责全院医疗工作的开展。

岗位职责与工作内容表述		权限
职责表述： 组织制定医务处的发展规划、工作计划和工作总结。 工作时间百分比：5%		✓ 对医院的建议权 ✓ 本部门计划的决策权和指挥权 ✓ 文件的起草权
工 作 内 容	■ 参与医院发展战略规划的制定； ■ 依据医院整体发展战略，制定医务处的业务发展规划； ■ 制定本处室的年度工作计划，并细化到月度工作计划； ■ 负责处室月度工作计划的组织实施、督促检查； ■ 负责本科室的工作总结，并定期上报。	
职责表述： 负责医务处相关制度的制定和完善。 工作时间百分比：5%		✓ 规章制度的制定权和督促权 ✓ 制度修改和完善权
工 作 内 容	■ 组织制定医务处内部及与工作相关的各项规章制度和各项工作执行流程； ■ 负责各项规章制度的监督执行； ■ 负责相关的各项规章制度的修订、完善工作。	

	职责表述： 　　开展医务处的内部管理工作。 　　　　　工作时间百分比：10%	✓ 工作指导权 ✓ 人员支配权 ✓ 对下属考核权 ✓ 财务开支审批权
工作内容	■ 指导下属制定阶段性工作计划，监督执行，并给予指导； ■ 负责部门内人员选拔、调配、工作安排、业务培训； ■ 负责直接下属的考核、奖惩及绩效奖金的分配； ■ 负责部门内经费预算制定和使用，各类财务开支审批。	
	职责表述： 　　开展医务处的日常业务管理工作。 　　　　　工作时间百分比：30%	
工作内容	■ 定期召集医疗质量控制委员会、医疗事故鉴定委员会、院内感染管理委员会等的会议，反映问题，执行会议决定； ■ 组织重大手术及危重病人的会诊讨论和抢救、上报工作； ■ 组织临时医疗工作，包括人员调动、药品配备等； ■ 深入科室，及时了解和掌握危重病人及特殊病人情况，并加强科室之间的协作； ■ 组织大力开展新的诊疗技术，健全新技术、新疗法的常规及操作规程，发展重点专科，突出中医特色； ■ 协助人力资源处（原人事处）、党院办共同做好医疗技术人员的晋升、奖惩、调配等工作； ■ 负责医疗协助单位的工作联系，负责院外医疗业务来往、会诊及向上级卫生行政部门请示和接待工作。	✓ 会议组织权 ✓ 临时医疗工作的调派权 ✓ 医院代表权 ✓ 资源调度权
	职责表述： 　　组织医疗质量控制和提高的工作。 　　　　　工作时间百分比：10%	
工作内容	■ 组织建立医疗质量控制体系，制定质量标准，研究全面质量管理办法； ■ 组织将质量目标分解到各科室，督促检查目标完成情况，不定期进行环节检查； ■ 组织制定有关质量工作奖惩条例，对出现的质量问题进行整理和分析，完善和修正质量控制标准； ■ 组织检查监控医疗、医技科室的医疗文件书写情况，保证内容齐全、格式规范，准确、全面地反映病情状况； ■ 组织收集、整理、分析质量反馈信息，对全院一线科室工作质量问题进行调查、研究，提出改进方案； ■ 组织、督促各科室进行质量控制和考核，监督、复核并综合评判各科室质量考核结果。	✓ 质控工作的指挥权 ✓ 对各科室的考核权、监督权和检查权
	职责表述： 　　指导监督医疗纠纷的防范与处理。 　　　　　工作时间百分比：10%	✓ 对医疗事故的指挥权和处理权

工作内容	■ 组织制定医疗纠纷防范处理预案和各种应对办法； ■ 组织加强医疗环节控制，提高医务人员医疗缺陷防范意识； ■ 组织对发生的医疗纠纷、医疗事故以及群众来信来电来访反映的问题，进行调查、报告、处理； ■ 组织进行医疗争议定性等工作，包括讨论及申请医疗事故鉴定，并根据有关法律提出处理意见，上报院长批准后实施。	
职责表述： 组织医疗业务人员的培训。 工作时间百分比：10%		✓ 人员培训组织安排权 ✓ 对医务人员学习的审核、评估权
工作内容	■ 协同科研教学办公室，组织选送医疗业务人员外出学习、进修； ■ 组织安排合理调度业务人员的科室轮转； ■ 组织技术人员技术档案的管理工作，对医师的资质每三年审核评估一次。	
职责表述： 负责突发性公共卫生事件的应急处理。 工作时间百分比：10%		✓ 人员调动权 ✓ 应急处理权
工作内容	■ 组织制订突发性公共卫生事件预案； ■ 组建各种应急医疗小组； ■ 临时调集突发事件应急人员，迅速进行应急处理； ■ 负责应急事件总结、汇报工作。	
职责表述： 负责协调本科室与其他科室、单位的工作及信息沟通。 工作时间百分比：5%		✓ 本科室代表权
职责表述： 完成上级交办的其他工作。 工作时间百分比：5%		✓ 执行权

三、负责起草或撰写的文字资料

■ 汇报文件或报告、总结、通知、便笺、备忘录、医院文件、研究报告、医生培训计划、考核方案等

四、财务权限

无财务权限。

五、工作汇报关系

汇报上级岗位	必须向上级主管汇报的事情（口头/书面）
医疗副院长	重要的上级指示、规定（口头或书面）； 突发危急事件或较大患者投诉、纠纷（口头）； 近期医疗工作情况汇报与请示（口头或书面）； 依法行医中存在的问题或隐患及解决意见（口头和书面）； 关于科室、医生奖惩意见的请示，设备审批，医生外出进修、参加学术会议（书面）。

六、工作协作关系

协调对象	密切协调关系的部门
院内	全院的临床科室、医技科室、院领导等
院外	卫生部、中医管理局、法监处等

七、任职资格

教育水平要求：本科及以上学历　　　专业要求：中医、医政管理、医事法律等相关专业

从业资格要求：职称要求副高级及以上

培训经历：医学、医政管理、医事法律等相关培训等

经　　验：10年以上临床工作经验，或5年以上医务管理工作经验

知　　识：具备医疗护理知识，熟悉医院感染管理规范、医疗消毒技术规范，熟练操作办公软件等

能　　力：较强的协调能力和冲突管理能力，良好的人际关系、合作精神、奉献精神和服务精神，一定的监控能力、坚韧性和学习能力等

八、应知法律法规、核心制度

法律法规	《中华人民共和国执业医师法》、《中华人民共和国传染病法》、《中华人民共和国放射性污染防治法》、《放射性同位素与射线装置安全和防护条例》、《中华人民共和国环境影响评价法》、《放射性同位素与射线装置安全许可管理办法》、《中华人民共和国中医药条例》、《中华人民共和国执业医师法》、《中华人民共和国传染病防治法》、《中华人民共和国药品管理法》、《中华人民共和国献血法》、《中华人民共和国职业病防治法》、《重点中医专科管理规定》等
核心制度	《医疗质量管理委员会工作职责》、《临床用血管理委员会工作职责》、《病历质量管理委员会工作职责》、《医学伦理委员会工作职责》、《处方管理办法》、《医疗事故处理条例》、《病历书写基本规范》、《突发公共卫生事件应急条例》、《医师处方权管理制度》、《病历管理规定》、《医师执业管理规定》、《医学证明文件的管理规定》、《手术分级与审批制度》、《"三基"培训制度》、《病案管理制度》、《医师管理基本条例》、《院内会诊制度》、《住院医师培训管理办法》、《三级医师负责制度》、《医疗质量管理方案》、《医疗行为知情同意制度》、《医疗行为报告制度》、《医疗事故争议处理预案》、《医师值班规定》、《医疗损害处置预案》、《交接班制度》、《全员医疗质量与医疗安全培训制度》、《重点病人管理制度》、《防治职业病应急预案》、《门诊检诊》、《分诊制度》、《入院、出院管理制度》、《医院输血不良反应或差错处理程序》、《临床用血管理规定》、《人员紧急替代制度》、《大型医用设备配置与使用管理办法》、《非医疗意外防范预案》、《建设项目职业病危害分类管理办法》、《临床输血技术规范》、《放射工作人员职业健康管理办法》、《手术室管理规定》、《医师外出会诊管理暂行规定》等

九、工作特征

使用工具/设备	计算机、一般办公设备（电话、传真机、打印机、网络设备）、扫描仪、计算器、档案柜等
工作环境	独立办公室，一般的工作环境
工作时间	工作时间不规律，经常加班和出差

十、关键考核指标

备注：	

医务处副处长岗位说明书

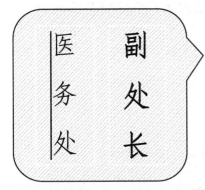

一、岗位基本情况

岗位名称：副处长		所属部门：医务处	
岗位编号：B-1-002		所属职族：行政管理类	
直接上级：处长		所辖人数（数量）：	
直接下级：			

二、岗位职责与权限

岗 位 目 的	在院长、医疗副院长的领导下，协助处长协调和指导医院各业务部门的医疗工作，拟定医院医疗工作计划，组织对医疗工作人员进行行业绩考核，负责全院医疗工作的开展。	
岗位职责与工作内容表述		**权限**
职责表述： 协助处长组织制定医务处的发展规划、工作计划和工作总结。 工作时间百分比：10%		✓ 对医院的建议权 ✓ 文件的起草权
工作内容	■ 参与医院发展战略规划的制定； ■ 依据医院整体发展战略，协助处长制定医务处的业务发展规划； ■ 协助处长负责处室月度工作计划的组织实施、督促检查； ■ 协助处长完成本科室的工作总结，并定期上报。	
职责表述： 协助处长负责医务处相关制度的制定和完善。 工作时间百分比：10%		✓ 规章制度的督促权 ✓ 制度修改和完善权
工作内容	■ 组织制定医务处内部及与工作相关的各项规章制度和各项工作执行流程； ■ 协助处长负责各项规章制度的监督执行； ■ 协助处长负责相关的各项规章制度的修订、完善工作。	
职责表述： 协助处长开展医务处的日常工作。 工作时间百分比：30%		✓ 会议组织权 ✓ 临时医疗工作的调派权 ✓ 医院代表权 ✓ 资源调度
工作内容	■ 协助处长定期召集医疗质量控制委员会、医疗事故鉴定委员会、院内感染管理委员会等的会议，反映问题，执行会议决定； ■ 协助处长组织重大手术及危重病人的会诊讨论和抢救、上报工作； ■ 协助处长组织临时医疗工作，包括人员调动、药品配备等； ■ 深入科室，及时了解和掌握危重病人及特殊病人情况，并加强科	

	室之间的协作； ■ 大力开展新的诊疗技术，健全新技术、新疗法的常规及操作规程，发展重点专科，突出中医特色； ■ 协助人力资源处（原人事处）、党院办共同做好医疗技术人员的晋升、奖惩、调配等工作； ■ 负责医疗协助单位的工作联系，负责院外医疗业务来往、会诊及向上级卫生行政部门请示和接待工作。	权
职责表述： 　　协助处长组织医疗质量控制和提高的工作。 　　　　　　工作时间百分比：10%		
工作内容	■ 协助处长组织建立医疗质量控制体系，制定质量标准，研究全面质量管理办法； ■ 协助处长组织将质量目标分解到各科室，督促检查目标完成情况，不定期进行环节检查； ■ 协助处长组织制定有关质量工作奖惩条例，对出现的质量问题进行整理和分析，完善和修正质量控制标准； ■ 协助处长组织检查监控医疗、医技科室医疗文件书写情况，保证内容齐全、格式规范，准确、全面地反映病情状况； ■ 组织收集、整理、分析质量反馈信息，对全院一线科室工作质量问题进行调查、研究，提出改进方案； ■ 组织、督促各科室进行质量控制和考核，监督、复核并综合评判各科室质量考核结果。	✓ 质控工作的指挥权 ✓ 对各科室的考核权、监督权和检查权
职责表述： 　　协助处长指导监督医疗纠纷的防范与处理。 　　　　　　工作时间百分比：10%		
工作内容	■ 协助处长组织制定医疗纠纷防范处理预案和各种应对办法； ■ 协助处长组织加强医疗环节控制，提高医务人员医疗缺陷防范意识； ■ 协助处长组织对发生的医疗纠纷、医疗事故以及群众来信来电来访反映的问题，进行调查、报告、处理； ■ 协助处长组织进行医疗争议定性等工作，包括讨论及申请医疗事故鉴定，并根据有关法律提出处理意见，上报院长批准后实施。	✓ 对医疗事故的指挥权和处理权
职责表述： 　　协助处长组织医疗业务人员的培训。 　　　　　　工作时间百分比：10%		✓ 人员培训组织安排权
工作内容	■ 协同科研教学办公室，组织选送医疗业务人员外出学习、进修； ■ 协助处长组织安排合理调度业务人员的科室轮转； ■ 协助处长组织技术人员负责技术档案的管理工作，对医师的资质每三年审核评估一次。	✓ 对医务人员学习的审核、评估权

职责表述： 　　协助处长负责突发性公共卫生事件的应急处理。 工作时间百分比：10%		✓ 人员调动权 ✓ 应急处理权
工作内容	■ 协助处长组织制定突发性公共卫生事件预案； ■ 组建各种应急医疗小组； ■ 协助处长临时调集突发事件应急人员，迅速进行应急处理； ■ 负责应急事件总结、汇报工作。	
职责表述： 　　负责协调本科室与其他科室、单位的工作及信息沟通。 工作时间百分比：5%		✓ 本科室代表权
职责表述： 　　完成上级交办的其他工作。 工作时间百分比：5%		✓ 执行权

三、负责起草或撰写的文字资料

■ 汇报文件或报告、总结、通知、便笺、备忘录、医院文件、研究报告等

四、财务权限

无财务权限。

五、工作汇报关系

汇报上级岗位	必须向上级主管汇报的事情（口头/书面）
医务处处长	重要的上级指示、规定（口头或书面）； 突发危急事件或较大患者投诉、纠纷（口头）； 近期医疗工作情况汇报与请示（口头或书面）； 依法行医中存在的问题或隐患及解决意见（口头和书面）； 关于科室、医生奖惩意见的请示，设备审批，医生外出进修、参加学术会议（书面）。

六、工作协作关系

协调对象	密切协调关系的部门
院内	全院的临床科室、医技科室、院领导等
院外	卫生部、中医管理局、法监处等

七、任职资格

教育水平要求：本科及以上学历　　　专业要求：中医、临床医学等相关专业

从业资格要求：副高级职称及以上

培训经历：医学、医政管理、医事法律等相关培训等

经　　验：10年以上临床工作经验，或5年以上医务管理工作经验

知　　识：熟悉临床知识，精通医疗管理知识，熟悉计算机等办公设备的应用知识，熟悉本专业的外语知识等

能　　力：	较强的协调能力和冲突管理能力，良好的合作精神、奉献精神和服务精神，一定的监控能力、坚韧性和学习能力等

八、应知法律法规、核心制度

法律法规	《中华人民共和国执业医师法》、《中华人民共和国传染病法》、《中华人民共和国放射性污染防治法》、《放射性同位素与射线装置安全和防护条例》、《中华人民共和国环境影响评价法》、《放射性同位素与射线装置安全许可管理办法》、《中华人民共和国中医药条例》、《中华人民共和国执业医师法》、《中华人民共和国传染病防治法》、《中华人民共和国药品管理法》、《中华人民共和国献血法》、《中华人民共和国职业病防治法》、《重点中医专科管理规定》等
核心制度	《医疗质量管理委员会工作职责》、《临床用血管理委员会工作职责》、《病历质量管理委员会工作职责》、《医学伦理委员会工作职责》、《处方管理办法》、《医疗事故处理条例》、《病历书写基本规范》、《突发公共卫生事件应急条例》、《医师处方权管理制度》、《病历管理规定》、《医师执业管理规定》、《医学证明文件的管理规定》、《手术分级与审批制度》、《"三基"培训制度》、《病案管理制度》、《医师管理基本条例》、《院内会诊制度》、《住院医师培训管理办法》、《三级医师负责制度》、《医疗质量管理方案》、《医疗行为知情同意制度》、《医疗行为报告制度》、《医疗事故争议处理预案》、《医师值班规定》、《医疗损害处置预案》、《交接班制度》、《全员医疗质量与医疗安全培训制度》、《重点病人管理制度》、《防治职业病应急预案》、《门诊检诊》、《分诊制度》、《入院、出院管理制度》、《医院输血不良反应或差错处理程序》、《临床用血管理规定》、《人员紧急替代制度》、《大型医用设备配置与使用管理办法》、《非医疗意外防范预案》、《建设项目职业病危害分类管理办法》、《临床输血技术规范》、《放射工作人员职业健康管理办法》、《手术室管理规定》、《医师外出会诊管理暂行规定》等

九、工作特征

使用工具/设备	计算机、一般办公设备（电话、传真机、打印机、网络设备）、扫描仪、计算器、档案柜等
工作环境	一般的办公环境
工作时间	工作时间不规律，经常加班和出差

十、关键考核指标

备注：	

门诊办主任岗位说明书

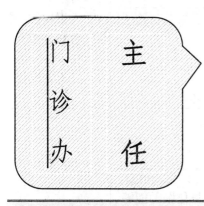

一、岗位基本情况

岗位名称：主任	所属部门：门诊办
岗位编号：B-1-YF-MZB-001	所属职族：行政管理类
直接上级：医务处处长	所辖人数（数量）：
直接下级：科员	

二、岗位职责与权限

岗位目的	在医务处处长领导下，做好门诊办的医疗、护理等行政管理工作。	

岗位职责与工作内容表述	权限
职责表述： 负责制定门诊办的管理制度和工作计划。 <div align="center">工作时间百分比：10%</div>	✓ 本部门计划的决策权和指挥权
工作内容 ■ 组织制定门诊办内部及与工作相关的各项规章制度和各项工作执行流程，并监督实施； ■ 依据医院发展战略规划，制定本处室的年度工作计划，并细化到月度工作计划； ■ 负责处室工作计划的组织实施、督促检查，并定期总结上报。	✓ 文件的起草权 ✓ 规章制度的制定权和督促权 ✓ 制度修改和完善权
职责表述： 负责门诊工作管理体系的建设和维护。 <div align="center">工作时间百分比：20%</div>	
工作内容 ■ 调查门诊的现状，确立医院门诊发展方向，制定医院门诊发展规划； ■ 研究拟定医院门诊管理的制度并贯彻落实； ■ 分析研究医院门诊管理模式的缺陷并优化改进； ■ 开展特色专科、专病、专家门诊的建设与宣传； ■ 优化门诊就诊流程，塑造门诊窗口形象； ■ 建立和完善各种检查与监督机制和处罚措施，并贯彻落实； ■ 接待和处理门诊病人的投诉或医疗纠纷，解决门诊一般性争议。	✓ 规划的决策权和指挥权 ✓ 投诉的处理权和裁判权

职责表述： 　　负责门诊办的内部管理工作。 　　　　　　工作时间百分比：20%		✓ 指导权和监督权
工作内容	■ 指导下属制定阶段性工作计划，监督执行，对其日常工作给予指导； ■ 负责直接下属的选拔、调配、工作安排、业务培训； ■ 负责直接下属的考核、奖惩及绩效奖金的分配； ■ 负责部门内经费预算的制定和使用，以及各类财务开支审批。	✓ 人事权 ✓ 考核、奖惩权 ✓ 开支审批权
职责表述： 　　负责门诊办的日常工作。 　　　　　　工作时间百分比：40%		
工作内容	■ 负责门诊的开诊停诊的管理工作，及时发布医师出诊、停诊信息； ■ 全院医师出诊信息基础号表的日常维护，以方便每位医师能够顺利出诊； ■ 统计专家出勤及专家门诊工作量，检查专家门诊工作情况； ■ 组织门诊工作人员做好卫生宣教、清洁卫生、消毒隔离、疫情报告工作； ■ 负责检查门诊各科室日常工作； ■ 定期抽查门诊处罚、病例质量； ■ 对门诊工作进行小结、分析、评价； ■ 填写门诊工作日常本、专家工作质量分析本； ■ 负责院办、外院来的入职驾驶员的体检工作； ■ 麻醉药品的审核，诊断证明的审核。	✓ 对门诊各科室的检查权 ✓ 全院医师的代表权 ✓ 审核权
职责表述： 　　负责协调本科室与其他科室、单位的工作及信息沟通。 　　　　　　工作时间百分比：5%		✓ 科室代表权
职责表述： 　　完成上级交办的其他工作。 　　　　　　工作时间百分比：5%		✓ 执行权

三、负责起草或撰写的文字资料

■ 通知、便笺、备忘录、汇报文件或报告、总结等

四、财务权限

无财务权限。

五、工作汇报关系

汇报上级岗位	必须向上级主管汇报的事情（口头/书面）
医务处处长	重要的上级指示、规定（口头或书面）； 突发危急事件或较大患者投诉、纠纷（口头）； 近期医疗工作情况汇报与请示（口头或书面）； 依法行医中存在的问题或隐患及解决意见（口头和书面）；

关于科室、医生奖惩意见的请示，设备审批，医生外出进修、参加学术会议（书面）。

六、工作协作关系

协调对象	密切协调关系的部门
院内	各临床、医技科室、药学部、计财处等
院外	卫生部、中药管理局、其他医院相关部门等

七、任职资格

教育水平要求：本科及以上学历　　　　专业要求：临床医学等相关专业

从业资格要求：主任医师职称、医师资格证

培训经历：医学新技术、新方法、人力资源管理、病历质量管理、传染病相关法律、GCP规范、卫生管理等

经　　验：15年以上的临床工作经验，10年以上医务管理经验

知　　识：精通医疗护理和临床操作知识，掌握卫生管理知识，精通本专业的外语知识，掌握计算机办公软件应用等

能　　力：较强的沟通能力、协调能力和冲突管理能力，良好的坚韧性、合作精神和服务精神，一定的学习能力和计划能力等

八、应知法律法规、核心制度

法律法规	《中华人民共和国执业医师法》、《中华人民共和国中医药条例》、《中医、中西医结合病的书写基本规范》、《综合医院建设标准》、《医院管理评价指南》、《中华人民共和国药品管理法》、《中华人民共和国传染病防治法》、《医疗机构管理条例》、《医疗事故处理条例》、《麻醉药品管理办法》、《突发公共卫生事件应急条例》、《处方管理办法》、《病历书写基本规范》、《医师外出会诊管理暂行规定》、《医院感染管理办法》、《医院消毒隔离办法》、《医疗卫生机构医疗废物管理办法》、《医疗机构临床用血管理办法》、《重大医疗过失行为和医疗事故报告制度的规定》、《抗菌药物临床应用指导原则》、《中华人民共和国母婴保护法》等
核心制度	《首诊负责制度》、《门诊医生工作规程》、《维护病人及家属权利工作规划》、《门诊办主任岗位职责》、《三级查房制度》、《疑难/危重病例讨论制度》、《会诊制度》、《危重病人抢救制度》、《死亡病例讨论制度》、《查对制度》、《病历书写基本规范与管理制度》、《值班/交接班制度》、《输血审核制度》、《血液制品管理条例》、《医疗纠纷管理条例》、《安全医疗警讯事件报告制度》等

九、工作特征

使用工具/设备	计算机、一般办公设备（电话、网络设备）、计算器、档案柜等

工作环境	一般办公环境
工作时间	工作时间比较规律，偶尔加班

十、关键考核指标

备注:	

医患办主任岗位说明书

一、岗位基本情况

医患办主任

岗位名称：主任	所属部门：医患办
岗位编号：B-1-YF-YHB-001	所属职族：行政管理类
直接上级：医务处处长	所辖人数（数量）：
直接下级：科员	

二、岗位职责与权限

岗位目的	在医务处处长的领导下，维护好医患关系，解决医患纠纷等行政管理工作。

岗位职责与工作内容表述	权限
职责表述： 负责制定医患办的管理制度和工作计划。 工作时间百分比：10%	✓ 本部门计划的决策权和指挥权
工作内容 ■ 组织制定医患办内部及与工作相关的各项规章制度和各项工作执行流程，并监督实施； ■ 依据医院发展战略规划，制定本处室的年度工作计划，并细化到月度工作计划； ■ 负责处室工作计划的组织实施、督促检查，并定期总结上报。	✓ 文件的起草权 ✓ 规章制度的制定权和督促权 ✓ 制度修改和完善权
职责表述： 负责医患关系管理体系的建设和维护。 工作时间百分比：20%	✓ 规划的决策权和指挥权
工作内容 ■ 调查医院的现状，并根据收集的资料制定医院发展规划； ■ 研究拟定医院医患关系管理的制度并贯彻落实； ■ 分析研究医院医患关系管理模式的缺陷并优化改进； ■ 建立和完善各种检查与监督机制和处罚措施，并贯彻落实。	✓ 投诉的处理权和裁判权
职责表述： 负责内部管理工作。 工作时间百分比：20%	✓ 指导权和监督权
工作内容 ■ 指导下属制定阶段性工作计划，监督执行，对其日常工作给予指导； ■ 负责直接下属的选拔、调配、工作安排、业务培训； ■ 负责直接下属的考核、奖惩及绩效奖金的分配； ■ 负责部门内经费预算的制定和使用，以及各类财务开支审批。	✓ 人事权 ✓ 考核、奖惩权 ✓ 开支审批权

	职责表述：	
	负责医患办的日常工作。	
	工作时间百分比：40%	
工作内容	■ 负责接待和处理门诊病人的投诉或医疗纠纷，解决门诊一般性争议，如情节严重，及时向上级汇报； ■ 全面负责处理医患纠纷，并书写处理报告； ■ 负责法院诉讼应诉工作，并书写答辩状、法院辩护； ■ 负责医疗事故鉴定和司法鉴定，并及时上报院领导； ■ 负责组织医院的法律宣传、法律培训，普及法律知识，提高全院的自我保护意识。	✓ 处理权 ✓ 代表权
	职责表述：	
	负责协调本科室与其他科室、单位的工作及信息沟通。	✓ 科室代表权
	工作时间百分比：5%	
	职责表述：	
	完成上级交办的其他工作。	✓ 执行权
	工作时间百分比：5%	

三、负责起草或撰写的文字资料

■ 通知、便笺、备忘录、汇报文件或报告、总结等

四、财务权限

当涉及_____元以上的费用支出或投资决定时，必须向上级主管申请批准。

五、工作汇报关系

汇报上级岗位	必须向上级主管汇报的事情（口头/书面）
医务处处长	重大医疗纠纷的处理原则（口头）； 医疗纠纷的处理过程（书面）； 近期医疗工作情况汇报与请示（口头或书面）； 每月医疗纠纷的汇总报告（口头和书面）； 关于科室、医生奖惩意见的请示，设备审批，医生外出进修、参加学术会议（书面）。

六、工作协作关系

协调对象	密切协调关系的部门
院内	各临床、医技科室，药学部，计财处等
院外	卫生部、中药管理局、其他医院相关部门等

七、任职资格

教育水平要求：本科及以上学历　　　　专业要求：医事法学等相关专业

从业资格要求：	中级职称及以上、医师资格证
培训经历：	医学新技术、新方法、医疗纠纷的相关法律法规、卫生管理等
经　　验：	15年以上的临床工作经验，10年以上医务管理经验
知　　识：	精通医疗护理和临床操作知识，掌握卫生管理知识，精通本专业的外语知识，掌握计算机办公软件应用等
能　　力：	较强的沟通能力、协调能力和冲突管理能力，良好的坚韧性、合作精神和服务精神，一定的学习能力和计划能力等

八、应知法律法规、核心制度

法律法规	《中华人民共和国执业医师法》、《中华人民共和国中医药条例》、《中医、中西医结合病的书写基本规范》、《综合医院建设标准》、《医院管理评价指南》、《中华人民共和国药品管理法》、《中华人民共和国传染病防治法》、《医疗机构管理条例》、《医疗事故处理条例》、《麻醉药品管理办法》、《突发公共卫生事件应急条例》、《处方管理办法》、《病历书写基本规范》、《医师外出会诊管理暂行规定》、《医院感染管理办法》、《医院消毒隔离办法》、《医疗卫生机构医疗废物管理办法》、《医疗机构临床用血管理办法》、《重大医疗过失行为和医疗事故报告制度的规定》、《抗菌药物临床应用指导原则》、《中华人民共和国侵权责任法》等
核心制度	《首诊负责制度》、《门诊医生工作规程》、《维护病人及家属权利工作规划》、《医患办主任岗位职责》、《三级查房制度》、《疑难/危重病例讨论制度》、《会诊制度》、《危重病人抢救制度》、《死亡病例讨论制度》、《查对制度》、《病历书写基本规范与管理制度》、《值班/交接班制度》、《输血审核制度》、《血液制品管理条例》、《医疗纠纷管理条例》、《安全医疗警讯事件报告制度》等

九、工作特征

使用工具/设备	计算机、一般办公设备（电话、网络设备）、计算器、档案柜等
工作环境	一般办公环境
工作时间	工作时间比较规律，偶尔加班

十、关键考核指标

备注：	

感染办主任岗位说明书

感染办主任

一、岗位基本情况

岗位名称：主任	所属部门：感染办
岗位编号：B-1-YF-GRB-001	所属职族：行政管理类
直接上级：医务处处长	所辖人数（数量）：
直接下级：科员	

二、岗位职责与权限

岗位目的	在医务处处长的领导下，负责感染办的行政、业务领导工作。

岗位职责与工作内容表述		权限
职责表述： 负责制定感染办的管理制度和工作计划。 工作时间百分比：10%		✓ 本部门计划的决策权和指挥权
工作内容	■ 组织制定感染办内部及与工作相关的各项规章制度和各项工作执行流程，并监督实施； ■ 依据医院发展战略规划，制定本处室的年度工作计划，并细化到月度工作计划； ■ 负责处室工作计划的组织实施、督促检查，并定期总结上报。	✓ 文件的起草权 ✓ 规章制度的制定权和督促权 ✓ 制度修改和完善权
职责表述： 负责感染控制体系的建设和维护。 工作时间百分比：20%		✓ 规划的决策权
工作内容	■ 根据有关医院感染管理的法规、标准，拟定全院医院感染控制规划、卫生学标准； ■ 负责主持制定医院及各科室医院感染管理规则，经上级审定后，组织实施、监督和评价； ■ 对医院发生的医院感染流行、暴发进行调查分析，提出控制措施，并组织实施，向上级部门汇报； ■ 参与药事管理委员会关于抗感染药物应用的管理，协助拟定合理用药的规则制定，并参与监督实施； ■ 及时向主管领导上报医院感染控制的动态，监督指导医院各部门、各科室医院感染管理规章制度的执行。	✓ 对各科室的监督权和指导权 ✓ 感染管理的建议权

	职责表述： 负责内部管理工作。 <div align="center">工作时间百分比：20%</div>	✓ 指导权和监督权
工作内容	■ 指导下属制定阶段性工作计划，监督执行，对其日常工作给予指导； ■ 负责直接下属的选拔、调配、工作安排、业务培训； ■ 负责直接下属的考核、奖惩及绩效奖金的分配； ■ 负责部门内经费预算的制定和使用，以及各类财务开支审批。	✓ 人事权 ✓ 考核、奖惩权 ✓ 开支审批权

	职责表述： 负责感染办的日常工作。 <div align="center">工作时间百分比：40%</div>	
工作内容	■ 全面负责监测、监管医疗各科室，以及监控医院的重点科室； ■ 负责医院感染发病情况的检测，定期对医院环境的卫生消毒、灭菌效果进行监督、监测； ■ 及时汇总、分析检测结果，发现问题及时与职能部门和临床科室沟通，制定控制措施，并督导实施； ■ 参加卫生局、CDC 的会议、培训，贯彻落实上级下达的卫生工作； ■ 负责组织全院各级各类人员预防、控制医院感染知识与技能的学习培训，并组织考核； ■ 协助教办和医务处对临床实习生和进修医师进行传染病知识的培训； ■ 对购入消毒药械、一次性使用医疗卫生用品进行审核，对其储存、使用及用后处理进行监督，并监控医疗各科抗生素的使用。	✓ 对各科室的检测权和监控权 ✓ 医院代表权 ✓ 考核权 ✓ 感染管理的指挥权

职责表述： 负责协调本科室与其他科室、单位的工作及信息沟通。 <div align="center">工作时间百分比：5%</div>	✓ 科室代表权
职责表述： 完成上级交办的其他工作。 <div align="center">工作时间百分比：5%</div>	✓ 执行权

三、负责起草或撰写的文字资料

■ 通知、便笺、备忘录、汇报文件或报告、总结等

四、财务权限

无财务权限。

五、工作汇报关系

汇报上级岗位	必须向上级主管汇报的事情（口头/书面）

医务处处长	重要的上级指示、规定（口头或书面）； 突发危急事件（口头）； 近期医疗工作情况汇报与请示（口头或书面）； 依法行医中存在的问题或隐患及解决意见（口头和书面）； 关于科室、医生奖惩意见的请示，设备审批，医生外出进修、参加学术会议（书面）。

六、工作协作关系

协调对象	密切协调关系的部门
院内	各临床、医技科室，医务处，药学部，计财处等
院外	卫生局、中药管理局、CDC、其他医院相关部门等

七、任职资格

教育水平要求：本科及以上学历　　　　　　专业要求：医学、医政管理等相关专业

从业资格要求：主任医师职称、医师资格证、医师执业证

培训经历：卫生行政部门指定的医院感染管理培训单位的培训，取得《医院感染管理专业岗位培训证书》等

经　　验：15年以上传染病临床工作经验，10年以上医务管理经验

知　　识：精通传染病的诊断、鉴别诊断、治疗和临床操作知识，掌握卫生管理知识，精通本专业的外语知识，掌握计算机办公软件应用等

能　　力：较强的计划能力和冲突管理能力，良好的坚韧性、组织能力和协调能力，一定的教学能力和管理能力等

八、应知法律法规、核心制度

法律法规	《中华人民共和国传染病防治法》、《中华人民共和国中医药条例》、《突发公共卫生事件与传染病疫情检测信息报告管理办法》、《医疗废物管理国家法规与标准》、《结核病防治管理办法》、《医院管理评价指南》、《中华人民共和国药品管理法》、《中华人民共和国传染病防治法》、《医疗机构管理条例》、《医疗事故处理条例》、《麻醉药品管理办法》、《突发公共卫生事件应急条例》、《处方管理办法》、《病历书写基本规范》、《医师外出会诊管理暂行规定》、《医院感染管理办法》、《医院消毒隔离办法》、《医疗机构临床用血管理办法》、《重大医疗过失行为和医疗事故报告制度的规定》、《抗菌药物临床应用指导原则》等
核心制度	《医院感染管理规范》、《医院感染管制手册》、《医院感染预防与控制实用指南》、《消毒技术规范》、《医院感染诊断标准》、《医院感染综合性监测规程》、《疑难/危重病例讨论制度》、《会诊制度》、《危重病人抢救制度》、《死亡病例讨论制度》、《查对制度》、《病历书写基本规范与管理制度》、《值班/交接班制度》、《输血审核制度》、《血液制品管理条例》、《医疗纠纷管理条例》、《安全医疗警讯事件报告制度》等

九、工作特征	
使用工具/设备	计算机、一般办公设备（电话、网络设备）、计算器、档案柜等
工作环境	一般办公环境
工作时间	工作时间比较规律，偶尔加班

十、关键考核指标	
备注：	

感染办病例统计科员

<table>
<tr><td rowspan="4">感
染
办 ｜ 病
例
统
计
员</td><td colspan="2">一、岗位基本情况</td></tr>
<tr><td>岗位名称：病例统计员</td><td>所属部门：感染办</td></tr>
<tr><td>岗位编号：B-1-YF-GRB-003</td><td>所属职族：行政管理类</td></tr>
<tr><td>直接上级：感染办主任</td><td>所辖人数（数量）：</td></tr>
</table>

直接下级：

二、岗位职责与权限

岗 位 目 的	在主任的领导下，负责感染办的病例统计工作。

岗位职责与工作内容表述		权限
职责表述： 　　协助主任负责制定感染办的管理制度和工作计划。 <div align="center">工作时间百分比：20%</div>		
工 作 内 容	■ 协助主任组织制定感染办内部及与工作相关的各项规章制度和各项工作执行流程，并监督实施； ■ 依据医院发展战略规划，协助主任制定本处室的年度工作计划，并细化到月度工作计划； ■ 协助主任负责处室工作计划的组织实施、督促检查，并定期总结上报	✓ 建议权 ✓ 监督权
职责表述： 　　协助主任建设和维护感染控制体系。 <div align="center">工作时间百分比：20%</div>		
工 作 内 容	■ 根据有关医院感染管理的法规、标准，拟定全院医院感染控制规划、卫生学标准； ■ 协助主任制定医院及各科室医院感染管理规则，经上级审定后，组织实施、监督和评价； ■ 协助主任对医院发生的医院感染流行、暴发进行调查分析，提出控制措施，并组织实施，向上级部门汇报； ■ 参与药事管理委员会关于抗感染药物应用的管理，协助拟定合理用药的规则，并参与监督实施； ■ 及时向主管领导上报医院感染控制的动态，监督指导医院各部门、各科室医院感染管理规章制度的执行。	✓ 规划的建议权 ✓ 对各科室的监督权和指导权 ✓ 感染管理的建议权

职责表述： 负责医院感染病例统计工作。 工作时间百分比：20%		
工 作 内 容	■ 负责全院各科室的医疗感染病例的查询、登记,并整理汇总上报; ■ 查看病例,登记病人应用的抗生素,区分应用原因,按院内感染、院外感染、预防用药等逐条登记备案; ■ 进行合理使用抗菌药物的管理和监督,对抗菌药物的使用进行临床和病例调查统计; ■ 负责指导临床科室对医院感染、多重耐药感染等特殊感染病例的临床诊断和治疗; ■ 负责临床医院感染病例和耐药感染的会诊和查房; ■ 参加感染危重病人的临床会诊,必要时作感染超前监测; ■ 掌握医院内常见病原微生物抗拒药物的耐药情况,向药事管理委员会提供信息,并提出医院内抗菌药物合理使用的管理措施; ■ 发现医院感染流行时,进行流行病学调查,协助各科室建立控制流行的方案。	✓ 统计权 ✓ 对各科室的监督权和检查权 ✓ 医院代表权
职责表述： 负责医院的消毒隔离有关工作。 工作时间百分比：20%		
工 作 内 容	■ 建立和管理各科室的消毒隔离措施; ■ 巡视各科室的消毒隔离工作,监督、检查消毒工作和医疗人员的着装防护是否达标; ■ 负责预防控制医院感染和传染病的消毒隔离知识及技能的教育、培训工作; ■ 统计、追踪员工意外职业伤害和感染暴露情况,追查暴露原因,向上级提出预防及整改建议。	✓ 监督权 ✓ 检查权
职责表述： 负责协调本科室与其他科室、单位的工作及信息沟通。 工作时间百分比：10%		✓ 科室代表权
职责表述： 完成上级交办的其他工作。 工作时间百分比：10%		✓ 执行权

三、负责起草或撰写的文字资料

■ 通知、便笺、备忘录、汇报文件或报告、总结等

四、财务权限

无财务权限。

五、工作汇报关系

汇报上级岗位	必须向上级主管汇报的事情（口头/书面）

感染办主任	重要的上级指示、规定（口头或书面）； 突发危急事件（口头）； 近期医疗工作情况汇报与请示（口头或书面）； 依法行医中存在的问题或隐患及解决意见（口头和书面）。

六、工作协作关系

协调对象	密切协调关系的部门
院内	各临床、医技科室，医务处，药学部，计财处等
院外	国家、市、区等各级卫生行政部门，卫生监督所，疾病控制中心，医院感染管理质控和改进中心等

七、任职资格

教育水平要求：本科及以上学历　　　　　　专业要求：临床医学、医学管理等相关专业

从业资格要求：主管检验师、主治医师及以上职称，医师资格证

培训经历：临床医学、医院感染、消毒隔离、检验、医学管理、人力资源管理知识培训等

经　　　验：5年以上临床工作经验，2年以上相关工作经验

知　　　识：熟悉传染病临床知识、抗感染药物知识、微生物学知识、医院感染知识、检验知识，精通医学管理知识，熟悉计算机等办公设备的应用知识等

能　　　力：较强的计划能力和冲突管理能力，良好的坚韧性、组织能力和协调能力，一定的教学能力和管理能力等

八、应知法律法规、核心制度

法律法规	《中华人民共和国传染病防治法》、《中华人民共和国中医药条例》、《突发公共卫生事件与传染病疫情检测信息报告管理办法》、《医疗废物管理国家法规与标准》、《结核病防治管理办法》、《医院管理评价指南》、《中华人民共和国药品管理法》、《中华人民共和国传染病防治法》、《医疗机构管理条例》、《医疗事故处理条例》、《麻醉药品管理办法》、《突发公共卫生事件应急条例》、《处方管理办法》、《病历书写基本规范》、《医师外出会诊管理暂行规定》、《医院感染管理办法》、《医院消毒隔离办法》、《医疗机构临床用血管理办法》、《重大医疗过失行为和医疗事故报告制度的规定》、《抗菌药物临床应用指导原则》等
核心制度	《医院感染管理规范》、《医院感染管制手册》、《医院感染预防与控制实用指南》、《消毒技术规范》、《医院感染诊断标准》、《医院感染综合性监测规程》、《疑难/危重病例讨论制度》、《会诊制度》、《危重病人抢救制度》、《死亡病例讨论制度》、《查对制度》、《病历书写基本规范与管理制度》、《值班/交接班制度》、《输血审核制度》、《血液制品管理条例》、《医疗纠纷管理条例》、《安全医疗警讯事件报告制度》等

九、工作特征

使用工具/设备	计算机、一般办公设备（电话、网络设备）、计算器、档案柜等
工作环境	一般办公环境
工作时间	工作时间比较规律，偶尔加班

十、关键考核指标

备注：	

感染办系统检测员岗位说明书

感染办	系统检测员	**一、岗位基本情况**	
		岗位名称：系统检测员	所属部门：感染办
		岗位编号：B-1-YF-GRB-004	所属职族：行政管理类
		直接上级：感染办主任	所辖人数（数量）：
		直接下级：	

二、岗位职责与权限

岗 位 目 的	在主任的领导下，负责感染办的系统检测工作。	
岗位职责与工作内容表述		**权限**
职责表述： 协助主任负责制定感染办的管理制度和工作计划。 工作时间百分比：20%		
工作内容	■ 协助主任组织制定感染办内部及与工作相关的各项规章制度和各项工作执行流程，并监督实施； ■ 依据医院发展战略规划，协助主任制定本处室的年度工作计划，并细化到月度工作计划； ■ 协助主任负责处室工作计划的组织实施、督促检查，并定期总结上报。	✓ 建议权 ✓ 监督权
职责表述： 协助主任建设和维护感染控制体系。 工作时间百分比：20%		
工作内容	■ 根据有关医院感染管理的法规、标准，拟定全院医院感染控制规划、卫生学标准； ■ 协助主任制定医院及各科室医院感染管理规则，经上级审定后，组织实施、监督和评价； ■ 协助主任对医院发生的医院感染流行、暴发进行调查分析，提出控制措施，组织实施，并向上级部门汇报； ■ 参与药事管理委员会关于抗感染药物应用的管理，协助拟定合理用药的规则，并参与监督实施； ■ 及时向主管领导上报医院感染控制的动态，监督指导医院各部门、各科室医院感染管理规章制度的执行。	✓ 规划的建议权 ✓ 对各科室的监督权和指导权 ✓ 感染管理的建议权

	职责表述： 负责医院系统的监测、核查工作。 工作时间百分比：20%	
工 作 内 容	■ 监测医院流行菌和有关耐药菌群，汇总细菌药敏单； ■ 监测局部单位的多发病例及特殊感染的感染病例，及时分析上报； ■ 核查、保存经审查的院内感染病历、报表； ■ 负责医院感染管理委员会的准备工作，定期向全院公布本医院感染检测结果和控制效果； ■ 根据医院感染管理需要设计各种表格，并整理汇总资料进行统计分析； ■ 负责预防控制医院感染和传染病的消毒隔离知识及技能的教育、培训工作； ■ 对购入消毒药械、一次性使用医疗、卫生用品进行审核，对其储存、使用及使用后处理进行监督。	✓ 指导权和监督权 ✓ 人事权 ✓ 考核、奖惩权 ✓ 开支审批权
	职责表述： 负责资料的整理工作。 工作时间百分比：20%	
工 作 内 容	■ 负责月报表工作，包括各区感染发病率、漏报率、微生物及药敏结果，反馈临床科室； ■ 负责季度报表工作，通报各科标本送检率、预防用药率、抗生素应用率及时间、联合用药情况，提出问题反馈临床科室，并上报院领导； ■ 负责半年报表工作，通报全院院内细菌的流行、耐药情况、MRSA、MRSE、MRCNS、VRE情况，反馈临床科室，并向药房提供抗生素有关情况； ■ 负责年终总体医院感染质控分析； ■ 负责特殊情况的书面分析、上报工作。	✓ 汇总权 ✓ 上报权
	职责表述： 负责协调本科室与其他科室、单位的工作及信息沟通。 工作时间百分比：10%	✓ 科室代表权
	职责表述： 完成上级交办的其他工作。 工作时间百分比：10%	✓ 执行权

三、负责起草或撰写的文字资料

■ 通知、便笺、备忘录、汇报文件或报告、总结等

四、财务权限

无财务权限。

五、工作汇报关系

汇报上级岗位	必须向上级主管汇报的事情（口头/书面）
感染办主任	重要的上级指示、规定（口头或书面）； 突发危急事件（口头）； 近期医疗工作情况汇报与请示（口头或书面）； 依法行医中存在的问题或隐患及解决意见（口头和书面）。

六、工作协作关系

协调对象	密切协调关系的部门
院内	各临床、医技科室，医务处，药学部，计财处等
院外	国家、市、区等各级卫生行政部门，卫生监督所，疾病控制中心，医院感染管理质控和改进中心等

七、任职资格

教育水平要求：本科及以上学历　　　　专业要求：临床医学、医政管理等相关专业

从业资格要求：主管检验师、主治医师及以上职称、医师资格证

培训经历：临床医学、医院感染、消毒隔离、检验、医学管理、人力资源管理知识培训等

经　　　验：5年以上临床工作经验，2年以上相关经验

知　　　识：精通传染病的诊断、鉴别诊断、治疗和临床操作知识，掌握卫生管理知识，精通本专业的外语知识，掌握计算机办公软件应用等

能　　　力：较强的计划能力和冲突管理能力，良好的坚韧性、组织能力和协调能力，一定的教学能力和管理能力等

八、应知法律法规、核心制度

法律法规	《中华人民共和国传染病防治法》、《中华人民共和国中医药条例》、《突发公共卫生事件与传染病疫情检测信息报告管理办法》、《医疗废物管理国家法规与标准》、《结核病防治管理办法》、《医院管理评价指南》、《中华人民共和国药品管理法》、《中华人民共和国传染病防治法》、《医疗机构管理条例》、《医疗事故处理条例》、《麻醉药品管理办法》、《突发公共卫生事件应急条例》、《处方管理办法》、《病历书写基本规范》、《医师外出会诊管理暂行规定》、《医院感染管理办法》、《医院消毒隔离办法》、《医疗机构临床用血管理办法》、《重大医疗过失行为和医疗事故报告制度的规定》、《抗菌药物临床应用指导原则》等

| 核心制度 | 《医院感染管理规范》、《医院感染管制手册》、《医院感染预防与控制实用指南》、《消毒技术规范》、《医院感染诊断标准》、《医院感染综合性监测规程》、《疑难/危重病例讨论制度》、《会诊制度》、《危重病人抢救制度》、《死亡病例讨论制度》、《查对制度》、《病历书写基本规范与管理制度》、《值班/交接班制度》、《输血审核制度》、《血液制品管理条例》、《医疗纠纷管理条例》、《安全医疗警讯事件报告制度》等 |

九、工作特征

使用工具/设备	计算机、一般办公设备（电话、网络设备）、计算器、档案柜等
工作环境	一般办公环境
工作时间	工作时间比较规律，偶尔加班

十、关键考核指标

备注：	

病案室岗位说明书

病案室主任岗位说明书

病案室主任

一、岗位基本情况

岗位名称：科主任	所属部门：病案室
岗位编号：B-1-YF-BAS-01	所属职族：行政后勤中层管理人员
直接上级：主管副院长	所辖人数（数量）：
直接下级：科员	

二、岗位职责与权限

岗位目的	在主管副院长的领导下，带领病案室全体医护人员积极开展终末病历、住院病案和门诊病案的提取、回收、整理和保管工作，保证医、教、研的顺利进行。

岗位职责与工作内容表述	权限
职责表述： 参与制定医院发展计划，并据此制定科室年度、季度、月度计划和目标。 工作时间百分比：10%	
工作内容 ■ 参与制定医院发展战略，立足科室发展和医院整体蓝图，提供准确的决策信息； ■ 按时出席医院例会，积极参与会议议程，执行会议决策，传达会议精神； ■ 收集科室成员意见，参与目标责任书、绩效考核标准的制定，并负责向科室成员宣导和沟通； ■ 负责监控计划情况，定期反馈，并进行总结。	✓ 计划制定权 ✓ 战略参与权 ✓ 监督反馈权
职责表述： 负责科室管理制度和工作规范的建立和执行。 工作时间百分比：10%	
工作内容 ■ 在医院管理规范的指导下，制定科室工作流程、作业规范、质量标准等； ■ 落实人力资源处（原人事处）制定的人员考核指标和标准，制定科室人力资源管理制度； ■ 监督制度实施情况，严格把关； ■ 根据制度执行情况，定期修改和更新制度规范。	✓ 制度制定权 ✓ 监督权 ✓ 制度修订权

	职责表述： 按照任务要求和质量标准，组织本科室人员开展病案管理工作。 工作时间百分比：60%	✓ 质量监控权 ✓ 病案室工作的监督检查权 ✓ 组织实施权
工作内容	■ 督导病案管理员对全院出院病历的收集、整理、分类、归档、保管、入库、复印、借阅； ■ 严格执行病案交接和借阅制度，杜绝病案丢失，保证病案的供应； ■ 监督做好病案室的卫生安全以及防火防盗工作，保持室内通风、干燥，保证病案完好无损； ■ 负责制定病历质量评价标准，对终末病历质量进行评价、分析； ■ 按照国家中医药管理局的要求，做好我院医疗质量监测工作，按时向上级部门汇报病历检查结果； ■ 按照国际疾病分类的要求，对出院病历疾病进行分类、编码。	
	职责表述： 与边际科室、医院内外相关部门进行沟通协调，展开充分合作。 工作时间百分比：10%	✓ 决策权 ✓ 接待权 ✓ 工作协调权
工作内容	■ 每半（全）年填报北京市中医局医疗质量培训上报表； ■ 就病历中出现的问题与科主任、医生进行沟通； ■ 督促检查各岗位工作进行情况； ■ 协调和相关科处室之间的关系。	
	职责表述： 完成领导交办的其他事项。 工作时间百分比：10%	✓ 决策权 ✓ 管理权 ✓ 人员调度权

三、负责起草或撰写的文字资料

■ 通知、便笺、备忘录、简报、信函、汇报文件或报告、总结、医院文件、研究报告等

四、财务权限

无财务权限。

五、工作汇报关系

汇报上级岗位	必须向上级主管汇报的事情（口头/书面）
主管副院长	每月病历质量（书面）； 医疗质量监测情况（书面）； 死亡报卡的填写、上报情况（书面）。

六、工作协作关系

协调对象	密切协调关系的部门
院内	信息中心、临床科室、医务处等

| 院外 | 北京市中医局、其他医院病案管理部门等 |

七、任职资格

教育水平要求：本科及以上学历	专业要求：医学或病案管理专业

从业资格要求：具备科室相关外语和计算机水平

培训经历：

经　　验：8年以上医院管理经验

知　　识：医院管理知识、病案管理政策知识、医疗质量标准知识等

能　　力：组织能力、信息管理能力、合作精神、监控能力、学习能力等

八、应知法律法规、核心制度

法律法规	《病历书写基本规范（2010版）》、《北京市防火安全管理规定》、《医疗机构管理条例》、《医疗事故处理条例》、《医疗机构病历管理规定》、《中华人民共和国执业医师法》、《中华人民共和国统计法》、《医院统计工作条例》、《全国卫生统计工作管理办法》、《中华人民共和国保密法》、《综合医院信息系统基本功能规范（试行）》、《互联网医疗卫生信息服务管理办法》、《互联网信息服务管理办法》等
核心制度	《查对制度》、《病历书写基本规范与管理制度》等

九、工作特征

使用工具/设备	计算机及基本办公用具
工作环境	室内，舒适度一般
工作时间	正常工作日，有时加班

十、关键考核指标

备注：	

护理部岗位说明书

护理部主任岗位说明书

护
理
部

主
任

一、岗位基本情况

岗位名称：主任		所属部门：护理部	
岗位编号：B-2-BGS-001		所属职族：业务中层管理人员	
直接上级：医疗副院长		所辖人数（数量）：	
直接下级：手术科室护理督导主任、非手术科室护理督导主任、护理教学督导主任、护理部干事			

二、岗位职责与权限

岗位目的	配合医院发展战略，组织制定医院各项护理制度，保障医院护理质量，提供安全、具有特色的护理服务，树立医院良好品质形象。	
岗位职责与工作内容表述		**权限**
职责表述： 组织制定护理部的发展规划、年度工作计划和工作总结。 工作时间百分比：25%		
工作内容	■ 负责组织收集制定护理部发展规划所需的资料和数据； ■ 根据医院发展战略，制定护理部发展规划； ■ 根据医院整体发展规划，参与医院年度工作计划的制定； ■ 根据医院年度工作计划，制定本科室年度工作计划； ■ 对年度计划进行分解，制定季度、月度工作计划； ■ 组织落实月度工作计划，并监督执行； ■ 根据计划的实际执行情况和外部环境的变化，当计划需要改变时，按计划管理的相关制度和流程进行申报，得到允许后，进行相应的计划调整，并在计划主管部门进行备案； ■ 负责月度、年度工作总结及工作分析的编写，并上报。	✓ 制定权 ✓ 实施权 ✓ 监督权 ✓ 修改权
职责表述： 组织制定护理工作制度、传染病护理常规、护理质控标准。 工作时间百分比：25%		✓ 制定权 ✓ 推荐权 ✓ 决策权
工作内容	■ 组织制定各项护理工作规章制度、护理常规、护理技术操作规程； ■ 组织建立护理质量控制体系，制定护理质控标准； ■ 及时进行总结，对各项规章制度进行不断修订和完善。	

	职责表述：	
	组织开展护理部的日常工作。 工作时间百分比：10%	
	■ 组织实施护理质量控制，对质量控制人员提出工作要求，不定期进行环节检查和月度检查； ■ 组织进行病房巡视，查看重点病人和病区整体情况，掌握护理人员和病人两个方面的护理工作动态信息； ■ 处理发生的护理纠纷、差错等事件，并总结经验，避免以后同类事件的发生； ■ 负责全院护理人员的分配、调度工作； ■ 组织定期召开护士长会，及时沟通全院护理工作信息。	✓ 管理权 ✓ 组织权 ✓ 调配权
	职责表述：	
	组织护理人员的科研、教学与培训工作。 工作时间百分比：10%	
工作内容	■ 组织护理业务建设，与医疗方面同步学习、推广新技术； ■ 加强护士长队伍建设，培养护士长管理能力，组织进行相应培训； ■ 负责制定在职护理人员业务学习与培训计划，并组织实施，监督检查，定期进行业务技术考核，并建立技术业务档案； ■ 组织制定年度护理科研计划，并组织实施及检查实施情况； ■ 组织制定实习护士岗前、实习期一年、转正护士五年的培训、培养计划及进修护士培训计划，并组织实施及检查实施情况； ■ 组织护理人员总结工作经验，撰写相关论文； ■ 贯彻执行实习及护理学生的教学及临床实习计划，并对其实习情况进行监督、考核。	✓ 组织权 ✓ 审批权 ✓ 监督权
	职责表述：	
	负责护理部的内部管理工作。 工作时间百分比：10%	✓ 管理权
工作内容	■ 指导下属制订阶段性工作计划，监督执行，对其日常工作给予指导； ■ 负责部门内人员选拔、调配、工作安排、业务培训； ■ 负责直接下属的考核、奖惩及绩效奖金的分配； ■ 负责部门经费预算的制定和使用，以及各类财务开支审批。	✓ 组织权 ✓ 考核权 ✓ 检查权
	职责表述：	
	与院内其他科室沟通协调，保证护理工作质量。 工作时间百分比：10%	
工作内容	■ 坚持以病人为中心的原则，与临床科室或者后勤科室沟通协作，保证为病人提供最好的护理服务； ■ 与后勤科室及时沟通，保证护理工作正常有序地进行，如有问题要及时沟通； ■ 及时与科室主任就护理方面的事宜进行沟通，提高护理水平，降低事故发生率，有效缓解医患矛盾。	✓ 协作权 ✓ 组织权 ✓ 指导权

职责表述： 　　完成领导交办的其他任务。 工作时间百分比：10%	✓ 执行权

三、负责起草或撰写的文字资料

- 通知、便笺、备忘录、简报、信函、汇报文件或报告、总结、医院文件、研究报告、合同或法律文件等

四、财务权限

当涉及＿＿＿＿＿元以上的费用支出或投资决定时，必须向上级主管申请批准。

五、工作汇报关系

汇报上级岗位	必须向上级主管汇报的事情（口头/书面）
医疗副院长	年度工作计划总结（书面）； 国家及北京市相关文件落实情况（书面）； 护理人员聘用、培训计划（书面）； 超过权限的专项奖金使用（书面）； 部门专项活动方案的落实进展情况（书面或口头）。

六、工作协作关系

协调对象	密切协调关系的部门
院内	各临床科室、医技科室、后勤保障处、信息中心、人力资源处（原人事处）、党院办、工会、保卫处、科研处、医务处、药学部、感染消毒科、医保办等
院外	中华护理学会，北京护理学会，市卫生局医政处，东城区卫生局医政科、科教科，部分医院护理部

七、任职资格

教育水平要求：本科及以上学历　　　　　专业要求：护理专业

从业资格要求：副高职称及以上

培训经历：护理知识培训、管理知识培训、人力资源管理培训等

经　　验：具有10年以上护理工作经验，5年以上护理管理经验

知　　识：护理知识、护理管理知识、科室管理知识等

能　　力：判断决策能力、组织领导能力、计划协调能力、分析创新能力、写作能力、信息管理能力、合作精神、奉献精神、服务精神、监控能力等

八、应知法律法规、核心制度

法律法规	《中国护理专业发展规划纲要（2005—2010）》、《北京地区中医医院管理》、《医院人事制度》、《护理部主任职责》、《北京市护理质量控制》、《护理质量

	检查标准》、《护理会诊制度》、《护理安全管理制度》、《病房管理规章制度》、《临床护理书写规章制度》、《核心制度》、《各项护理技术操作制度》等
核心制度	《中国护理专业发展规划纲要（2005—2010)》、《北京地区中医医院管理》、《护理部主任职责》、《北京市护理质量控制》、《护理质量检查标准》等

九、工作特征

使用工具/设备	计算机、一般办公设备（电话、打印机、传真机、网络设备）、文件柜等
工作环境	办公室、病房，环境舒适度一般
工作时间	正常工作日，偶尔加班，偶尔出差

十、关键考核指标

备注：	

非手术科室护理督导主任岗位说明书

非手术科室护理督导

主任

一、岗位基本情况

岗位名称：非手术科室护理督导主任		所属部门：护理部	
岗位编号：B-2-BGS-003		所属职族：行政管理基层人员	
直接上级：护理部主任		所辖人数（数量）：	
直接下级：非手术科室护士长			

二、岗位职责与权限

岗位目的	在护理部主任的领导下，对非手术科室护理的工作质量、教学、科研工作进行指导，保证非手术科室护理工作质量，为患者提供安全、优质、高效的护理服务。

岗位职责与工作内容表述	权限
职责表述： 协助护理部主任制定医院护理质量规范与计划，并监督与指导非手术科室的实施执行。 工作时间百分比：20%	
工作内容 ■ 根据护理部的年度工作计划，结合本科室的实际情况制定全年工作计划并组织实施； ■ 根据医院的发展规划，协助护理部主任参与组织制定护理战略规划、年度工作计划、季度总结计划，确保护理工作日常有序开展； ■ 负责医院非手术科室的护理管理工作，拟定全院非手术科室护理工作计划，并检查督促护理工作质量，按期向主任总结汇报； ■ 深入非手术科室，督促、检查各项护理工作制度在手术科室的执行落实情况，防止护理事故发生，减少护理差错和控制院内感染，发现存在的问题并及时解决。	✓ 决策权 ✓ 组织权 ✓ 实施权 ✓ 监督权
职责表述： 根据国家有关的法律法规，参与制定医院非手术科室护理管理制度。 工作时间百分比：25%	✓ 制定权 ✓ 实施权 ✓ 监督权 ✓ 修改权
工作内容 ■ 协助主任负责护理部日常工作的管理，督促制定非手术科室阶段性工作计划，并检查监督各项制度执行情况；	

	■ 制定非手术科室护理规章制度、护理常规、护理技术操作规程及护理质量标准、质量措施与制度，并交由上级审批，保证制度的实施与执行； ■ 掌握非手术科室护理工作情况，并定期组织护士长检查科室护理工作，学习和交流护理经验，不断提高非手术科室的护理工作质量； ■ 审查非手术科室提出的有关护理用品申报计划和使用情况； ■ 深入病房，抽查护理交接班工作，检查护理各岗位职责执行情况和制度落实情况； ■ 制定非手术科室护理工作的各项规章制度、工作流程，并督促检查落实情况； ■ 督促护理人员严格执行岗位责任和各项规章制度、技术操作规程和医嘱执行情况，加强医护配合，严防差错事故发生； ■ 掌握非手术科室护理人员思想、工作、学习动态，协同有关部门抓好思想政治工作和职业道德教育，协同有关部门解决各种困难和实际问题。	
职责表述： 　负责非手术科室护理人员的管理，培养护理技术人才和接班人才。 工作时间百分比：25%		
工作内容	■ 组织制定非手术科室护理人员的人才培养计划与教学计划； ■ 负责护理人员专业知识与技能的培养与提高，强化各级护理人员护理知识的培训； ■ 制定在职护理人员培训计划，并组织实施，定期进行业务技能考核； ■ 负责非手术科室护理人员的调配和培养，并向主任提供护理人员晋升、调配、奖惩以及调动的意见； ■ 负责制定护理部财务的预算、管理及监督等工作； ■ 对非手术科室实习学生的实习情况进行监督及考核； ■ 组织全院护理科研和技术革新活动，组织学习并推广新技术； ■ 贯彻执行各院校护理学生的教学及临床实习计划。	✓ 制定权 ✓ 推荐权 ✓ 决定权 ✓ 参与权
职责表述： 　与其他科室沟通协作，保证为病人提供更优质的护理服务。 工作时间百分比：20%		✓ 配合权 ✓ 决定权 ✓ 组织权
工作内容	■ 与行政后勤科室沟通协调，保证护理工作正常有序地进行； ■ 与非手术科室主任就护理工作的事宜进行沟通，提高护理水平，降低事故发生率，缓解医患矛盾关系。	
职责表述： 　完成上级交办下来的其他任务。 工作时间百分比：10%		✓ 执行权

三、负责起草或撰写的文字资料

■ 通知、便笺、备忘录、简报、信函、汇报文件或报告、总结、研究报告、合同或法律文件等

四、财务权限

无财务权限。

五、工作汇报关系

汇报上级岗位	必须向上级主管汇报的事情（口头/书面）
护理部主任	工作计划总结（书面）； 发生护理差错医疗纠纷（书面）； 护士长外出请假（口头）； 各种制度制定（书面）； 各种培训方案制定落实（书面）。

六、工作协作关系

协调对象	密切协调关系的部门
院内	各非手术临床科室、行政后勤科室等
院外	中华护理学会、北京护理学会、部分医院护理部等

七、任职资格

教育水平要求：本科及以上学历　　　　　专业要求：护理专业

从业资格要求：副主任护师及以上职称

培训经历：护理知识、护理管理知识、组织能力培训等

经　　验：具有10年以上护理工作经验，5年以上护理管理经验

知　　识：护理知识、护理管理知识、科室管理知识等

能　　力：组织协调能力、冲突管理能力、写作能力、合作精神、奉献服务精神、监控能力、培养人才能力等

八、应知法律法规、核心制度

法律法规	《中国护理专业发展规划纲要（2005—2010）》、《北京地区中医医院管理》、《医院人事制度》、《护理部主任职责》、《北京市护理质量控制》、《护理质量检查标准》、《护理会诊制度》、《护理安全管理制度》、《病房管理规章制度》、

	《临床护理书写规章制度》、《核心制度》、《各项护理技术操作制度》等
核心制度	《中国护理专业发展规划纲要（2005—2010）》、《北京地区中医医院管理》、《护理部主任职责》、《北京市护理质量控制》、《护理质量检查标准》等

九、工作特征

使用工具/设备	计算机、一般办公设备（电话、打印机、传真机、网络设备）、文件柜等
工作环境	办公室、病房
工作时间	正常工作日，偶尔加班，偶尔出差

十、关键考核指标

备注：	

护理教学督导主任岗位说明书

护理教学督导 主任

一、岗位基本情况

岗位名称：护理教学督导主任		所属部门：护理部	
岗位编号：B-2-BGS-004		所属职族：行政管理基层人员	
直接上级：护理部主任		所辖人数（数量）：	
直接下级：护士长、总带教师			

二、岗位职责与权限

岗位目的	贯彻执行医院总体规划，配合护理部关于护理质量与护理安全方面的工作，开展各类护理人员的专业技术培训等教育工作，促进护理学科的全面发展。	
岗位职责与工作内容表述		**权限**
职责表述： 制定医院护理教育教学规范与计划，并监督实施执行。 工作时间百分比：20%		
工作内容	■ 根据医院的发展规划，组织制定护理人员教学规划、年度教学计划、季度教学计划，确保护理工作正常有序开展； ■ 负责全院的护理教学工作，参加院长办公会议和科主任会议，拟定全院护理教学计划，并检查督促护理教学质量情况，按期总结汇报； ■ 深入科室，督促、检查各项护理教学工作落实情况，发现问题及时解决。	✓ 制定权 ✓ 实施权 ✓ 监督权 ✓ 建议权
职责表述： 根据国家有关的法律法规，制定医院护理管理制度。 工作时间百分比：20%		
工作内容	■ 负责护理部日常教学工作，督促制定阶段性教学计划并检查监督计划的执行情况； ■ 负责拟定和组织修正全院护理规章制度、护理常规、护理技术操作规程及护理质量标准、质量措施与制度，并组织实施； ■ 审查各科室提出的有关护理教学工作的建议，并及时改进； ■ 组织制定并持续改进护理工作的各项规章制度、工作流程，督促检查制度执行落实情况； ■ 督促护理人员严格执行岗位责任制和各项规章制度、技术操作规程和医嘱执行情况，加强医护配合，严防差错事故发生；	✓ 制定权 ✓ 实施权 ✓ 监督权 ✓ 修改权 ✓ 反馈权

	■ 掌握全院护理人员思想、工作、学习动态，协同有关部门抓好政治思想工作和职业道德教育，积极协同有关部门解决各种困难和实际问题。	,
职责表述： 根据医院对护理技术的发展要求，培养护理技术人才和接班人才。 工作时间百分比：35%		
工作内容	■ 注重护理人员专业知识与技术的培养与提高，组织各级护理人员的专业知识培训； ■ 组织实习生完成临床实习的入科培训，负责实习任务的贯彻、实习成效的考核等工作； ■ 组织全院注册护士完成继续教育学分的学习任务； ■ 负责制定在职护理人员培训计划，并组织实施，定期进行业务技术考核，并建立技术业务档案； ■ 负责护理礼仪的礼仪训练和相关礼仪服务的组织工作； ■ 对实习学生的实习情况进行监督及考核； ■ 组织全院护理科研和技术革新活动，开展新业务，推广护理新技术； ■ 落实各院校护士学生教学及临床实习计划； ■ 组织护理临床教学、科研、质控、安全、指导查房及纠纷处理等护理日常工作及各科室、信息沟通协调等工作。	✓ 制定权 ✓ 推荐权 ✓ 组织权
职责表述： 负责与临床科室及后勤科室沟通协作，保证为病人提供最好的护理服务。 工作时间百分比：15%		✓ 要求配合权 ✓ 要求会诊权 ✓ 协作决定权
工作内容	■ 负责及时与科室主任就护理方面的事宜进行沟通，提高护理水平，降低事故发生率，缓解医患矛盾关系； ■ 联络护理学会，贯彻护理学会工作精神，做好通讯、联络工作。	
职责表述： 完成上级交办的其他任务。 工作时间百分比：10%		✓ 执行权

三、负责起草或撰写的文字资料

■ 通知、便笺、备忘录、简报、信函、汇报文件或报告、总结、合同或法律文件等

四、财务权限

当涉及_____元以上的费用支出或投资决定时，必须向上级主管申请批准。

五、工作汇报关系

汇报上级岗位	必须向上级主管汇报的事情（口头/书面）
护理部主任	与实习学校的协议（书面）； 申请教学经费（书面）。

六、工作协作关系

协调对象	密切协调关系的部门
院内	人力资源处（原人事处）、计财处等行政后勤科室，各临床科室等
院外	中华护理学会、北京护理学会、部分医院护理部、各学校的就业办、教学办公室等

七、任职资格

教育水平要求：本科及以上学历　　　专业要求：护理专业

从业资格要求：副高职称及以上

培训经历：护理知识、护理管理知识、组织能力培训等

经　　验：具有10年以上护理工作经验，5年以上护理管理经验

知　　识：护理知识、护理管理知识、科室管理知识等

能　　力：组织协调能力、分析创新能力、冲突管理能力、写作能力、合作精神、奉献精神、服务精神、监控能力、培养人才的能力等

八、应知法律法规、核心制度

法律法规	《中国护理专业发展规划纲要（2005—2010）》、《北京地区中医医院管理》、《医院人事制度》、《护理部主任职责》、《北京市护理质量控制》、《护理质量检查标准》、《护理会诊制度》、《护理安全管理制度》、《病房管理规章制度》、《临床护理书写规章制度》、《核心制度》、《各项护理技术操作制度》等
核心制度	《中国护理专业发展规划纲要（2005—2010）》、《北京地区中医医院管理》、《护理部主任职责》、《北京市护理质量控制》、《护理质量检查标准》等

九、工作特征

使用工具/设备	计算机、一般办公设备（电话、打印机、传真机、网络设备）、文件柜等
工作环境	办公室、病房等，舒适程度一般
工作时间	正常工作日，偶尔加班，偶尔出差

十、关键考核指标

备注：	

手术科室护理督导主任岗位说明书

手术科室护理督导

主任

一、岗位基本情况

岗位名称：手术科室护理督导主任	所属部门：护理部
岗位编号：B-2-BGS-005	所属职族：行政管理基层人员
直接上级：护理部主任	所辖人数（数量）：
直接下级：手术科室护士长	

二、岗位职责与权限

岗位目的	在护理部主任的领导下，对手术科室护理的工作质量、教学、科研工作进行指导，保证手术科室的护理工作质量，为患者提供安全、优质、高效的护理服务。

岗位职责与工作内容表述	权限
职责表述： 制定医院手术科室护理质量规范与计划，并监督各个部门实施执行。 工作时间百分比：20%	
工作内容 ■ 根据护理部的年度工作计划,结合手术科室的实际情况制定工作计划并保证实施； ■ 根据医院的发展规划，协助护理部主任制定护理战略规划、年度工作计划、季度总结计划，确保护理工作日常有序开展； ■ 负责医院手术科室的护理工作的管理，拟定手术科室护理工作计划，并监督、监察手术科室护理工作质量，按期向主任总结汇报； ■ 深入手术科室，督促、检查各项护理工作制度在手术科室的执行落实情况，防止护理事故发生，减少护理差错和控制院内感染，发现存在的问题并及时解决。	✓ 决策权 ✓ 组织权 ✓ 实施权 ✓ 监督权
职责表述： 根据国家有关的法律法规，制定医院手术科室护理管理制度。 工作时间百分比：25%	
工作内容 ■ 负责科室日常管理工作，制定阶段性工作计划并保证计划的执行； ■ 负责拟定和组织修正全院护理规章制度、护理常规、护理技术操作规程及护理质量标准、质量措施与制度，并组织实施； ■ 组织全院手术科室护士长会议，掌握护理工作情况，并定期组织护士长检查手术科室护理工作、学习和交流经验，不断提高护理质量； ■ 审查手术科室提出的有关护理用品的申报计划和使用情况；	✓ 制定权 ✓ 实施权 ✓ 监督权 ✓ 修改权

<ul><li>组织制定手术科室护理工作的各项规章制度及工作流程,并保证制度的落实;</li><li>督促护理人员严格执行岗位责任和各项规章制度、技术操作规程和医嘱执行情况,加强医护配合,严防差错事故;</li><li>掌握全院护理人员思想、工作、学习动态,协同有关部门抓好思想政治工作和职业道德教育,协同有关部门帮助解决各种困难和实际问题;</li><li>负责检查监督各手术科室病区的护理质量,每月有总结,每月有评价,定期汇报,对存在的问题提出改进措施和意见,并监督改进。</li></ul>	
职责表述: 　　根据医院对护理技术的发展要求,培养护理技术人才和接班人才。 　　　　　工作时间百分比:25%	
工作内容 <ul><li>制定手术科室人才培养计划与教学计划;</li><li>注重手术科室护理人员专业知识与技能的强化培训与提高;</li><li>负责制订在职护理人员培训计划,并组织实施,定期进行业务技能考核;</li><li>负责手术科室护理人员的调配和晋升等,并向主任提供护理人员晋升、调配、奖惩以及调动的意见;</li><li>负责制定护理部财务的预算、管理及监督等工作;</li><li>对手术科室实习学生的实习情况进行监督及考核;</li><li>组织手术科室护理科研和技术革新活动,组织学习并推广新技术;</li><li>贯彻执行各院校护理学生的教学及临床实习计划。</li></ul>	✔ 制定权 ✔ 推荐权 ✔ 决定权 ✔ 参与权
职责表述: 　　负责与院内其他科室沟通协作,保证为病人提供更优质的护理服务。 　　　　　工作时间百分比:20%	
工作内容 <ul><li>负责护理设施方面的问题,及时与后勤行政等科室沟通,保证护理工作的正常有序进行;</li><li>负责与手术科室主任就护理方面工作的事宜进行沟通,提高护理水平,降低事故发生率,缓解医患矛盾关系。</li></ul>	✔ 配合权 ✔ 决定权 ✔ 组织权
职责表述: 　　完成上级交办的其他任务。 　　　　　工作时间百分比:10%	✔ 执行权

三、负责起草或撰写的文字资料

- 通知、便笺、备忘录、简报、信函、汇报文件或报告、总结、研究报告、合同或法律文件等

四、财务权限

　　当涉及＿＿＿＿＿＿元以上的费用支出或投资决定时,必须向上级主管申请批准。

五、工作汇报关系

汇报上级岗位	必须向上级主管汇报的事情（口头/书面）
护理部主任	手术科室护理培训的安排（书面）； 病区发生的护理差错或纠纷（书面）。

六、工作协作关系

协调对象	密切协调关系的部门
院内	各手术科室，行政、后勤科室等
院外	中华护理学会、北京护理学会、部分医院护理部等

七、任职资格

教育水平要求：本科及以上学历　　　　　　专业要求：护理专业

从业资格要求：副高职称及以上

培训经历：护理知识、护理管理知识、组织能力培训等

经　　验：具有10年以上护理工作经验，5年以上护理工作管理经验

知　　识：护理知识、护理管理知识、科室管理知识等

能　　力：组织协调能力、分析创新能力、冲突管理能力、写作能力、合作精神、奉献精神、服务精神、监控能力、培养人才的能力等

八、应知法律法规、核心制度

法律法规	《中国护理专业发展规划纲要（2005—2010）》、《北京地区中医医院管理》、《医院人事制度》、《护理部主任职责》、《北京市护理质量控制》、《护理质量检查标准》、《护理会诊制度》、《护理安全管理制度》、《病房管理规章制度》、《临床护理书写规章制度》、《核心制度》、《各项护理技术操作制度》等
核心制度	《中国护理专业发展规划纲要（2005—2010）》、《北京地区中医医院管理》、《护理部主任职责》、《北京市护理质量控制》、《护理质量检查标准》等

九、工作特征

使用工具/设备	计算机、一般办公设备（电话、打印机、传真机、网络设备）、文件柜等
工作环境	办公室、病房
工作时间	正常工作日，偶尔加班，偶尔出差

十、关键考核指标

备注：	

护理部干事岗位说明书

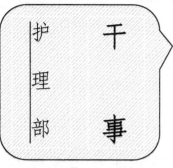

护理部 干事

一、岗位基本情况

岗位名称：干事	所属部门：护理部
岗位编号：B-2-BGS-006	所属职族：行政管理基层人员
直接上级：护理部主任	所辖人数（数量）：
直接下级：	

二、岗位职责与权限

岗 位目 的	在护理部主任的领导下，贯彻执行上级部门及医院制定的关于护理工作的各项法律法规，协助护理部主任完成护理部日常工作。	
	岗位职责与工作内容表述	**权限**
	职责表述： 　协助护理部主任完成日常工作及任务。 　　　　工作时间百分比：20%	
工作内容	■ 根据医院的发展规划，协助护理部主任贯彻执行医院护理战略规划、年度工作计划、季度总结计划，保证护理工作日常有序开展； ■ 协助护理部主任协调全院的护理管理工作，落实全院护理工作计划，并检查督促护理工作完成质量，定期向上级主任总结汇报； ■ 负责科室内日常管理工作，拟定日常管理工作制度，并经上级审批执行； ■ 保证各项护理工作落实情况，防止护理事故，减少护理差错和控制院内感染，上报护理质量情况，发现问题及时解决。	✓ 执行权 ✓ 参与权 ✓ 反馈权
	职责表述： 　在护理部主任的监督、指导下，完成护理监督控制工作。 　　　　工作时间百分比：20%	✓ 执行权 ✓ 参与权 ✓ 反馈权
工作内容	■ 向主任汇报院内护理人员的调配和培养意见，提供护理人员晋升、调配、奖惩以及调动的意见； ■ 向上级反馈实习学生的实习情况，并给予一定的意见； ■ 贯彻执行科室对各院校护理学生教学及临床实习制度。	
	职责表述： 　负责与医院各科室进行沟通协调，落实各项护理工作制度。 　　　　工作时间百分比：30%	✓ 执行权 ✓ 反馈权

工作内容	■ 贯彻执行医院有关护理工作的规章制度； ■ 及时向各科室传达护理部制定的各项方案，并向护理部主任及时反馈科室意见，保证方案执行落实。	
职责表述： 　　完成上级交办的任务。 　　　　　　　工作时间百分比：30%		✓ 执行权

三、负责起草或撰写的文字资料

■ 通知、便笺、备忘录、简报、信函、总结等

四、财务权限

无财务权限。

五、工作汇报关系

汇报上级岗位	必须向上级主管汇报的事情（口头/书面）
护理部主任	各科室对护理部及护理工作执行情况的意见反馈（口头或书面）； 对上级交办的工作，及时汇报工作完成情况（口头或书面）。

六、工作协作关系

协调对象	密切协调关系的部门
院内	院内各临床科室、各行政后勤职能科室等；
院外	

七、任职资格

教育水平要求：大专及以上学历　　　　　　　专业要求：护理专业

从业资格要求：

培训经历：

经　　验：具有1年以上护理工作经验。

知　　识：日常办公设备的使用技巧、护理知识等

能　　力：创新能力、写作能力、信息管理能力、合作精神、主动性、奉献服务精神、坚韧性、学习能力等

八、应知法律法规、核心制度

法律法规	《中国护理专业发展规划纲要（2005—2010）》、《北京地区中医医院管理》、《医院人事制度》、《护理部主任职责》、《北京市护理质量控制》、《护理质量检查标准》、《护理会诊制度》、《护理安全管理制度》、《病房管理规章制度》、《临床护理书写规章制度》、《核心制度》、《各项护理技术操作制度》等

核心制度	《中国护理专业发展规划纲要（2005—2010）》、《北京地区中医医院管理》、《护理部主任职责》、《北京市护理质量控制》、《护理质量检查标准》等

九、工作特征

使用工具/设备	计算机、一般办公设备（电话、打印机、传真机、网络设备）、文件柜等
工作环境	办公室、病房
工作时间	正常工作日，偶尔加班，偶尔出差

十、关键考核指标

备注：	

注射室护士长岗位说明书

一、岗位基本情况

岗位名称：护士长		所属部门：注射室	
岗位编号：B-2-ZSS-05		所属职族：业务管理类	
直接上级：		所辖人数（数量）：	
业务下级：护士			

二、岗位职责与权限

岗位目的	在直接上级的领导和业务指导下，负责门诊注射室的护理工作，并完成上级布置的其他任务。	
岗位职责与工作内容表述		**权限**
职责表述： 负责部门内部的管理工作。 <div align="center">工作时间百分比：20%</div>		
工作内容	■ 根据护理部和本科室护理工作质量标准、总体工作计划，负责制定本科室的工作计划，并组织实施检查与总结； ■ 督促护理人员严格执行各项规章制度、职业道德规范和技术操作规程，加强护理安全管理； ■ 合理排班，注重人力搭配，保证节假日的护理工作质量，安排工作体现以"病人为中心"，做到日有安排，周有重点，月有计划； ■ 负责对全部护理人员进行工作绩效评价。	✓ 管理权 ✓ 组织权 ✓ 考核权 ✓ 指挥权
职责表述： 负责门诊注射室的日常工作。 <div align="center">工作时间百分比：50%</div>		
工作内容	■ 组织开展门诊输液、抽血工作，使临床检验工作顺利完成； ■ 督促教育护理人员改善服务态度，检查护理人员医嘱的执行情况，加强医护配合； ■ 负责相关资料信息的收集、汇总和整理，并定期作护理工作总结，向上级汇报护理工作情况； ■ 组织护理人员业务学习和考核，安排进修、实习护士的培训，并担任教学工作； ■ 负责处理发生的护理纠纷、投诉等事件，解决病人提出的意见； ■ 经常检查和做好医疗登记、疫情报告、统计、考勤等工作； ■ 负责各诊室的管理，保持诊室的清洁、整齐，维持就诊秩序；	✓ 管理权 ✓ 检查权 ✓ 考核权 ✓ 协调权

■ 负责检查消毒、隔离工作，预防院内感染； ■ 负责门诊用品的领取和保管，及时更换和补充。	
职责表述： 　　积极配合科室内部和边际科室完成工作。 工作时间百分比：15%	✓ 执行权
职责表述： 　　完成上级领导交代的其他任务。 工作时间百分比：15%	✓ 执行权

三、负责起草或撰写的文字资料

■ 通知、便笺、备忘录、医院文件（科室文件）、工作总结等

四、财务权限

无财务权限。

五、工作汇报关系

汇报上级岗位	必须向上级主管汇报的事情（口头/书面）
护理部督导	护理缺陷差错事故、医疗纠纷和重大突发事件（口头/书面）； 护理人员的增减及调整（书面）； 近期工作状况（口头）。

六、工作协作关系

协调对象	密切协调关系的部门
院内	计财处、人力资源处（原人事处）、其他临床科室、后勤科室、医技科室等
院外	患者及其家属等

七、任职资格

教育水平要求：大专及以上　　　　　　　　专业要求：护理专业

从业资格要求：主管护师及以上，护士执业资格证书

培训经历：行政管理、护理管理培训、医院基本制度培训等

经　　　验：10年以上护理工作经验，3年以上护理管理经验

知　　　识：熟悉临床护理指导，精通护理管理知识，熟悉计算机等办公设备的应用知识，熟悉护理专业的外语知识等

能　　　力：较强的亲和力和理解他人的能力、良好的坚韧性和奉献精神、一定的主动性和服务精神等

八、应知法律法规、核心制度

法律法规	《医院管理评价指南》、《中华人民共和国护士管理办法》、《护士条例》、《中华人民共和国传染病防治法》、《医疗机构管理条例》、《医疗事故处理条例》、《医院消毒卫生标准》、《医疗卫生机构医疗废物管理办法》、《护士执业注册管理办法》、《护理文书书写规范与管理规定》、《突发公共卫生事件应急条例》、《医院感染管理办法》等
核心制度	《护理交接班制度》、《护理查对制度》、《护理工作制度》、《护理差错事故管理制度》、《探视陪伴制度》、《病房药品、物品、器械管理制度》、《饮食管理制度》、《病员管理制度》、《病人入、出院管理制度》等

九、工作特征

使用工具/设备	各种医疗设备、计算机、一般办公设备（电话、打印机）、文件柜等
工作环境	办公室、病房、门诊，一般环境
工作时间	长期倒班，必要时随叫随到，经常加班

十、关键考核指标

备注：	

注射室主管护师岗位说明书

<table>
<tr><td colspan="2" rowspan="4">注
射
室　主
管
护
师</td><td colspan="2">一、岗位基本情况</td></tr>
<tr><td>岗位名称：主管护师</td><td>所属部门：注射室</td></tr>
<tr><td>岗位编号：B-2-ZSS-105</td><td>所属职族：护理人员</td></tr>
<tr><td>直接上级：护士长</td><td>所辖人数（数量）：</td></tr>
</table>

直接下级：

二、岗位职责与权限

岗位 目的	在护士长的领导下，指导下级护理人员执行医院的护理制度，实现对患者的服务及整体护理工作的开展。

岗位职责与工作内容表述	权限
职责表述： 　　遵守各级部门制定的规章制度，并接受检查、考核及指导。 工作时间百分比：10%	
工作内容： 　■ 贯彻落实护理部及科室制定的工作计划及服务质量要求，并保证落实与执行，不断提高护理质量； 　■ 贯彻执行落实各项有关护理工作方面的规章制度、护理常规、护理相关的技术操作规范与流程，及医德医风教育条例等； 　■ 针对已发生的护患矛盾，协助组织调查，分析原因，总结吸取教训，制定改进措施，避免以后同类事情的发生； 　■ 贯彻落实接诊室的护理岗位职责，做到权责明确，并接受上级的考核及审查； 　■ 制定护理人员年初的工作计划及年末的工作总结等。	✓ 执行权 ✓ 反馈权
职责表述： 　　负责病区的日常护理工作及其护理安全，不断学习新的护理技术和方法。 工作时间百分比：35%	
工作内容： 　■ 负责将病房的标本及时送到检验科作检查，并保证转送工作零失误率； 　■ 负责病区病人的生命体征及药物使用情况，并及时与医疗人员及上级进行沟通； 　■ 认真学习护理技术的操作应用，对于复杂的技术实施要接受上级医师及护士长的监督，降低事故发生率；	✓ 执行权 ✓ 反馈权

工作内容	■ 加强本科室的病房管理和基础护理，使病人安全、舒适； ■ 贯彻落实本科室的应急治疗方案，提高应急处理能力，指导并作好危重患者的护理； ■ 对于科室内的危重患者，要进行紧密监测，并作好危重病人护理工作的指导。	

职责表述：
负责与医院其他科室协调，更好地完成护理工作。

工作时间百分比：35%

工作内容	■ 与后勤部门协调，保证科室的硬件设施正常运转，为患者提供更优质的护理服务； ■ 与信息部门协调，保证医院信息化工作的落实及改进； ■ 与其他临床科室协调，积极会诊，为患者的健康及安全负责； ■ 做好科室病人及家属的管理工作及医患关系协调工作。	✓ 协调权 ✓ 本科室负责权

职责表述：
完成上级交办的其他任务。

工作时间百分比：20%

✓ 执行权

三、负责起草或撰写的文字资料

■ 通知、便笺、备忘录、总结等

四、财务权限

无财务权限。

五、工作汇报关系

汇报上级岗位	必须向上级主管汇报的事情（口头/书面）
护士长	护理缺陷差错事故、医疗纠纷和重大突发事件（口头/书面）； 近期工作状况（口头）。

六、工作协作关系

协调对象	密切协调关系的部门
院内	化验室、供应室、药房、医技科室等
院外	患者及其家属等

七、任职资格

教育水平要求：大专及以上　　　　　专业要求：护理专业

从业资格要求：护士执业资格证书

培训经历：护理新技术、新方案的培训，医学基本知识培训等

| 经　　验： | 2 年以上护理工作经验 |

经　　验：2 年以上护理工作经验

知　　识：精通护理知识和护理技术，熟悉计算机等办公设备的应用知识，熟悉护理专业的外语知识等

能　　力：较强的亲和力和理解他人的能力、良好的合作精神、一定的服务精神等

八、应知法律法规、核心制度

法律法规	《医院管理评价指南》、《中华人民共和国护士管理办法》、《护士条例》、《中华人民共和国传染病防治法》、《医疗机构管理条例》、《医疗事故处理条例》、《医院消毒卫生标准》、《医疗卫生机构医疗废物管理办法》、《护士执业注册管理办法》、《护理文书书写规范与管理规定》、《突发公共卫生事件应急条例》、《医院感染管理办法》等
核心制度	《护理交接班制度》、《护理查对制度》、《护理工作制度》、《护理差错事故管理制度》、《探视陪伴制度》、《病房药品》、《物品、器械管理制度》、《饮食管理制度》、《病员管理制度》、《病人入、出院管理制度》等

九、工作特征

使用工具/设备	各种医疗设备、计算机、一般办公设备（电话、打印机）、文件柜等
工作环境	办公室、病房、门诊，一般环境
工作时间	长期倒班，偶尔加班

十、关键考核指标

备注：	

注射室护师岗位说明书

注射室护师

一、岗位基本情况

岗位名称：护师   所属部门：注射室

岗位编号：B-2-ZSS-106   所属职族：护理人员

直接上级：护士长   所辖人数（数量）：

直接下级：

二、岗位职责与权限

岗位目的	在护士长的领导下，执行医院的护理制度，实现对患者的服务及整体护理工作的开展。

岗位职责与工作内容表述	权限
职责表述： 遵守各级部门制定的规章制度，并接受检查、考核及指导。 工作时间百分比：10%	
工作内容 ■ 贯彻落实护理部及科室制定的工作计划及服务质量要求，并保证落实与执行，不断提高护理质量； ■ 贯彻执行落实各项有关护理工作方面的规章制度、护理常规、护理相关的技术操作规范与流程，及医德医风教育条例等； ■ 针对已发生的护患矛盾，协助组织调查，分析原因，总结吸取教训，制定改进措施，避免以后同类事情的发生； ■ 贯彻落实接诊室的护理岗位职责，做到权责明确，并接受上级的考核及审查； ■ 制定护理人员年初的工作计划及年末的工作总结等。	✓ 执行权 ✓ 反馈权
职责表述： 负责病区的日常护理工作及其护理安全，不断学习新的护理技术和方法。 工作时间百分比：35%	
工作内容 ■ 负责将病房的标本及时送到检验科作检查，并保证转送工作零失误率； ■ 负责病区病人的生命体征及药物使用情况，并及时与医疗人员及上级进行沟通； ■ 认真学习护理技术的操作应用，对于复杂的技术实施要接受上级医师及护士长的监督，降低事故发生率； ■ 加强本科室的病房管理和基础护理，使病人安全、舒适； ■ 贯彻落实本科室的应急治疗方案，提高应急处理能力，指导并作好危重患者的护理；	✓ 执行权 ✓ 反馈权

	■ 对于科室内的危重患者，要进行紧密监测，并作好危重病人护理工作的指导。	
职责表述： 负责与医院其他科室协调，更好地完成护理工作。 工作时间百分比：35%		
工作内容	■ 与后勤部门协调，保证科室的硬件设施正常运转，为患者提供更优质的护理服务； ■ 与信息部门协调，保证医院信息化工作的落实及改进； ■ 与其他临床科室协调，积极会诊，为患者的健康及安全负责； ■ 做好科室病人及家属的管理工作及医患关系协调工作。	✓ 执行权 ✓ 反馈权
职责表述： 完成上级交办的其他任务。 工作时间百分比：20%		✓ 执行权

三、负责起草或撰写的文字资料

■ 通知、便笺、备忘录、总结等

四、财务权限

无财务权限。

五、工作汇报关系

汇报上级岗位	必须向上级主管汇报的事情（口头/书面）
护士长	护理缺陷差错事故、医疗纠纷和重大突发事件（口头/书面）； 近期工作状况（口头）。

六、工作协作关系

协调对象	密切协调关系的部门
院内	化验室、供应室、药房、医技科室等
院外	患者及其家属等

七、任职资格

教育水平要求：大专及以上　　　　　　专业要求：护理专业

从业资格要求：护士执业资格证书

培训经历：护理新技术、新方案的培训，医学基本知识培训等

经　　验：2年以上护理工作经验

知　　识：精通护理知识和护理技术，熟悉计算机等办公设备的应用知识，熟悉护理专业的外语知识等

能　　力：较强的亲和力和理解他人的能力、良好的合作精神、一定的服务精神等

八、应知法律法规、核心制度

法律法规	《医院管理评价指南》、《中华人民共和国护士管理办法》、《护士条例》、《中华人民共和国传染病防治法》、《医疗机构管理条例》、《医疗事故处理条例》、《医院消毒卫生标准》、《医疗卫生机构医疗废物管理办法》、《护士执业注册管理办法》、《护理文书书写规范与管理规定》、《突发公共卫生事件应急条例》、《医院感染管理办法》等
核心制度	《护理交接班制度》、《护理查对制度》、《护理工作制度》、《护理差错事故管理制度》、《探视陪伴制度》、《病房药品》、《物品、器械管理制度》、《饮食管理制度》、《病员管理制度》、《病人入、出院管理制度》等

九、工作特征

使用工具/设备	各种医疗设备、计算机、一般办公设备（电话、打印机）、文件柜等
工作环境	办公室、病房、门诊，一般环境
工作时间	长期倒班，偶尔加班

十、关键考核指标

备注：	

供应室护士长岗位说明书

<table>
<tr><td colspan="4">一、岗位基本情况</td></tr>
<tr><td>岗位名称：护士长</td><td></td><td>所属部门：供应室</td><td></td></tr>
<tr><td>岗位编号：B-2-GYS-05</td><td></td><td>所属职族：护理人员</td><td></td></tr>
<tr><td>直接上级：护理部督导</td><td></td><td>所辖人数（数量）：</td><td></td></tr>
<tr><td colspan="4">直接下级：所辖范围内的护理人员</td></tr>
</table>

二、岗位职责与权限

岗 位 目 的	管理供应室日常工作，保证供应全院临床科室各类消毒灭菌物品及一次性医疗物品。

岗位职责与工作内容表述	权限
职责表述： 遵守各级部门及医院制定的关于物品供应的各项规章制度，并接受检查、考核及指导。 <center>工作时间百分比：10%</center>	
工作内容 ■ 贯彻执行有关部门及医院制定的各项关于物品供应管理的规章制度、法律法规； ■ 制定科室物品供应规章制度及工作细则，保证物品供应工作的正常有序开展； ■ 及时向上级汇报物品提供及物品质量情况，协助上级及时制定物品供应相关改进措施，保证医院工作的正常开展； ■ 接受上级对本科室及本岗位工作情况及工作进度的检查，并及时发现、改正工作中的缺点与不足，保证供应工作的开展。	✓ 制定权 ✓ 反馈权 ✓ 执行权 ✓ 调度权
职责表述： 负责科室的日常工作及供应物品安全。 <center>工作时间百分比：30%</center>	✓ 护理工作排班权
工作内容 ■ 贯彻执行上级部门及医院制定的相关规章制度，对所供应的物品进行严格的出入库管理，保证物品出入库有记录； ■ 严格按照医院制定的物品供应流程，为医院各科室供应所需物品； ■ 负责对入库物品按科室工作要求进行详细登记，并且要严格控制入库物品的质量； ■ 贯彻执行供应室物品消毒工作的各项规章制度，保证所供应物品的安全； ■ 按照医院制定的物品供应相关制度，负责对出库物品进行详细	✓ 护理技术指导监督权 ✓ 组织护理查房权 ✓ 向上级反应工作权 ✓ 护理工作指导监督权

登记，必要情况下需出具相关手续才能对特定物品保证供应； ■ 制定科室工作应急预案，妥当处理物资供应工作过程中出现的特殊事件。		

职责表述：
　　负责与医院其他科室协调，更好地完成工作。
　　　　　　　　　　　　　　　　工作时间百分比：30%

工 作 内 容	■ 负责与物资部门沟通协调，反馈提供物品的质量等有关问题，保证为医院提供更优质的物品； ■ 与各个科室沟通协调，收集对物品供应工作的满意度及存在的问题，并制定改进方案，采取改进措施，更好地为大家服务。	✓ 负责权

职责表述：
　　负责物品供应制度、流程的培训，及科室人员的思想道德的高。
　　　　　　　　　　　　　　　　工作时间百分比：15%

工 作 内 容	■ 负责组织、监督科室人员的思想道德学习，提升科室人员整体素质，促进物资供应工作更好地开展； ■ 定期组织学习关于物资供应的各项规章制度、法律法规，保证物资供应工作合法、合理地开展。	✓ 制定权 ✓ 组织权

职责表述：
　　完成科室临时性任务及领导交办的其他任务。
　　　　　　　　　　　　　　　　工作时间百分比：15%　　　　　　✓ 执行权

三、负责起草或撰写的文字资料

■ 通知、便笺、备忘录、医院文件（科室文件）、工作总结等

四、财务权限

无财务权限。

五、工作汇报关系

汇报上级岗位	必须向上级主管汇报的事情（口头/书面）
护理部督导	供应物品严重的质量问题（口头/书面）； 护理人员的增减及调整（书面）； 应对特殊情况时，物品供应情况说明（书面）； 近期工作状况（口头）。

六、工作协作关系

协调对象	密切协调关系的部门
院内	其他临床科室、后勤科室、医技科室等
院外	医疗器械厂家、其他医院相关的部门等

七、任职资格

教育水平要求：大专及以上	专业要求：护理专业

从业资格要求：主管护师及以上，护士执业资格证书

培训经历：行政管理、护理管理培训、医院基本制度培训等

经　　验：5 年以上护理工作经验，2 年以上护理管理经验

知　　识：熟悉临床护理指导，精通护理管理知识，熟悉计算机等办公设备的应用知识，熟悉护理专业的外语知识等

能　　力：较强的主动性和服务精神、良好的坚韧性和奉献精神、一定的亲和力和理解他人的能力等

八、应知法律法规、核心制度

法律法规	《医院管理评价指南》、《中华人民共和国护士管理办法》、《护士条例》、《中华人民共和国传染病防治法》、《医疗机构管理条例》、《医疗事故处理条例》、《医院消毒卫生标准》、《医疗卫生机构医疗废物管理办法》、《护士执业注册管理办法》、《护理文书书写规范与管理规定》、《突发公共卫生事件应急条例》、《医院感染管理办法》等
核心制度	《护理交接班制度》、《护理查对制度》、《护理工作制度》、《护理差错事故管理制度》、《探视陪伴制度》、《病房药品、物品、器械管理制度》、《饮食管理制度》、《病员管理制度》、《病人入、出院管理制度》等

九、工作特征

使用工具/设备	各种医疗设备、计算机、一般办公设备（电话、打印机）、文件柜等
工作环境	办公室、病房、门诊，一般环境
工作时间	长期倒班，必要时随叫随到，偶尔加班。

十、关键考核指标

备注：	

供应室主管护师岗位说明书

供应室 主管护师

一、岗位基本情况

岗位名称：主管护师	所属部门：供应室
岗位编号：B-2-GYS-105	所属职族：护理人员
直接上级：供应室护士长	所辖人数（数量）：
直接下级：	

二、岗位职责与权限

岗 位 目 的	在护士长的领导下，负责全院临床科室各类消毒灭菌物品及一次性医疗物品的发放。	
岗位职责与工作内容表述		权限
职责表述： 　　遵守各级部门及医院制定的关于医院用品的各项规章制度，并接受上级考核，指导下级的工作。 　　　　　　　　　　　工作时间百分比：40%		
工作内容	■ 贯彻执行有关部门及医院制定的各项关于物品供应管理的规章制度； ■ 贯彻执行供应室各项规章制度，保证供应室日常工作的正常开展； ■ 及时向上级汇报物品提供及物品质量情况，帮助上级及时制定物品供应相关改进措施，保证医院工作的正常开展； ■ 接受上级对本岗位工作情况及工作进度随时的检查，并及时发现、改正工作中的缺点与不足； ■ 对下级护师的工作进行监督指导，保证物资供应工作更好的完成。	✓ 反馈权 ✓ 执行权
职责表述： 　负责向全院所有科室提供更优质的物品。 　　　　　　　　　　工作时间百分比：45%		✓ 护理工作排班权 ✓ 护理技术指导监督权 ✓ 组织护理查房权 ✓ 向上级反应工作权
工作内容	■ 按照上级部门及医院制定的相关规章制度，对所供应的物品进行严格的出入库管理，保证物品出入库有记录，避免铺张浪费情况发生； ■ 严格按照物品供应流程及各项规章制度，为医院各科室供应物品；	

■ 负责对入库物品按科室工作要求进行详细登记，并且要严格控制入库物品的质量； ■ 贯彻执行供应室物品消毒工作各项制度，保证所供应物品的安全； ■ 按照医院制定的物品供应相关制度，负责对出库物品进行详细登记，必要情况下需出具相关手续才能对特定物品保证供应。	✓ 护理工作指导监督权
职责表述： 　　完成领导交办的其他任务。 　　　　　　　　　　工作时间百分比：15%	✓ 执行权

三、负责起草或撰写的文字资料

■ 通知、便笺、备忘录、汇报文件或报告、总结等

四、财务权限

无财务权限。

五、工作汇报关系

汇报上级岗位	必须向上级主管汇报的事情（口头/书面）
供应室护士长	供应物品严重的质量问题（口头/书面）； 应对特殊情况时，物品供应情况说明（书面）； 近期工作状况（口头）。

六、工作协作关系

协调对象	密切协调关系的部门
院内	其他临床科室、后勤科室、医技科室等
院外	医疗器械厂家、其他医院相关的部门等

七、任职资格

教育水平要求：大专及以上　　　　　　　　专业要求：护理专业

从业资格要求：护师及以上，护士执业资格证书

培训经历：护理新技术、新方案的培训，医学基本知识培训等

经　　验：5 年以上护理工作经验

知　　识：精通护理知识，熟悉计算机等办公设备的应用知识，熟悉护理专业的外语知识等

能　　力：较强的主动性和服务精神、良好的坚韧性和奉献精神、一定的亲和力和理解他人的能力等

八、应知法律法规、核心制度

法律法规	《医院管理评价指南》、《中华人民共和国护士管理办法》、《护士条例》、《中华人民共和国传染病防治法》、《医疗机构管理条例》、《医疗事故处理条例》、《医院消毒卫生标准》、《医疗卫生机构医疗废物管理办法》、《护士执业注册管理办法》、《护理文书书写规范与管理规定》、《突发公共卫生事件应急条例》、《医院感染管理办法》等。
核心制度	《护理交接班制度》、《护理查对制度》、《护理工作制度》、《护理差错事故管理制度》、《探视陪伴制度》、《病房药品》、《物品、器械管理制度》、《饮食管理制度》、《病员管理制度》、《病人入、出院管理制度》等。

九、工作特征

使用工具/设备	各种医疗设备、计算机、一般办公设备（电话、打印机）、文件柜等
工作环境	办公室、病房、门诊，一般环境
工作时间	长期倒班，必要时随叫随到，偶尔加班，偶尔出差

十、关键考核指标

备注：	

供应室护师岗位说明书

供 护
应
室 师

一、岗位基本情况

岗位名称：护师	所属部门：供应室
岗位编号：B-2-GYS-106	所属职族：护理人员
直接上级：供应室护士长	所辖人数（数量）：
直接下级：	

二、岗位职责与权限

岗 位 目 的	在护士长的领导下，负责全院临床科室各类消毒灭菌物品及一次性医疗物品的发放。

岗位职责与工作内容表述	权限
职责表述： 　遵守各级部门及医院制定的关于医院用品的各项规章制度，并接受上级考核。 **工作时间百分比：40%**	
工作内容 ■ 贯彻执行有关部门及医院制定的各项关于物品供应管理的规章制度； ■ 贯彻执行供应室各项规章制度，保证供应室日常工作的开展； ■ 及时向上级汇报物品提供及物品质量情况，帮助上级及时制定物品供应相关改进措施，保证医院工作的正常开展； ■ 接受上级对本岗位工作情况及工作进度随时的检查，并及时发现、改正工作中的缺点与不足。	✓ 反馈权 ✓
职责表述： 　负责向全院所有科室供应更优质的物品。 **工作时间百分比：45%**	✓ 护理工作排班权 ✓ 护理技术指导监督权 ✓ 组织护理查房权 ✓ 向上级反应工作权 ✓ 护理工作指导监督权
工作内容 ■ 按照上级部门及医院制定的相关规章制度，对所供应的物品进行严格的出入库管理，保证物品出入库有记录，避免铺张浪费情况发生； ■ 负责对入库物品按科室工作要求进行详细登记，并且要严格控制入库物品的质量； ■ 贯彻执行供应室物品消毒工作各项制度，保证所供应物品安全； ■ 按照医院制定的物品供应相关制度，负责对出库物品进行详细登记，必要情况下需出具相关手续才能对特定物品保证供应； ■ 严格按照物品供应流程及各项规章制度，为医院各科室供应物品。	

职责表述： 　　完成领导交办的其他任务。 　　　　　　　　　　工作时间百分比：15%	✓　执行权

三、负责起草或撰写的文字资料

■　通知、便笺、备忘录、总结等

四、财务权限

无财务权限。

五、工作汇报关系

汇报上级岗位	必须向上级主管汇报的事情（口头/书面）
供应室护士长	供应物品严重的质量问题（口头/书面）； 应对特殊情况时，物品供应情况说明（书面）； 近期工作状况（口头）。

六、工作协作关系

协调对象	密切协调关系的部门
院内	其他临床科室、后勤科室、医技科室等
院外	医疗器械厂家、其他医院相关的部门等

七、任职资格

教育水平要求：大专及以上　　　　　　　专业要求：护理专业

从业资格要求：护士执业资格证书

培训经历：护理新技术、新方案的培训，医学基本知识培训等

经　　验：2年以上护理工作经验

知　　识：精通护理知识和护理技术，熟悉计算机等办公设备的应用知识，熟悉护理专业的外语知识等

能　　力：较强的主动性和服务精神、一定的亲和力和理解他人的能力等

八、应知法律法规、核心制度

法律法规	《医院管理评价指南》、《中华人民共和国护士管理办法》、《护士条例》、《中华人民共和国传染病防治法》、《医疗机构管理条例》、《医疗事故处理条例》、《医院消毒卫生标准》、《医疗卫生机构医疗废物管理办法》、《护士执业注册管理办法》、《护理文书书写规范与管理规定》、《突发公共卫生事件应急条例》、《医院感染管理办法》等

| 核心制度 | 《护理交接班制度》、《护理查对制度》、《护理工作制度》、《护理差错事故管理制度》、《探视陪伴制度》、《病房药品》、《物品、器械管理制度》、《饮食管理制度》、《病员管理制度》、《病人入、出院管理制度》等 |

九、工作特征

使用工具/设备	各种医疗设备、计算机、一般办公设备（电话、打印机）、文件柜等
工作环境	办公室、病房、门诊，一般环境
工作时间	长期倒班，偶尔加班，偶尔出差

十、关键考核指标

备注：	

药学部岗位说明书

药学部主任岗位说明书

药学部主任

一、岗位基本情况

岗位名称：主任	所属部门：药学部
岗位编号：B-3-001	所属职族：业务中层管理人员
直接上级：主管副院长	所辖人数（数量）：
直接下级：	

二、岗位职责与权限

岗位目的	在主管院长的领导下，全面负责医院药品调剂、采购、制剂、临床药学等工作，建立药学部各项工作质控标准，规范药学部对临床和患者服务流程和服务质量，确保药品安全、有效。

岗位职责与工作内容表述		权限
职责表述： 负责制定本科室发展规划、工作计划及规则制度。 工作时间百分比：20%		✓ 数据资料收集权 ✓ 科室发展规划制定权 ✓ 医院计划参与权 ✓ 科室计划制定权 ✓ 计划调整权 ✓ 学科发展确定权 ✓ 规章制度制定权
工作内容	■ 参与医院年度计划制定； ■ 负责组织收集制定药学部发展规划所需的资料和数据，根据医院战略负责制定本科室的发展规划； ■ 根据医院全年计划分解并制定药学部的年度、季度、月度工作计划及目标，组织计划实施，并监督执行； ■ 根据本科室计划的实际执行情况和外部环境变化，当计划需要改变时，按计划的相关制度和流程进行申报，获得批准后可按要求进行修改及调整； ■ 负责制定药学部学科建设计划，掌握本专业国内外进展情况，熟悉学科发展前沿，确定本科室学科发展方向和重点； ■ 根据药学部特点，以工作流程为基础，制定并完善药学部各流程工作规范和质量标准，制定质量目标完成标准，提高科室工作效率。	
职责表述： 组织药学部人员进行教学及科研工作，提高科室建设水平。 工作时间百分比：15%		✓ 员工考核权 ✓ 组织权 ✓ 选择权

工作内容	■ 充分调动药学部人员积极性,定期组织药学部人员进行业务学习,负责技术考核,提出升调、奖惩的意见; ■ 组织及指导医学院校学生的实习和医疗单位药剂人员的进修工作; ■ 积极参加并组织院际、院内学术活动,积极引进并开展新技术、新业务,积极鼓励并组织开展药学科研工作,探索新知,总结经验,撰写学术论文。	

职责表述:
负责药学部日常管理与组织工作。
工作时间百分比:20%

工作内容	■ 建立并完善药品采购制度,确保药品采购流程规范、公开、透明,保证采购安全; ■ 领导所属人员认真执行各项规章制度和技术操作规程,做好临床药学工作和药品供应工作,确保药品安全、有效; ■ 指导、监督、检查药学部各部门工作; ■ 负责医院药事管理委员会的日常工作; ■ 定期组织检查全院各科室特殊药品的使用与管理; ■ 积极配合临床科室,做好重大医疗活动的药品供应工作; ■ 定期召开药学部例会,讨论决定药学部重大问题; ■ 积极做好临床药学工作,推进普通药师向临床药师的转型工作,为患者及临床提供优质的药学服务。	✓ 监督权 ✓ 管理权 ✓ 会议组织权

职责表述:
负责药学部其他日常管理与组织工作。
工作时间百分比:40%

工作内容	■ 负责工作范围内工作人员的职业道德教育及行风纪律教育; ■ 组织和参与科室人员的绩效考核工作,负责直接下属的考核、奖惩及绩效奖金的分配; ■ 负责科室内经费预算的制定和使用,以及各类财务开支审批; ■ 协调各部门工作,调动药学技术人员的积极性,不断提高工作效率。	✓ 教育权 ✓ 财务审批权 ✓ 协调权

职责表述: 完成上级领导和机关交办的其他任务。 工作时间百分比:5%	✓ 执行决策权

三、负责起草或撰写的文字资料

■ 通知、便笺、备忘录、简报、信函、汇报文件或报告、总结、医院文件、研究报告等

四、财务权限

当涉及_____元以上的费用支出或投资决定时,必须向上级主管申请批准。

五、工作汇报关系

汇报上级岗位	必须向上级主管汇报的事情（口头/书面）
主管副院长	部分与其他部门沟通较为困难的事情（口头/书面）； 超越部门权力范围的事情（口头/书面）； 其他需上级主管协调解决的事情（口头/书面）。

六、工作协作关系

协调对象	密切协调关系的部门
院内	医务处、临床科室、后勤保障处、计算机中心等
院外	医药公司、药品监督管理局、中医药管理局、中医药大学等

七、任职资格

教育水平要求：硕士研究生及以上学历　　　　专业要求：药学专业

从业资格要求：副主任药师及以上

培训经历：管理知识、沟通协调技能等

经　　验：在本职位工作 1~3 年，并且在相关职位工作 3~5 年

知　　识：通晓药学专业知识，熟悉管理知识，了解财务知识等

能　　力：领导能力、组织能力、创新能力、协调能力、冲突管理能力、信息管理能力、合作精神等

八、应知法律法规、核心制度

法律法规	《中华人民共和国中医药条例》、《中医、中西医结合病书写基本规范》、《药品管理法》、《处分管理办法》、《医疗机构药事管理办法》、《麻醉药和精神药品管理条例》、《医疗用毒性药品管理办法》、《医院中药饮片管理规范》、《易制化药品管理条例》等
核心制度	《医院引进新药审批有关制度》、《处方制度、安全管理制度》、《差错事故管理制度》、《药品统计制度》等

九、工作特征

使用工具/设备	电脑、办公设备
工作环境	办公室、病房，舒适度较好
工作时间	正常工作日，加班，偶尔出差

十、关键考核指标

备注：	

药学部科主任岗位说明书

药学部
科主任

一、岗位基本情况

岗位名称：科主任　　　　　所属部门：药学部

岗位编号：B-3-003　　　　　所属职族：业务中层管理人员

直接上级：主任　　　　　　所辖人数（数量）：

直接下级：

二、岗位职责与权限

岗位目的	在药学部主任领导下，全面负责西成药科、中草药科的管理工作。	
岗位职责与工作内容表述		**权限**
职责表述： 　严格遵守规章制度，负责制定西成药科、中草药科的科室规划及年度工作计划。 　　　　工作时间百分比：20%		✓ 科室发展规划制定权 ✓ 科室计划制定权 ✓ 计划调整权 ✓ 规章制度制定权
工作内容	■ 根据新颁布的法律法规及上级单位对药品管理的要求，组织各班班长认真学习贯彻执行； ■ 根据医院战略负责制定科室的发展规划； ■ 根据年度计划制定本科室的工作计划； ■ 组织计划的检查、落实、总结工作； ■ 根据本科室计划的实际执行情况和外部环境变化，当计划需要改变时，按计划的相关制度和流程进行申报，获得批准后可按要求进行修改及调整。	
职责表述： 　负责西成药科、中草药科的日常管理与组织工作。 　　　　工作时间百分比：20%		✓ 监督权 ✓ 会议组织权 ✓ 检查权 ✓ 学习组织权
工作内容	■ 负责对各类药品的管理进行不定期的监督、检查，保证药品质量，发现问题及时处理，并向药学部汇报； ■ 每月对各组工作进行逐项检查，并在例会上进行通报； ■ 深入到各班组，了解工作情况，随时解决各班组发生的实际问题； ■ 征求临床科室意见，不断改进工作，为临床提供全方位服务； ■ 定期组织人员进行业务学习，培养业务骨干，为临床提供用药信息，提高药学服务质量；	

■ 定期检查各组人员对各项规章制度及技术操作规程的执行情况，确保患者用药安全有效，严防差错事故； ■ 组织有关人员开展药物咨询活动，定期进行分析总结，提高药物咨询水平，指导患者合理用药。	

职责表述：

    负责西成药科、中草药科的其他日常管理与组织工作。

工作时间百分比：55%

工作内容	■ 负责工作范围内工作人员的职业道德教育及行风纪律教育； ■ 组织和参与科室人员的绩效考核工作，负责直接下属的考核、奖惩及绩效奖金的分配； ■ 负责西成药科、中草药科的经费预算制定和使用，各类财务开支审批； ■ 协调各部门工作，调动药学技术人员的积极性，不断提高工作效益。	✓ 教育权 ✓ 财务审批权 ✓ 协调权

职责表述：

    完成上级领导和机关交办的其他任务。   ✓ 执行决策权

工作时间百分比：5%

三、负责起草或撰写的文字资料

■ 通知、便笺、备忘录、简报、信函、汇报文件或报告、总结、医院文件、研究报告等

四、财务权限

当涉及_____元以上的费用支出或投资决定时，必须向上级主管申请批准。

五、工作汇报关系

汇报上级岗位	必须向上级主管汇报的事情（口头/书面）
主管副院长	部分与其他部门沟通较为困难的事情（口头/书面）； 超越部门权力范围的事情（口头/书面）； 其他需上级主管协调解决的事情（口头/书面）。

六、工作协作关系

协调对象	密切协调关系的部门
院内	医务处、临床科室、后勤保障处、计算机中心等
院外	医药公司、药品监督管理局、中医药管理局、中医药大学等

七、任职资格

教育水平要求：硕士研究生及以上学历   专业要求：药学专业

从业资格要求：副主任药师及以上

培训经历：	管理知识，沟通协调技能等
经　　验：	在药学部门工作 10 年以上
知　　识：	通晓药学专业知识，熟悉管理知识，了解财务知识等
能　　力：	领导能力、组织能力、创新能力、协调能力、冲突管理能力、信息管理能力、合作精神等

八、应知法律法规、核心制度

法律法规	《中华人民共和国中医药条例》、《中医、中西医结合病书写基本规范》、《药品管理法》、《处分管理办法》、《医疗机构药事管理办法》、《麻醉药和精神药品管理条例》、《医疗用毒性药品管理办法》、《医院中药饮片管理规范》、《易制化药品管理条例》等
核心制度	《医院引进新药审批有关制度》、《处方制度、安全管理制度》、《差错事故管理制度》、《药品统计制度》等

九、工作特征

使用工具/设备	电脑、办公设备
工作环境	办公室、病房，舒适度较好
工作时间	正常工作日，加班，偶尔出差

十、关键考核指标

备注：	

临床药学研究室主任岗位说明书

<table>
<tr><td rowspan="4">临床药学研究室 研究室主任</td><td colspan="3">**一、岗位基本情况**</td></tr>
<tr><td>岗位名称：研究室主任</td><td colspan="2">所属部门：药学部</td></tr>
<tr><td>岗位编号：B-3-005</td><td colspan="2">所属职族：业务中层管理人员</td></tr>
<tr><td>直接上级：药学部主任</td><td colspan="2">所辖人数（数量）：</td></tr>
<tr><td colspan="4">直接下级：</td></tr>
</table>

二、岗位职责与权限

岗位目的	在药学部主任领导下，负责临床药学研究室管理及业务指导工作。

岗位职责与工作内容表述	权限
职责表述： 严格遵守规章制度，负责制定研究室规划及年度工作计划。 工作时间百分比：10%	✓ 科室发展规划制定权 ✓ 科室计划制定权 ✓ 计划调整权 ✓ 规章制度制定权
工作内容 ■ 根据新颁布的法律法规及上级单位对药品管理的要求，组织科内成员认真学习贯彻执行； ■ 根据医院战略，负责制定科室的发展规划； ■ 根据医院年度计划，制定研究室的工作计划； ■ 组织计划的检查、落实、总结工作； ■ 根据本科室计划的实际执行情况和外部环境变化，当计划需要改变时，按计划的相关制度和流程进行申报，获得批准后可按要求进行修改及调整。	
职责表述： 负责临床药学研究室的日常管理与组织工作。 工作时间百分比：50%	✓ 组织权 ✓ 上报权 ✓ 资料管理权
工作内容 ■ 负责开展药学监护工作，为医师、护士、患者提供药物咨询工作，指导临床个体用药； ■ 负责药物不良反应监测工作，收集、整理药物不良反应的资料并及时上报，对不良反应进行分析总结； ■ 负责药学实践工作，根据本院的用药特点，积极探索，并结合病历处方的调查提出合理用药的依据，协助医生提高用药水平和医疗质量；	

	■ 负责药学情报资料的管理。	
职责表述： 负责西成药科、中草药科的其他日常管理与组织工作。 工作时间百分比：30%		
工作内容	■ 负责工作范围内工作人员的职业道德教育及行风纪律教育； ■ 组织和参与科室人员的绩效考核工作，负责直接下属的考核、奖惩及绩效奖金的分配； ■ 协调各部门工作，调动药学技术人员的积极性，不断提高工作效益； ■ 负责药学部全体员工的继续教育工作； ■ 负责组织药学部内部业务学习。	✓ 教育权 ✓ 考核权 ✓ 协调权
职责表述： 完成上级领导和机关交办的其他任务。 工作时间百分比：10%		✓ 执行决策权

三、负责起草或撰写的文字资料

■ 通知、便笺、备忘录、简报、信函、汇报文件或报告、总结、医院文件、研究报告等

四、财务权限

无财务权限。

五、工作汇报关系

汇报上级岗位	必须向上级主管汇报的事情（口头/书面）
药学部主任	药物不良反应（口头/书面）。

六、工作协作关系

协调对象	密切协调关系的部门
院内	医务处、临床科室等
院外	医药公司、药品监督管理局、中医药管理局、中医药大学等

七、任职资格

教育水平要求：硕士研究生及以上学历　　专业要求：药学专业

从业资格要求：副主任药师及以上

培训经历：管理知识、沟通协调技能等

经　　验：在药剂科工作 10 年以上

知　　识：通晓药学专业知识，熟悉管理知识等

能　　力：领导能力、组织能力、创新能力、协调能力、冲突管理能力、信息管理能力、合作精神等

八、应知法律法规、核心制度

法律法规	《中华人民共和国中医药条例》、《中医、中西医结合病书写基本规范》、《药品管理法》、《处分管理办法》、《医疗机构药事管理办法》、《麻醉药和精神药品管理条例》、《医疗用毒性药品管理办法》、《医院中药饮片管理规范》、《易制化药品管理条例》等
核心制度	《医院引进新药审批有关制度》、《处方制度、安全管理制度》、《差错事故管理制度》、《药品统计制度》等

九、工作特征

使用工具/设备	电脑、办公设备
工作环境	办公室、病房，舒适度较好
工作时间	正常工作日，加班

十、关键考核指标

备注：	

药学部主任药师岗位说明书

药学部 主任药师

一、岗位基本情况

岗位名称：主任药师	所属部门：药学部
岗位编号：B-3-122	所属职族：药剂人员
直接上级：药学部主任	所辖人数（数量）：
直接下级：主管药师	

二、岗位职责与权限

岗 位 目 的	在主任的领导下，认真贯彻《药品管理法》及相关法律法规，指导本科各项业务技术工作。	
岗位职责与工作内容表述		**权限**

岗位职责与工作内容表述	权限
职责表述： 　　严格遵守医院及科室制定的各项规章制度，做好科内各项业务技术指导工作。 　　　　　　工作时间百分比：15%	✓ 工作计划制定权。 ✓ 科内会议的参与权
工作内容 ■ 严格遵守医院的各项规章制度，按医院管理要求规范自己的行为； ■ 认真遵守《药品管理法》及相关法律法规； ■ 根据科室计划制定工作计划，并及时总结； ■ 参与本科室常规工作会议。	
职责表述： 　　负责本科业务技术的指导工作。 　　　　　　工作时间百分比：40%	
工作内容 ■ 指导下级药师做好各项工作，解决业务工作中的难题； ■ 指导复杂的药剂调配、制剂、药物咨询等，保证药品质量合格、安全、有效； ■ 督促检查特殊药品使用、管理以及检验鉴定工作； ■ 负责药品真伪、优劣的鉴别工作； ■ 负责下级药师的技术培养和理论提高，督促检查下级药师的具体药学技术工作； ■ 组织参与临床药学工作的研究，配合临床开展新剂型、新技术的开发工作。	✓ 业务指导权 ✓ 检验鉴定权 ✓ 参与权
职责表述： 　　指导并参与药学部的教学工作。 　　　　　　工作时间百分比：15%	✓ 教学任务参与权 ✓ 组织考核权

工作内容	■ 接受科主任下达的教学任务，指导进修生、实习生学习； ■ 组织做好科内各级人员业务培训，提高业务水平； ■ 参与组织阶段考核及出科考试，确保教学质量。	

职责表述：
    指导并参与药学部的科研工作。
工作时间百分比：15%

工作内容	■ 参与制订科研远景规划、年度计划； ■ 参与组织对科研课题的申报、管理、实施和保障； ■ 参与组织本科室科技成果的鉴定、报奖和推广应用工作； ■ 进行年终科研总结。	✓ 科研计划制定参与权 ✓ 科技成果推广应用权

职责表述：
    协助科主任协调本科室与其他科室、单位的信息沟通及交流。
工作时间百分比：10%

工作内容	■ 负责协调与医院其他临床科室的信息沟通工作； ■ 参与临床科室的危重病例讨论，协助临床医师确定用药； ■ 组织参加学术交流和学术活动，加强与国内外科学与技术的合作和交流。	✓ 信息沟通权 ✓ 制定危重病人用药权 ✓ 技术合作交流权

职责表述：
    完成科主任交办的其他工作。
工作时间百分比：5%

    ✓ 执行决策权

三、负责起草或撰写的文字资料

■ 通知、便笺、备忘录、简报、信函、汇报文件或报告、总结、医院文件、研究报告等

四、财务权限

无财务权限。

五、工作汇报关系

汇报上级岗位	必须向上级主管汇报的事情（口头/书面）
药学部主任	部分与其他部门沟通较为困难的事情（口头/书面）； 超越权力范围的事情（口头/书面）； 其他需上级主管协调解决的事情（口头/书面）。

六、工作协作关系

协调对象	密切协调关系的部门
院内	各临床科室医护人员等
院外	药品监督管理局、中医药管理局、中医药大学等

七、任职资格

教育水平要求：硕士研究生及以上学历　　专业要求：药学专业

从业资格要求：药师资格证

培训经历：医学知识、药理知识等

经　　验：具有 10 年以上药学工作经验

知　　识：通晓药学专业知识，熟悉药事管理知识及药品管理法规等相关规定等

能　　力：主动性、学习能力、判断决策能力、协调能力、分析能力、信息管理能力等

八、应知法律法规、核心制度

法律法规	《药品管理法》、《处分管理办法》、《医疗机构药事管理办法》、《麻醉药和精神药品管理条例》、《医疗用毒性药品管理办法》、《医院中药饮片管理规范》、《易制化药品管理条例》等
核心制度	《处分管理办法》、《医疗机构药事管理暂行条例》、《医院处分点评管理规范》、《麻醉药品和精神药品管理条例》、《临床药学岗位职责》、《临床药学工作制度》、《药学部工作制度》等

九、工作特征

使用工具/设备	电脑、办公设备等
工作环境	办公室、药房、病房、实验室，舒适度一般
工作时间	正常工作日，偶尔加班

十、关键考核指标

备注：	

药学部主管药师岗位说明书

药学部 主管药师

一、岗位基本情况

岗位名称：主管药师	所属部门：药学部
岗位编号：B-3-123	所属职族：药剂人员
直接上级：药学部主任	所辖人数（数量）：
直接下级：药师	

二、岗位职责与权限

岗位目的	在科主任（组长）领导和主任药师指导下，负责本科室规定的工作。

岗位职责与工作内容表述	权限
职责表述： 　　严格执行医院制定的各项规章制度，贯彻执行科室制定的发展规划及工作计划。 　　**工作时间百分比：15%** 工作内容 ■ 严格执行医院的各项规章制度，按医院管理要求规范自己的行为； ■ 组织、带领药师（士）认真执行《药品管理法》及相关法律法规； ■ 根据科室制定的工作计划，制定工作计划； ■ 参与本科室常规工作会议。	✓ 工作计划制定权。 ✓ 科内会议的参与权
职责表述： 　　认真负责地完成分管业务工作。 　　**工作时间百分比：40%** 工作内容 ■ 熟练掌握本学科的基本理论和技能，积极组织、参与临床药学工作； ■ 负责药品的检验和药检仪器的保养、使用，保证药品质量符合《中华人民共和国药典》或有关规定； ■ 参加科学实验和技术革新，搞好中西药结合工作； ■ 配合临床研制新药，了解使用效果，征求意见，改进剂型，提高疗效； ■ 检查麻醉药品、精神药品、毒性药品及贵重药品使用管理情况，引导临床合理用药，发现问题及时研究处理，并向领导报告； ■ 负责药品供应管理工作。	✓ 药检仪器保养使用权 ✓ 新药意见征求权 ✓ 发现问题上报权

职责表述： 　　参与本科室的教学工作。 　　　　　工作时间百分比：15%		✓ 教学任务参 　与权 ✓ 带教计划执 　行权 ✓ 组织考核权
工作 内容	■ 接受上级下达的教学任务，承担药学人员的实习、进修任务； ■ 执行上级制定的实习、进修计划，参与带教； ■ 参与阶段考核及出题考试，确保教学质量。	
职责表述： 　　参与药学部的科研工作。 　　　　　工作时间百分比：15%		✓ 科研计划制 　定参与权 ✓ 科技成果推 　广应用执行 　权
工作 内容	■ 执行上级制定的科研远景规划、年度计划； ■ 参与组织对科研课题的申报、管理、实施和保障； ■ 执行本科室科技成果的鉴定、报奖和推广应用工作； ■ 进行年终科研总结。	
职责表述： 　　负责协调本科室与其他科室、单位的信息沟通及交流。 　　　　　工作时间百分比：10%		✓ 信息沟通权 ✓ 制定危重病 　人用药权 ✓ 技术合作交 　流权
工作 内容	■ 负责协调与医院其他临床科室的信息沟通工作； ■ 参与临床科室的危重病例讨论，协助临床医师确定用药； ■ 参加学术交流和学术活动，加强与国内外科学与技术的合作和 　交流。	
职责表述： 　　完成科主任交办的其他工作。 　　　　　工作时间百分比：5%		✓ 执行决策权

三、负责起草或撰写的文字资料

■ 通知、便笺、备忘录、简报、信函、汇报文件或报告、总结、医院文件、研究报告等

四、财务权限

无财务权限。

五、工作汇报关系

汇报上级岗位	必须向上级主管汇报的事情（口头/书面）
药学部主任	新药的疗效分析报告（书面）； 自制药品的研制（书面）。

六、工作协作关系

协调对象	密切协调关系的部门
院内	各临床科室医护人员等
院外	中医药管理局、中医药大学、药监局等

七、任职资格

教育水平要求：本科学历及以上	专业要求：药学专业

从业资格要求：药师资格证

培训经历：医学知识、药理知识等

经　　验：具有 8 年以上药学工作经验

知　　识：通晓药学专业知识，熟悉药事管理知识及药品管理法规等相关规定等

能　　力：主动性、学习能力、判断决策能力、协调能力、分析能力、信息管理能力等

八、应知法律法规、核心制度

法律法规	《药品管理法》、《处分管理办法》、《医疗机构药事管理办法》、《麻醉药和精神药品管理条例》、《医疗用毒性药品管理办法》、《医院中药饮片管理规范》、《易制化药品管理条例》等
核心制度	《处分管理办法》、《医疗机构药事管理暂行条例》、《医院处分点评管理规范》、《麻醉药品和精神药品管理条例》、《临床药学岗位职责》、《临床药学工作制度》、《药学部工作制度》等

九、工作特征

使用工具/设备	电脑、办公设备等
工作环境	办公室、药房、病房、实验室，舒适度一般
工作时间	正常工作日，加班

十、关键考核指标

备注：	

药学部临床药师岗位说明书

药学部 | 临床药师

一、岗位基本情况

岗位名称：临床药师	所属部门：药学部
岗位编号：B-3-124	所属职族：药剂人员
直接上级：研究室主任	所辖人数（数量）：
直接下级：	

二、岗位职责与权限

岗 位 目 的	在研究室主任的领导下，协助临床医护人员更合理地用药，避免由于使用药物对患者造成的伤害。	
	岗位职责与工作内容表述	权限
	职责表述： 加强药物知识宣导，提高医疗质量。 工作时间百分比：35%	
工作内容	■ 在研究室主任的领导下开展临床药学工作； ■ 了解各类药物的理化性质，以及在体内吸收、分布、代谢、排泄等的动态过程，熟悉药物间的相互作用及配伍禁忌情况，为医师、护士和病人介绍药物知识、提供药物咨询服务，并做好咨询与各种工作记录； ■ 参与临床药物治疗方案设计与实施，协助临床医师选药和合理用药，使病人不受或减少与用药有关的损害，提高临床药物治疗水平，提升患者生活质量； ■ 定期参加查房和疑难病例讨论，协助临床做到个体化给药。	✓ 实验数据记录权 ✓ 药物治疗方案参与权 ✓ 疑难病例讨论参与权
	职责表述： 加强药物的监督监测，并及时作出反馈。 工作时间百分比：40%	
工作内容	■ 根据本院用药特点，积极开展药品的临床用药观察、中西药的合理配伍等工作； ■ 进行临床药学研究，为提升药物治疗水平提供科学的监测或实验数据； ■ 指导临床做好药品不良反应监测工作，负责收集、整理药品不良反应报表并及时上报，对医院药品不良反应进行分析总结，定期在《药讯》上通报；	✓ 临床药物检测数据收集权 ✓ 药品不良反应上报权 ✓ 新药资料收集权

■ 协助临床医师共同作好各类药物临床观察，特别是新药上市后的安全性和有效性监测，并进行相关资料的收集、整理、分析、评估和反馈工作； ■ 结合临床药物治疗实践，进行药物调查，开展合理用药、药物评价和药物利用的研究。	
职责表述： 加强药品资料的保管，以备查阅。 工作时间百分比：20%	✓ 药学图书借阅制度制定权 ✓ 《药讯》出版权
工作内容	■ 负责收集和保管好各类有关药学方面的工具书、专业书、参考书、期刊杂志、药品说明书等，建立图书资料借阅登记制度； ■ 负责每年 4 期的《药讯》出版工作； ■ 负责药学部职工继续教育和学分注册工作。
职责表述： 完成科主任交办的其他临时性工作。 工作时间百分比：5%	✓ 执行决策权

三、负责起草或撰写的文字资料

■ 通知、便笺、备忘录、简报、信函、汇报文件或报告、总结、医院文件、研究报告等

四、财务权限

无财务权限。

五、工作汇报关系

汇报上级岗位	必须向上级主管汇报的事情（口头/书面）
研究室主任	临床使用药物不合理的情况（口头/书面）。

六、工作协作关系

协调对象	密切协调关系的部门
院内	各临床科室医护人员、急诊 EICU、ICU 等
院外	中医药大学、北京市药监局、中医药管理局等

七、任职资格

教育水平要求：本科学历及以上　　　　专业要求：药学专业

从业资格要求：主管药师

培训经历：医学知识、药理知识等

经　　验：在本职位工作时间达到一到三年，并且在相关职位工作时间达到三到五年

知　　识：通晓药学专业知识，熟悉药事管理知识及药品管理法规等相关规定等

能　　　力：	主动性、学习能力、判断决策能力、协调能力、分析能力、信息管理能力等

八、应知法律法规、核心制度

法律法规	《药品管理法》、《处分管理办法》、《医疗机构药事管理办法》、《麻醉药和精神药品管理条例》、《医疗用毒性药品管理办法》、《医院中药饮片管理规范》、《易制化药品管理条例》等
核心制度	《处分管理办法》、《医疗机构药事管理暂行条例》、《医院处分点评管理规范》、《麻醉药品和精神药品管理条例》、《临床药学岗位职责》、《临床药学工作制度》、《药学部工作制度》等

九、工作特征

使用工具/设备	电脑、办公设备
工作环境	办公室、药房、病房、实验室，舒适度一般
工作时间	正常工作日，偶尔加班

十、关键考核指标

备注：	

药学部药师岗位说明书

	一、岗位基本情况	
药 药 学 部 师	岗位名称：药师	所属部门：药学部
	岗位编号：B-3-124	所属职族：药剂人员
	直接上级：药学部主任	所辖人数（数量）：
	直接下级：药士	

二、岗位职责与权限

岗位目的	在主任领导和上级药师指导下，进行各种药学技术工作。

岗位职责与工作内容表述	权限
职责表述： 　　严格遵守医院制定的各项规章制度，贯彻执行科室制定的发展规划及工作计划。 <center>工作时间百分比：15%</center>	✓ 工作计划制定权。 ✓ 科内会议的参与权
工作内容 ■ 认真执行各项规章制度及操作规程，按要求规范自己的行为； ■ 认真执行《药品管理法》及相关法律法规； ■ 根据科室制定的工作计划，制定工作计划； ■ 参与本科室常规工作会议。	
职责表述： 　　认真负责地完成范围内的业务工作。 <center>工作时间百分比：55%</center>	✓ 药检仪器保养使用权 ✓ 新药意见征求权 ✓ 发现问题上报权
工作内容 ■ 熟练掌握本学科的基本理论和技能，积极参与临床药学工作； ■ 负责药品的检验和药检仪器的保养、使用，保证药品质量符合《中华人民共和国药典》或有关规定； ■ 配合临床研制新药，了解使用效果，征求意见，改进剂型，提高疗效； ■ 检查麻醉药品、精神药品、毒性药品及贵重药品使用管理情况，引导临床合理用药，发现问题及时研究处理，并向领导报告； ■ 负责药品供应管理工作。	
职责表述： 　　参与本科室的教学与科研工作。 <center>工作时间百分比：20%</center>	✓ 教学参与权 ✓ 科研计划制定参与权
工作内容 ■ 担任进修、实习人员的带教工作，指导药士工作及业务学习； ■ 执行上级制定的科研远景规划、年度计划；	

	■ 参与组织对科研课题的申报、管理、实施和保障； ■ 执行本科室科技成果的鉴定、报奖和推广应用工作； ■ 进行年终科研总结。	✓ 科技成果推广应用执行权
职责表述： 　　完成科主任交办的其他工作。 <center>工作时间百分比：10%</center>		✓ 执行决策权

三、负责起草或撰写的文字资料

■ 通知、便笺、备忘录、简报、信函、汇报文件或报告、总结、医院文件、研究报告等

四、财务权限

无财务权限。

五、工作汇报关系

汇报上级岗位	必须向上级主管汇报的事情（口头/书面）
主任	新药的疗效分析报告（书面）； 自制药品的研制（书面）。

六、工作协作关系

协调对象	密切协调关系的部门
院内	各临床科室医护人员等
院外	中医药管理局、中医药大学、药监局等

七、任职资格

教育水平要求：本科学历及以上　　　　　专业要求：药学专业

从业资格要求：药师资格证

培训经历：医学知识、药理知识等

经　　验：具有 5 年以上药学工作经验

知　　识：通晓药学专业知识，熟悉药事管理知识及药品管理法规等相关规定等

能　　力：主动性、学习能力、判断决策能力、协调能力、分析能力、信息管理能力等

八、应知法律法规、核心制度

法律法规	《药品管理法》、《处分管理办法》、《医疗机构药事管理办法》、《麻醉药和精神药品管理条例》、《医疗用毒性药品管理办法》、《医院中药饮片管理规范》、《易制化药品管理条例》等
核心制度	《处分管理办法》、《医疗机构药事管理暂行条例》、《医院处分点评管理规范》、《麻醉药品和精神药品管理条例》、《临床药学岗位职责》、《临床药学工作制度》、《药学部工作制度》等

九、工作特征

使用工具/设备	电脑、办公设备等
工作环境	办公室、药房、病房、实验室，舒适度一般
工作时间	正常工作日，偶尔加班

十、关键考核指标

备注：	

药学部药士岗位说明书

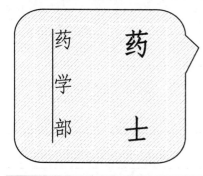

药学部 药士

一、岗位基本情况

岗位名称：药士	所属部门：药学部
岗位编号：B-3-125	所属职族：药剂人员
直接上级：药学部主任	所辖人数（数量）：
直接下级：	

二、岗位职责与权限

岗位目的	在组长领导和上级药师的指导下进行工作。	
岗位职责与工作内容表述		权限
职责表述： 　　严格执行医院制定的各项规章制度，贯彻执行科室制定的发展规划及工作计划。 　　　　　　工作时间百分比：15%		✓ 工作计划制定权。 ✓ 科内会议的参与权
工作内容	■ 严格执行各项规章制度及操作规程，按要求规范自己的行为； ■ 认真执行《药品管理法》及相关法律法规； ■ 根据科室制定的工作计划，制定工作计划； ■ 参与本科室常规工作会议。	
职责表述： 　　认真负责地完成范围内的业务工作。 　　　　　　工作时间百分比：40%		✓ 基本药物管理权 ✓ 药品使用情况上报权 ✓ 药检仪器保养使用权
工作内容	■ 按照分工负责药品的预算、请领、分发、保管、采购、回收、下送登记、统计和药品制剂、处方调配等工作，严防差错事故； ■ 负责做好药品管理工作，防止药品变质失效，保证药品质量； ■ 负责检查特殊药品的管理使用情况，发现问题及时处理上报； ■ 负责经常检查和保养各种仪器设备，保持性能良好。	
职责表述： 　　药学部其他日常工作。 　　　　　　工作时间百分比：15%		✓ 接受考核权 ✓ 登记统计权
工作内容	■ 接受上级领导的考核与监督； ■ 认真执行各项规章制度和技术操作规程； ■ 严格执行值班和交班制度，做好各项工作的登记统计。	

职责表述： 　　完成上级领导交办的其他工作。 　　　　　　　工作时间百分比：5%	✔ 执行决策权

三、负责起草或撰写的文字资料

■ 备忘录、信函、汇报文件或报告、总结等

四、财务权限

无财务权限。

五、工作汇报关系

汇报上级岗位	必须向上级主管汇报的事情（口头/书面）
主任	差错事故（口头）。

六、工作协作关系

协调对象	密切协调关系的部门及岗位
院内	各临床科室医护人员等
院外	医药公司、物流公司等

七、任职资格

教育水平要求：大专学历及以上　　　　　　专业要求：药学专业

从业资格要求：

培训经历：医学知识、药理知识等

经　　验：具有 1 年以上药学工作经验

知　　识：通晓药学专业知识，熟悉药事管理知识及药品管理法规等相关规定等

能　　力：主动性、学习能力、判断决策能力、协调能力、分析能力、信息管理能力等

八、应知法律法规、核心制度

法律法规	《药品管理法》、《处分管理办法》、《医疗机构药事管理办法》、《麻醉药和精神药品管理条例》、《医疗用毒性药品管理办法》、《医院中药饮片管理规范》、《易制化药品管理条例》等
核心制度	《处分管理办法》、《医疗机构药事管理暂行条例》、《医院处分点评管理规范》、《麻醉药品和精神药品管理条例》、《临床药学岗位职责》、《临床药学工作制度》、《药学部工作制度》等

九、工作特征

使用工具/设备	电脑、办公设备等
工作环境	办公室、药房、病房、实验室，舒适度一般
工作时间	正常工作日，偶尔加班

十、关键考核指标

备注：	

药学部组长岗位说明书

药学部 组长

一、岗位基本情况

岗位名称：组长	所属部门：药学部
岗位编号：B-3-126	所属职族：药剂人员
直接上级：科主任	所辖人数（数量）：
直接下级：	

二、岗位职责与权限

岗位目的	在科主任领导下，负责本组日常管理和业务指导工作。

岗位职责与工作内容表述	权限
职责表述： 　　严格遵守规章制度，执行本班组工作计划。 　　　　　　　工作时间百分比：20%	✓ 监督权
工作内容 ■ 严格遵守医院及药学部制定的各项规章制度，并督促、检查班组成员认真执行； ■ 严格遵守操作规程，防止差错事故的发生； ■ 督促、检查班组成员执行工作计划。	✓ 检查权 ✓ 执行权
职责表述： 　　负责本班组日常管理与组织工作。 　　　　　　　工作时间百分比：70%	
工作内容 ■ 负责本组药品的请领，保证药品供应； ■ 负责本组药品的管理，保证药品质量； ■ 负责本组特殊药品的管理，执行特殊药品管理规定； ■ 负责组织实施本组药品季度盘点，盘点误差不得超过规定范围； ■ 做好组内外的协调工作，负责向临床通报药品信息，了解用药情况，征求意见，改进工作； ■ 组织本组政治及业务学习，组织完成各类实习生、进修生的带教工作； ■ 负责组织本组会议，讨论总结本组工作情况，及时向科主任汇报； ■ 及时解决窗口发生的医患纠纷。	✓ 保管权 ✓ 协调权 ✓ 组织权 ✓ 纠纷处理权
职责表述： 　　完成上级领导和机关交办的其他任务。 　　　　　　　工作时间百分比：10%	✓ 执行决策权

三、负责起草或撰写的文字资料

■ 简报、信函、汇报文件或报告、总结等

四、财务权限

无财务权限

五、工作汇报关系

汇报上级岗位	必须向上级主管汇报的事情（口头/书面）
科主任	药品盘点情况（书面）； 工作总结（口头/书面）； 纠纷处理情况（口头/书面）。

六、工作协作关系

协调对象	密切协调关系的部门
院内	医务处、临床科室、计算机中心等
院外	医药公司、药品监督管理局、中医药管理局、中医药大学等

七、任职资格

教育水平要求：大专及以上学历　　　　　专业要求：药学专业

从业资格要求：主管药师

培训经历：管理知识、沟通协调技能等

经　　验：在药剂科工作 3 年以上

知　　识：通晓药学专业知识等

能　　力：领导能力、组织能力、协调能力、冲突管理能力、合作精神等

八、应知法律法规、核心制度

法律法规	《中华人民共和国中医药条例》、《中医、中西医结合病书写基本规范》、《药品管理法》、《处分管理办法》、《医疗机构药事管理办法》、《麻醉药和精神药品管理条例》、《医疗用毒性药品管理办法》、《医院中药饮片管理规范》、《易制化药品管理条例》等
核心制度	《医院引进新药审批有关制度》、《处方制度、安全管理制度》、《差错事故管理制度》、《药品统计制度》等

九、工作特征

使用工具/设备	电脑、办公设备
工作环境	办公室、病房,舒适度较好
工作时间	正常工作日,偶尔加班

十、关键考核指标

备注:	

药品采购员岗位说明书

<table>
<tr><td colspan="4">**一、岗位基本情况**</td></tr>
<tr><td>岗位名称：采购员</td><td></td><td colspan="2">所属部门：药学部</td></tr>
<tr><td>岗位编号：B-3-127</td><td></td><td colspan="2">所属职族：药剂人员</td></tr>
<tr><td>直接上级：药学部主任</td><td></td><td colspan="2">所辖人数（数量）：</td></tr>
<tr><td colspan="4">直接下级：</td></tr>
</table>

二、岗位职责与权限

岗位目的	在药学部主任领导下，执行医院药事会的决议，负责全院药品的采购工作。

岗位职责与工作内容表述	权限
职责表述： 　　执行医院药事会的决议，严格遵守医院及科室制定的各项规章制度，做好药品采购工作。 　　　　　　工作时间百分比：20%	
工作内容 ■ 严格遵守医院的各项规章制度，按医院管理要求规范自己的行为； ■ 认真执行医院药事会的决议，负责全院药品的采购工作； ■ 采购工作必须符合各种相关制度与规定。	✔ 执行权
职责表述： 　　严格执行医院药事会决议，认真做好医院药品采购工作。 　　　　　　工作时间百分比：60%	
工作内容 ■ 负责审核医院批准的供应商资质证明，认真审核供应商"五证"； ■ 负责审核首次进入医院药品新品种的质量资质证明，遵守有关法规，保证采购药品质量； ■ 根据医、教、研需要，凭医院领导及药学部主任批准的采购计划单及时采购，根据药品需求的轻重缓急，按照药品采购管理规定执行采购； ■ 根据原始单据填制入库单，与药品保管员共同验收入库，入、退库手续必须齐备、清楚； ■ 与医药公司互通信息，做好有效期药、破损药、退药工作；做好市场短缺品种的协调工作，保证药品供应。	✔ 审核权 ✔ 采购权 ✔ 保管权 ✔ 协调权
职责表述： 　　负责药品采购的其他日常工作。 　　　　　　工作时间百分比：15%	✔ 接受考核权 ✔ 登记统计权

药学部　采购员

工作内容	■ 接受上级领导的考核与监督； ■ 严格执行值班和交班制度，做好各项工作的登记统计； ■ 认真履行医院药事委员会决议，不得擅自更改。	
职责表述： 　　完成科主任交办的其他工作。 <div align="right">工作时间百分比：5%</div>		✓ 执行决策权

三、负责起草或撰写的文字资料

■ 汇报文件或报告、总结等

四、财务权限

　　无财务权限

五、工作汇报关系

汇报上级岗位	必须向上级主管汇报的事情（口头/书面）
主任	药商资质审核（书面）

六、工作协作关系

协调对象	密切协调关系的部门
院内	医院药事委员会等
院外	医药公司、物流公司等

七、任职资格

教育水平要求：大专学历及以上　　　　　　专业要求：药学专业

从业资格要求：药师资格证

培训经历：医学知识、药理知识等

经　　验：具有3年以上药学工作经验

知　　识：通晓药学专业知识，熟悉药事管理知识及药品管理法规等相关规定等

能　　力：主动性、学习能力、判断决策能力、协调能力、分析能力、信息管理能力等

八、应知法律法规、核心制度

法律法规	《药品管理法》、《处分管理办法》、《医疗机构药事管理办法》、《麻醉药和精神药品管理条例》、《医疗用毒性药品管理办法》、《医院中药饮片管理规范》、《易制化药品管理条例》等

核心制度	《处分管理办法》、《医疗机构药事管理暂行条例》、《医院处分点评管理规范》、《麻醉药品和精神药品管理条例》、《临床药学岗位职责》、《临床药学工作制度》、《药学部工作制度》等

九、工作特征

使用工具/设备	电脑、办公设备
工作环境	办公室、药房，舒适度一般
工作时间	正常工作日，偶尔加班

十、关键考核指标

备注：	

药学部药品信息员岗位说明书

<table>
<tr><td rowspan="4">药
学
部</td><td rowspan="4">药
品
信
息
员</td></tr>
</table>

一、岗位基本情况

岗位名称：药品信息员	所属部门：药学部
岗位编号：B-3-128	所属职族：药剂人员
直接上级：药学部主任	所辖人数（数量）：
直接下级：	

二、岗位职责与权限

岗 位 目 的	在药学部主任的领导下，做好医院药品价格的信息更新工作。	
岗位职责与工作内容表述		权限
职责表述： 　　严格遵守医院及科室制定的各项规章制度，做好药品价格信息工作。 工作时间百分比：20%		✓ 工作计划制 定权。 ✓ 科内会议的 参与权
工 作 内 容	■ 严格遵守医院的各项规章制度，按医院管理要求规范自己的行 　 为； ■ 认真执行《药品管理法》及相关法律法规； ■ 根据科室计划制定工作计划，并及时总结； ■ 参与本科室常规工作会议。	
职责表述： 　　认真负责地完成医院药品价格信息更新工作。 工作时间百分比：60%		✓ 计算机维护 权 ✓ 药品价格更 新权 ✓ 药品信息查 询权 ✓ 药品价格调 整权
工 作 内 容	■ 负责定期维护计算机，确保设备随时处于良好状态，发现问题 　 及时与信息中心联系； ■ 负责 HIS 系统的药品信息维护，保证药品信息的准确性； ■ 负责每日定时查询京价网，及时掌握药品调价信息，并做好每 　 日查询工作记录； ■ 负责按照发改委及北京市招标采购中心规定日期调整药品价 　 格，并做好登记、备案工作； ■ 负责按照医保办要求维护好医保药品信息，做好工作记录。	
职责表述： 　　药学部其他日常工作。 工作时间百分比：15%		✓ 接受考核权 ✓ 登记统计权

工作内容	■ 接受上级领导的考核与监督;	
	■ 严格执行值班和交班制度，做好各项工作的登记统计。	

职责表述： 　　完成上级领导交办的其他工作。 　　　　　　工作时间百分比：5%	✔ 执行决策权

三、负责起草或撰写的文字资料

■ 汇报文件或报告、总结等

四、财务权限

无财务权限

五、工作汇报关系

汇报上级岗位	必须向上级主管汇报的事情（口头/书面）
药学部主任 计财处	药品价格的变动（书面）

六、工作协作关系

协调对象	密切协调关系的部门
院内	医保办等
院外	发改委、北京市招标采购中心等

七、任职资格

教育水平要求：大专学历及以上　　　　　　专业要求：

从业资格要求：

培训经历：药品知识等

经　　验：具有 1 年以上药学工作经验

知　　识：通晓计算机知识，了解药品知识等

能　　力：主动性、学习能力、判断决策能力、协调能力、分析能力、信息管理能力等

八、应知法律法规、核心制度

法律法规	《药品管理法》、《处分管理办法》、《医疗机构药事管理办法》、《麻醉药和精神药品管理条例》、《医疗用毒性药品管理办法》、《医院中药饮片管理规范》、《易制化药品管理条例》等
核心制度	《处分管理办法》、《医疗机构药事管理暂行条例》、《医院处分点评管理规范》、《麻醉药品和精神药品管理条例》、《临床药学岗位职责》、《临床药学工作制度》、《药学部工作制度》等

九、工作特征

使用工具/设备	电脑、办公设备
工作环境	办公室，舒适度较好
工作时间	正常工作日，偶尔加班

十、关键考核指标

备注：	

药学部库房药品保管员岗位说明书

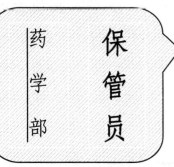

药学部 保管员

一、岗位基本情况

岗位名称：保管员	所属部门：药学部
岗位编号：B-3-129	所属职族：药剂人员
直接上级：药学部主任	所辖人数（数量）：
直接下级：	

二、岗位职责与权限

岗位目的	在科主任的领导下，做好库房药品的保管工作。	

岗位职责与工作内容表述		权限
职责表述： 　　严格遵守医院及科室制定的各项规章制度，做好库房药品的保管工作。 工作时间百分比：20%		✓ 工作计划制定权。 ✓ 科内会议的参与权
工作内容	■ 严格遵守医院的各项规章制度，按医院管理要求规范自己的行为； ■ 认真执行《药品管理法》及相关法律法规； ■ 遵守药库工作制度，禁止带非药库人员出入； ■ 参与本科室常规工作会议。	
职责表述： 　　认真负责地完成药库管理工作。 工作时间百分比：60%		✓ 药品分类权 ✓ 库存药品管理权 ✓ 库存药品核对权
工作内容	■ 负责库存药品分类存放，码放整齐； ■ 负责对危险药品单独存放，不得与其他药品同存放，定时排风； ■ 负责保持库房干燥通风，做好温湿度记录，保证库房温湿度符合药品储存标准，以防药品霉烂、虫蛀、损坏、变质； ■ 负责建立有效期药品登记本、退药登记本或库存药品检查登记本，以保证库房内药品质量； ■ 负责建立药品分类明细账目，经常核对，季度盘点，做到账物相符； ■ 入库、出库认真验收、验付，先进先出，防止药品积压、过期、失效。	
职责表述： 　　药学部其他日常工作。 工作时间百分比：15%		✓ 接受考核权 ✓ 登记统计权

工作内容	■ 接受上级领导的考核与监督； ■ 严格执行值班和交班制度，做好各项工作的登记统计。	
职责表述： 　　完成科主任交办的其他工作。 　　　　　　工作时间百分比：5%		✓ 执行决策权

三、负责起草或撰写的文字资料

■ 汇报文件或报告、总结等

四、财务权限

无财务权限。

五、工作汇报关系

汇报上级岗位	必须向上级主管汇报的事情（口头/书面）
主任	药品储存情况（口头）； 药品盘点情况（书面）。

六、工作协作关系

协调对象	密切协调关系的部门及岗位
院内	各临床科室医护人员等
院外	药品公司、物流公司等

七、任职资格

教育水平要求：中专学历及以上		专业要求：临床药学专业

从业资格要求：药师资格证

培训经历：医学知识、药理知识等

经　　验：具有 1 年以上药学工作经验

知　　识：通晓药学专业知识，熟悉药事管理知识及药品管理法规等相关规定等

能　　力：主动性、学习能力、判断决策能力、协调能力、分析能力、信息管理能力等

八、应知法律法规、核心制度

法律法规	《药品管理法》、《处分管理办法》、《医疗机构药事管理办法》、《麻醉药和精神药品管理条例》、《医疗用毒性药品管理办法》、《医院中药饮片管理规范》、《易制化药品管理条例》等
核心制度	《处分管理办法》、《医疗机构药事管理暂行条例》、《医院处分点评管理规范》、《麻醉药品和精神药品管理条例》、《临床药学岗位职责》、《临床药学工作制度》、《药学部工作制度》等

九、工作特征

使用工具/设备	电脑、办公设备
工作环境	办公室、药房，舒适度一般
工作时间	正常工作日，偶尔加班

十、关键考核指标

备注：	

药学部药品咨询员岗位说明书

药学部 药品咨询员

一、岗位基本情况

岗位名称：药品咨询员	所属部门：药学部
岗位编号：B-3-130	所属职族：药剂人员
直接上级：科主任	所辖人数（数量）：
直接下级：	

二、岗位职责与权限

岗位目的	在科主任的领导下，做好医院药品咨询工作。

岗位职责与工作内容表述		权限
职责表述： 严格遵守医院及科室制定的各项规章制度，做好药品咨询工作。 工作时间百分比：20%		✓ 工作计划制定权。 ✓ 科内会议的参与权
工作内容	■ 严格遵守医院的各项规章制度，按医院管理要求规范自己的行为； ■ 认真遵守《药品管理法》及相关法律法规； ■ 根据科室计划制定工作计划，并及时总结； ■ 参与本科室常规工作会议。	
职责表述： 认真负责地完成医院药品咨询工作。 工作时间百分比：60%		
工作内容	■ 负责随时解答患者提出的关于药品的问题； ■ 咨询人员应熟悉药品的通用名、商品名、规格、剂型、适应症、禁忌症、使用方法、剂量疗程、药物间的相互作用、中成药与西药间的相互作用等有关药品应用问题，为患者提供细致的专业服务； ■ 仔细倾听患者提出的问题，能当场答复的马上回答，不能当场回答的，应在协商时间内通过电话或其他方式给予答复； ■ 将咨询内容及时记录，包括患者姓名、性别、年龄、咨询问题、解答内容等； ■ 对于疑难问题需报上级药师或临床药学室共同研究答复； ■ 发现药品不良反应、事件及时填写，并与临床医师联系，整理并交予临床药学室。	✓ 记录权 ✓ 咨询权 ✓ 上报权

职责表述： 药学部其他日常工作。 工作时间百分比：15%	✓ 保管维护权 ✓ 登记统计权
工作内容 ■ 接受上级领导的考核与监督； ■ 对咨询配备的书籍、设备进行维护和保养； ■ 负责与不合格处方医师联系修改等事宜； ■ 严格执行值班和交班制度，做好各项工作的登记统计。	
职责表述： 完成主任交办的其他工作。 工作时间百分比：5%	✓ 执行决策权

三、负责起草或撰写的文字资料

■ 汇报文件或报告、总结等

四、财务权限

无财务权限

五、工作汇报关系

汇报上级岗位	必须向上级主管汇报的事情（口头/书面）
科主任	药品不良反应及事件（书面）。

六、工作协作关系

协调对象	密切协调关系的部门
院内	医保办等
院外	患者与家属等

七、任职资格

教育水平要求：大专学历及以上   专业要求：药学专业

从业资格要求：

培训经历：药品知识等

经　　验：具有 1 年以上药学工作经验

知　　识：通晓药品知识等

能　　力：主动性、学习能力、判断决策能力、协调能力、分析能力、信息管理能力等

八、应知法律法规、核心制度

法律法规	《药品管理法》、《处分管理办法》、《医疗机构药事管理办法》、《麻醉药和精神药品管理条例》、《医疗用毒性药品管理办法》、《医院中药饮片管理规范》、《易制化药品管理条例》等
核心制度	《处分管理办法》、《医疗机构药事管理暂行条例》、《医院处分点评管理规范》、《麻醉药品和精神药品管理条例》、《临床药学岗位职责》、《临床药学工作制度》、《药学部工作制度》等

九、工作特征

使用工具/设备	电话等
工作环境	
工作时间	正常工作日

十、关键考核指标

备注：	

信息中心岗位说明书

信息中心主任岗位说明书

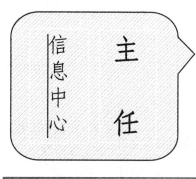

一、岗位基本情况

岗位名称：信息中心主任	所属部门：信息中心
岗位编号：B-6-001	所属职族：医技人员
直接上级：医疗副院长	所辖人数（数量）：
直接下级：统计室科长、计算机室主任	

二、岗位职责与权限

岗 位 目 的	在医疗副院长的领导下，负责医院信息规划，保障医院信息系统的正常运行，为医院的经营管理决策提供信息支持，加速医院信息化进程。	
	岗位职责与工作内容表述	权限
	职责表述： 　负责评估医院信息化现状和未来发展，参与制定医院信息化建设方案及科室发展计划，并向院领导提供决策支持数据。. 　　　　工作时间百分比：20%	
工 作 内 容	■ 了解国内国际医院信息化趋势，深入调研医院信息化现状，参与制定全院信息化建设方案，并保证方案的落实与执行； ■ 贯彻执行上级有关部门和医院制定的有关信息管理的政策、法规、管理制度及规定； ■ 促进医院信息化建设的落实与实施，定期向主管院领导汇报工作，努力将医院信息系统建成大规模、一体化的系统，实现信息采集、传输、处理的一体化； ■ 制定科室年度工作计划，并保证科室人员能够积极地落实执行医院及科室的发展计划。	✓ 方案建议权 ✓ 监督权 ✓ 科室计划制定权
	职责表述： 管理科室，建立和完善科室各项制度。 　　　　工作时间百分比：25%	✓ 管理权 ✓ 实施监督权 ✓ 修改权 ✓ 考核权
工 作 内 容	■ 主持信息中心的日常行政管理工作；制定科室工作计划、信息化网络管理条例和规章制度，并协调有关部门贯彻执行；负责科室的文书管理工作； ■ 负责计算机信息网络管理；负责组织、监督全院计算机网络系	

	统的维护和管理，保证网络的畅通、安全；将医院有关信息及时上网公布；逐步实行病案、图书馆和医疗统计信息化管理； ■ 审核信息系统维护过程中的耗材购置、零件更换； ■ 负责科室绩效管理，建立、健全科室的考核制度，对科室人员实施绩效考核； ■ 制定科室的人才培养计划与梯队建设计划，并组织科员政治、业务学习，不断提高自身素质； ■ 审定信息中心下属各科室的工作、总结、管理制度、岗位职责，审核、签准请示、报告等呈报公文。	
职责表述： 　负责向院领导提供决策所需的支持数据。 工作时间百分比：15%		✓ 数据负责权 ✓ 保密权
工作内容	■ 负责向上级主管部门提供所需医院各项数据，对数据的安全性和完整性负责，并负责数据的保密工作； ■ 对医院所有数据信息进行阶段性分析，为医院领导所作决策提供准确、可靠的数据支持。	
职责表述： 　组织与激励科室人员进行有关医院数字化和信息化相关方向的研究与论文的发表，提高学科建设水平。 工作时间百分比：10%		✓ 计划制定权 ✓ 进度调查权 ✓ 项目审核权
工作内容	■ 制定科室人员科研及学术发展计划，并保证科室人员贯彻执行； ■ 制定科研与论文发表的激励办法，鼓励科室人员进行有关医院信息化、数字化的研究及论文的发表； ■ 监督并辅导科室人员进行医院信息化、数字化方面的研究，提升医院信息化水平； ■ 对科室人员的研究成果及相关论文进行初步的审核及建议，保证研究成果及论文的质量； ■ 组织院际医院信息化交流工作，提高医院信息化研究水平。	
职责表述： 　开展信息中心的内部管理工作。 工作时间百分比：10%		✓ 管理权 ✓ 考核权 ✓ 审查权 ✓ 组织权
工作内容	■ 指导下属制定阶段性工作计划，监督执行，并给予指导； ■ 负责部门内人员选拔、调配、工作安排、业务培训等工作； ■ 负责直接下属的考核、奖惩及绩效奖金的分配； ■ 负责部门内所有使用资产的管理、维护和保养； ■ 负责部门内经费预算的制定和使用，以及各类财务开支审批。	
职责表述： 　负责与医院其他科室进行沟通、协调，保证信息化工作更好的开展。 工作时间百分比：10%		✓ 数据保密权 ✓ 组织权 ✓ 设备修理权

| 工作内容 | ■ 制定计算机知识普及计划，组织与指导全院员工电脑基本知识培训，让医院的信息系统做到全民化，提高电脑操作技能，提高整体计算机应用水平；
■ 负责医院各部门电脑操作技术支持和计算机设备的日常维护工作与技术支持；
■ 对于有些工作需要相关科室协助才能完成的，要按照工作流程与相关科室进行沟通协调；
■ 负责对相关科室所需的科室数据提供支持和帮助。 | |

| 职责表述：
　　完成上级交办下来的其他任务。
工作时间百分比：10% | ✓ 执行权 |

三、负责起草或撰写的文字资料

■ 通知、便笺、备忘录、汇报文件或报告、总结、医院文件、研究报告、合同或法律文件等

四、财务权限

当涉及_____元以上的费用支出或投资决定时，必须向上级主管申请批准。

五、工作汇报关系

汇报上级岗位	必须向上级主管汇报的事情（口头/书面）
医疗副院长	信息化系统上线中遇到的本部门无法解决的问题（书面、口头）

六、工作协作关系

协调对象	密切协调关系的部门
院内	各临床科室、医技科室，各行政职能科室等医院所有部门
院外	通信设备商、软件服务商及相关信息和网站业务公司、卫生局等

七、任职资格

教育水平要求：本科及以上学历　　　　　专业要求：信息管理专业

从业资格要求：中级以上职称，计算机技术资格证书

培训经历：医疗、数据库、网络管理、统计学等

经　　验：具有 10 年以上的信息管理经验，并具有 5 年以上的管理经验。

知　　识：计算机知识、信息化系统知识、网站知识、医院管理知识、信息化管理知识、信息安全知识等

能　　力：判断决策能力、组织领导能力、协调计划能力、创新分析能力、信息管理与收集处理能力、合作精神、服务奉献精神、培养人才、学习能力等

八、应知法律法规、核心制度

法律法规	《计算机室工作制度》、《国家上网行为管理文件》、《信息中心工作制度》、《医院病人信息查阅授权制度》、《网络室运行和管理工作守则》、《医院网络安全管理办法》、《医院信息管理条例》、《信息安全法》、《信息保密制度》、《医院信息化标准》等
核心制度	《信息安全法》、《信息保密制度》、《医院信息化标准》等

九、工作特征

使用工具/设备	使用设备基本安全，使用难度较高
工作环境	办公室、机房，环境舒适度中等
工作时间	正常工作日，经常加班，偶尔出差

十、关键考核指标

备注：	

计算机室主任岗位说明书

<table>
<tr><td colspan="2">

计
算
机
室

主
任

</td><td colspan="2">

一、岗位基本情况

</td></tr>
<tr><td colspan="2" rowspan="4"></td><td>岗位名称：计算机室主任</td><td>所属部门：信息中心</td></tr>
<tr><td>岗位编号：B-6-JSJ-001</td><td>所属职族：医技人员</td></tr>
<tr><td>直接上级：信息中心主任</td><td>所辖人数（数量）：</td></tr>
<tr><td colspan="2">直接下级：科室人员</td></tr>
</table>

二、岗位职责与权限

岗位目的	在信息中心主任的领导下，负责维修、维护医院所有计算机及外设和信息系统及设备，支持医院信息系统软硬件设备及网络平台，保证信息系统的正常运行及使用。	
	岗位职责与工作内容表述	权限
职责表述：	参与医院信息化建设方案制定并保证执行。 工作时间百分比：20%	
工作内容	■ 与信息中心主任沟通协调，参与制定部门的信息化建设方案，并保证方案的落实与执行； ■ 贯彻执行上级有关部门和医院制定的有关信息管理的政策、法规、管理制度及规定； ■ 负责医院信息化建设方案的落实与实施，定期向主任汇报工作，努力将医院信息系统建成大规模、一体化的系统，实现信息采集、传输、处理的一体化； ■ 制定科室年度工作计划，并保证科室人员能够积极地落实、执行医院及科室的发展计划。	✓ 参与权 ✓ 执行权 ✓ 建议权
职责表述：	建立和完善科室各项规章制度，并保证执行。 工作时间百分比：10%	
工作内容	■ 主持计算机室的日常行政管理工作；制定科室工作计划、各项规章制度，并协调科室人员贯彻执行；负责科室的文书管理工作； ■ 负责科室绩效管理，建立、健全科室的考核制度，对科室人员实施绩效考核； ■ 制定科室的人才培养计划与梯队建设计划，并组织科员政治、业务学习，不断提高自身素质； ■ 按照有关规章制度，负责科室人员的组织、协调、管理工作；	✓ 执行权 ✓ 监督权 ✓ 反馈权

	■ 参与医院信息系统所需硬件设备招标，提供相应技术支持，保证招标质量； ■ 提供医院信息系统所需相关的技术服务，解决实际问题。	
职责表述： 负责全院所有计算机设备及各信息系统的维护工作。 工作时间百分比：20%		
工作内容	■ 负责计算机信息网络管理，维护和管理全院计算机网络系统，保证网络的畅通、安全； ■ 将医院有关信息及时上网公布，逐步实行病案、图书馆和医疗统计信息化管理； ■ 进行数据库日常业务数据的完整备份，以及服务器操作系统检查； ■ 保持现有运行程序的适应性，不断对其进行修改和优化，同时进行新的项目程序开发； ■ 负责医院有关医保的"三大目录"的维护工作； ■ 负责全院联网计算机的病毒防范，以及定期进行病毒库升级工作； ■ 负责医院的信息字典库的维护工作，定期对全院计算机硬件及网络安全性进行检查。	✓ 维修权 ✓ 保密权 ✓ 执行权 ✓ 管理权
职责表述： 开展计算机室的内部管理工作。 工作时间百分比：10%		✓ 管理权
工作内容	■ 指导下属制定阶段性工作计划，监督执行，并给予指导； ■ 负责科室内人员选拔、调配、工作安排、业务培训等工作； ■ 负责直接下属的考核、奖惩及绩效奖金的分配； ■ 负责科室内所有使用资产的管理、维护和保养； ■ 负责科室内经费预算的制定和使用，以及各类财务开支审批。	✓ 考核权 ✓ 审查权 ✓ 组织权
职责表述： 与医院其他科室沟通、协调与服务，保证医院信息化工作的顺利开展。 工作时间百分比：30%		
工作内容	■ 对于有些工作需要相关科室协助才能完成的，要按照工作流程与相关科室进行沟通协调； ■ 制定计算机知识普及计划，让医院的信息系统做到全民化，提高全体员工的计算机应用水平； ■ 负责医院其他科室的所有计算机设备的维护、保养工作，对于院内其他科室的需求，要及时作出反应，保证医院信息化设备的正常运转。	✓ 协助权 ✓ 保密权 ✓ 指导权
职责表述： 完成上级交办下来的临时任务。 工作时间百分比：10%		✓ 执行权

三、负责起草或撰写的文字资料

■ 通知、便笺、备忘录、汇报文件或报告、总结、医院文件、研究报告、合同或法律文件、简报、信函等

四、财务权限

当涉及_____元以上的费用支出或投资决定时，必须向上级主管申请批准。

五、工作汇报关系

汇报上级岗位	必须向上级主管汇报的事情（口头/书面）
信息中心主任	信息系统相应模块需作较大的修改（书面）； 较大范围的网络故障（口头）； 增加第三方应用软件实施（书面）； 参加院外学习培训（有费用）（书面）。

六、工作协作关系

协调对象	密切协调关系的部门
院内	挂号处，收费处，药库，药房，门诊，住院医生站，医技科室，拥有计算机的行政、后勤、教学等部门
院外	通信设备商、软件服务商等

七、任职资格

教育水平要求：本科及以上学历　　　　　　专业要求：计算机相关专业

从业资格要求：中级及以上职称，执业资格证书

培训经历：信息化管理培训、行政管理培训、医疗知识培训、数据库、网络管理计算机知识培训等

经　　验：具有5年以上信息管理和网络工程工作经验

知　　识：计算机专业知识、网络知识、硬件知识、信息化知识、医院信息管理知识等

能　　力：判断决策能力、分析创新能力、组织协调能力、信息管理能力、合作精神、服务精神、学习能力等

八、应知法律法规、核心制度

法律法规	《计算机室工作制度》、《国家上网行为管理文件》、《信息中心工作制度》、《医院病人信息查阅授权制度》、《网络室运行和管理工作守则》、《医院网络安全管理办法》等
核心制度	《信息中心工作制度》、《医院病人信息查阅授权制度》、《网络室运行和管理工作守则》、《医院网络安全管理办法》等

九、工作特征

使用工具/设备	使用设备基本安全，使用难度较高
工作环境	办公室、户外等，环境舒适度一般
工作时间	正常工作日，必要时随叫随到

十、关键考核指标

备注：	

计算机室科员（硬件方向）岗位说明书

计算机室科员

一、岗位基本情况

岗位名称：科员（硬件方向）	所属部门：计算机室
岗位编号：B-6-JSJ-003	所属职族：医技人员
直接上级：计算机室主任	所辖人数（数量）：
直接下级：	

二、岗位职责与权限

岗位目的	在计算机室主任的领导下，负责医院所有计算机硬件设备的维护与管理，保证医院信息系统各硬件设备的正常运行及使用。	
岗位职责与工作内容表述		权限
职责表述： 　　贯彻执行医院及科室的各项规章制度，以及医院信息化建设方案。 工作时间百分比：20%		
工作内容	■ 与计算机室主任沟通协调，贯彻执行医院及科室的信息化建设方案，并保证方案的落实与执行； ■ 贯彻执行上级有关部门和医院制定的有关信息管理的政策、法规、管理制度及规定； ■ 负责医院信息化建设方案中硬件设施的搭建与运行，定期向主任汇报硬件设备的工作情况，努力实现医院信息系统及其硬件设备的稳定、高效运行； ■ 拟定硬件设备实施的年度工作计划，并保证计划能够落实、执行； ■ 贯彻执行医院及科室关于信息化管理的各项规范及工作制度； ■ 参与医院信息系统所需硬件设备的招标工作，提供相应技术支持，保证招标质量。	✔ 参与权 ✔ 执行权 ✔ 反馈权 ✔ 汇报权
职责表述： 　　负责全院的各种计算机硬件设施的维护工作。 工作时间百分比：35%		
工作内容	■ 负责全院信息化系统及配套的硬件设备的维护与管理，保证医院信息化稳定、高效地运转； ■ 负责计算机硬件设备日常维护工作，并做好维护记录，掌握医院硬件设备的整体使用情况； ■ 保持现有硬件设备的运行状态良好，对于淘汰设备要做好记录并负责设备回收工作。	✔ 维修权 ✔ 保密权

	职责表述： 与其他科室沟通、协调，保证院内计算机硬件设施的正常运行。 工作时间百分比：35%		
工作内容	■ 要按照有关的工作流程与相关科室进行沟通协调以及配合，保证医院信息化工作的正常运行，如有解决不了的问题应及时向上级汇报； ■ 贯彻执行计算机知识普及计划，提高全体员工的计算机应用水平；. ■ 负责医院其他科室的所有计算机硬件及周边设备的维护、保养工作； ■ 对于其他科室的需求与疑问，要及时作出反应，保证医院信息化工作的正常开展。		✓ 协助权 ✓ 协作决定权 ✓ 保密权
	职责表述： 完成上级交办下来的临时任务。 工作时间百分比：10%		✓ 执行权

三、负责起草或撰写的文字资料

■ 通知、便笺、备忘录、总结、简报、信函等

四、财务权限

无财务权限。

五、工作汇报关系

汇报上级岗位	必须向上级主管汇报的事情（口头/书面）
计算机室主任	计算机及周边设备的更换，维修所需配件的供给（书面）； 较大范围的硬件设施更换（书面或口头）； 需要增加新的硬件设施（书面）； 参加院外学习培训（有费用）（书面）。

六、工作协作关系

协调对象	密切协调关系的部门
院内	使用计算机的医院内部各行政科室、各后勤科室、各临床科室、各医技科室等
院外	计算机及周边设备服务商等

七、任职资格

教育水平要求：本科及以上学历　　　专业要求：计算机相关专业

从业资格要求：计算机硬件资格证书

培训经历：医疗知识培训、计算机硬件维修培训、周边设备维修培训等

经　　验	具有2年以上硬件维护的工作经验
知　　识	计算机基础知识、计算机硬件维修知识、周边设备维修知识等
能　　力	分析创新能力、组织协调能力、信息管理能力、合作精神、服务精神、学习能力等

八、应知法律法规、核心制度

法律法规	《计算机室工作制度》、《国家上网行为管理文件》、《信息中心工作制度》、《计算机室工作制度》、《医院病人信息查阅授权制度》、《医院网络安全管理办法》等
核心制度	《医院病人信息查阅授权制度》、《网络室运行和管理工作守则》、《医院网络安全管理办法》等

九、工作特征

使用工具/设备	使用设备基本安全，使用难度较高
工作环境	办公室、户外等，环境舒适度一般
工作时间	正常工作日，必要时随叫随到

十、关键考核指标

备注：	

计算机室科员（软件方向）岗位说明书

计算机室 科员

一、岗位基本情况

岗位名称：科员（软件方向）		所属部门：计算机室	

岗位编号：B-6-JSJ-004	所属职族：医技人员

直接上级：计算机室主任	所辖人数（数量）：

直接下级：

二、岗位职责与权限

岗 位 目 的	在计算机室主任的领导下，负责维护医院所有计算机软件项目，保证医院信息系统软件平台的正常运行及使用。	
岗位职责与工作内容表述		权限
职责表述： 贯彻执行医院及科室的各项规章制度，以及医院信息化建设方案。 工作时间百分比：20%		
工 作 内 容	■ 与计算机室主任沟通协调，贯彻执行医院及科室的信息化建设方案，并保证方案的落实与执行； ■ 贯彻执行上级有关部门和医院制定的有关信息管理的政策、法规、管理制度及规定； ■ 负责医院信息化建设方案中软件方面的落实与实施，定期向主任汇报软件方面的工作进度，努力实现医院信息系统及各软件稳定、高效地运行； ■ 拟定软件工作的年度工作计划，并保证能够积极地落实、执行； ■ 贯彻执行医院及科室关于信息化管理的各项规范及工作制度； ■ 参与医院信息系统所需软件的招标，提供相应技术支持，保证招标质量。	✓ 参与权 ✓ 执行权 ✓ 反馈权 ✓ 汇报权
职责表述： 负责全院使用的各种软件的维护工作。 工作时间百分比：35%		
工 作 内 容	■ 负责全院使用的软件的维护与管理，保证软件的正常使用、更新及安全； ■ 进行数据库日常业务数据的完整备份，以及服务器操作系统检查等软件方面工作；	✓ 维修权 ✓ 保密权

	■ 保持现有运行软件的稳定性与实用性，不断对其进行修改和优化，同时进行新的项目程序开发； ■ 负责医院有关医保的"三大目录"的维护、更新工作； ■ 负责医院的信息字典库的维护工作，定期对全院软件的安全性进行测试检查。	

职责表述：

与医院其他科室沟通、协调与服务，保证医院各软件的稳定与高效运作。

工作时间百分比：35%

工作内容	■ 要按照有关的工作流程与相关科室进行沟通协调以及配合，保证医院各软件的正常运行，如有解决不了的问题应及时向上级汇报； ■ 贯彻执行计算机知识普及计划，提高全体员工的计算机应用水平； ■ 负责医院其他科室的所有计算机软件的维护、保养工作； ■ 对于其他科室的需求与疑问，要及时作出反应，保证医院信息化工作的正常开展。	✓ 协助权 ✓ 协作决定权 ✓ 保密权

职责表述：

完成上级交办下来的临时任务。

工作时间百分比：10%

✓ 执行权

三、负责起草或撰写的文字资料

■ 通知、便笺、备忘录、总结、简报、信函等

四、财务权限

无财务权限。

五、工作汇报关系

汇报上级岗位	必须向上级主管汇报的事情（口头/书面）
计算机室主任	信息系统相应软件模块需作较大的修改（书面）； 较大范围的软件故障（书面或口头）； 增加第三方应用软件实施（书面）； 参加院外学习培训（有费用）（书面）。

六、工作协作关系

协调对象	密切协调关系的部门
院内	使用计算机的医院内部各行政科室、各后勤科室、各临床科室、各医技科室等

院外	软件服务商等

七、任职资格

教育水平要求：本科及以上学历	专业要求：计算机相关专业

从业资格要求：无职称要求，计算机软件资格证书

培训经历：医疗知识培训、数据库维护、软件维护等

经　　验：具有2年以上软件维护的工作经验

知　　识：计算机基础知识、数据库应用知识、信息化知识等

能　　力：分析创新能力、组织协调能力、信息管理能力、合作精神、服务精神、学习能力等

八、应知法律法规、核心制度

法律法规	《计算机室工作制度》、《国家上网行为管理文件》、《信息中心工作制度》、《计算机室工作制度》、《医院病人信息查阅授权制度》、《医院网络安全管理办法》等
核心制度	《医院病人信息查阅授权制度》、《网络室运行和管理工作守则》、《医院网络安全管理办法》等

九、工作特征

使用工具/设备	使用设备基本安全，使用难度较高
工作环境	办公室、户外等，环境舒适度一般
工作时间	正常工作日，必要时随叫随到

十、关键考核指标

备注：	

计算机室科员（网络方向）岗位说明书

计算机室 科员

一、岗位基本情况

岗位名称：科员（网络方向）	所属部门：计算机室
岗位编号：B-6-JSJ-005	所属职族：医技人员
直接上级：计算机室主任	所辖人数（数量）：
直接下级：	

二、岗位职责与权限

岗 位 目 的	在计算机室主任的领导下，负责医院的网络维护工作，保证医院信息系统网络平台的正常运行及使用。	
	岗位职责与工作内容表述	权限
	职责表述： 　贯彻执行医院及科室的各项规章制度，以及医院信息化建设方案。 工作时间百分比：20%	
工作内容	■ 与计算机室主任沟通协调，贯彻执行医院及科室的信息化建设方案，并保证方案的落实与执行； ■ 贯彻执行上级有关部门和医院制定的有关信息管理的政策、法规、管理制度及规定； ■ 负责医院信息化建设方案中网络方面的落实与实施，定期向主任汇报网络方面的工作进度，努力实现医院信息系统及各网络稳定、高效地运行； ■ 拟定软件工作的年度工作计划，并保证能够积极地落实、执行； ■ 贯彻执行医院及科室关于信息化管理的各项规范及工作制度；	✓ 参与权 ✓ 执行权 ✓ 反馈权 ✓ 汇报权
	职责表述： 　负责医院信息系统网络平台的维护工作。 工作时间百分比：35%	
工作内容	■ 负责计算机信息网络管理，维护和管理全院计算机网络系统，保证网络的畅通、安全； ■ 负责全院信息化系统网络平台的维护与管理，保证网络的顺畅与安全； ■ 保持现有网络平台的实用性与顺畅，对其进行修改和优化，同时进行新的网络平台的拓展开发； ■ 将医院有关信息及时上网公布，逐步实行病案、图书馆和医疗统计信息化管理。	✓ 维修权 ✓ 保密权

	职责表述： 　　与医院其他科室沟通、协调与服务，保证医院各网络平台的稳定与高效运作。 <div align="center">工作时间百分比：35%</div>	✓ 协助权 ✓ 协作决定权 ✓ 保密权
工作内容	■ 要按照有关的工作流程与相关科室进行沟通协调及配合，保证医院网络平台的通达，如有解决不了的问题应及时向上级汇报； ■ 贯彻执行计算机知识普及计划，提高全体员工的计算机应用水平； ■ 负责医院其他科室的所有计算机网络的维护、保养工作； ■ 对于其他科室的需求与疑问，要及时作出反应，保证医院信息化工作的正常开展。	
	职责表述： 　　完成上级交办下来的临时任务。 <div align="center">工作时间百分比：10%</div>	✓ 执行权

三、负责起草或撰写的文字资料

■ 通知、便笺、备忘录、总结、简报、信函等

四、财务权限

　　无财务权限。

五、工作汇报关系

汇报上级岗位	必须向上级主管汇报的事情（口头/书面）
计算机室主任	信息系统网络模块需作较大的修改（书面）； 较大范围的网络故障及升级工作（书面或口头）。

六、工作协作关系

协调对象	密切协调关系的部门
院内	使用计算机的医院内部各行政科室、各后勤科室、各临床科室、各医技科室等
院外	网络供应服务商等

七、任职资格

教育水平要求：本科及以上学历　　　　　专业要求：计算机相关专业

从业资格要求：计算机软件资格证书

培训经历：医疗知识培训、数据库维护、网络维护等等

经　　验：具有2年以上网络维护的工作经验

知　　识：计算机基础知识、数据库应用知识、信息化知识等

能　　力：分析创新能力、组织协调能力、信息管理能力、合作精神、服务精神、学习能力等

八、应知法律法规、核心制度

法律法规	《计算机室工作制度》、《国家上网行为管理文件》、《信息中心工作制度》、《计算机室工作制度》、《医院病人信息查阅授权制度》、《医院网络安全管理办法》等
核心制度	《医院病人信息查阅授权制度》、《网络室运行和管理工作守则》、《医院网络安全管理办法》等

九、工作特征

使用工具/设备	使用设备基本安全，使用难度较高
工作环境	办公室、户外等，环境舒适度一般
工作时间	正常工作日，必要时随叫随到

十、关键考核指标

备注：	

统计室科长岗位说明书

一、岗位基本情况

岗位名称：统计室科长	所属部门：信息中心
岗位编号：B-6-TJS-001	所属职族：行政管理基层人员
直接上级：信息中心主任	所辖人数（数量）：
直接下级：科室人员	

二、岗位职责与权限

岗位目的	认真贯彻执行统计法，配合医院的总体规划，在信息中心的领导下，完成并完善统计数据的处理、统计分析以及科室管理工作。	
岗位职责与工作内容表述		**权限**
职责表述： 贯彻执行医院信息化建设方案及科室发展计划。 工作时间百分比：20%		✓ 参与权 ✓ 执行权 ✓ 监督反馈权
工作内容	■ 贯彻执行上级行政部门制定的各项统计法规及医院制定的各项统计管理规章制度； ■ 贯彻执行医院制定的信息化建设方案，定期向上级领导汇报统计室工作进度与工作情况； ■ 制定科室年度工作计划，并保证计划有效的执行与落实。	
职责表述： 负责制定和完善科室工作的各项制度。 工作时间百分比：20%		✓ 执行权 ✓ 监督权 ✓ 反馈权 ✓ 制度修改权
工作内容	■ 主持统计室的日常行政管理工作，制定科室的工作计划，制定和完善科室的各项规章制度，并协调科室人员贯彻执行； ■ 负责科室的文书管理工作； ■ 负责科室绩效管理，建立、健全科室的考核制度，对科室人员实施绩效考核； ■ 制定科室的人才培养计划与梯队建设计划，并组织科员政治、业务学习，不断提高自身素质； ■ 按照有关规章制度，负责科室人员的组织、协调、管理工作。	
职责表述： 负责医院所有的数据统计工作，为院方的决策提供数据支持。 工作时间百分比：20%		✓ 制定权 ✓ 审核权 ✓ 拟定权

工作内容	■ 确定并建立本院统计信息采集点，筛选、规范统计信息内容，制定信息采集方式，规范统计文书报单格式； ■ 负责医院所有数据的日常统计工作，拟定日报、年报等信息统计以及年度统计汇编的编导工作； ■ 负责协助院领导，为院方制定科学合理的决策与方案提供数据支持； ■ 对联网及存储的信息数据进行整理，并进行综合的、单项的统计分析； ■ 按医院规定要求，定期以报表、图标等形式输出统计文章并及时呈报； ■ 按规定要求按时完成医院统计信息年度汇编； ■ 负责医院各种统计信息资料的建档管理，并按医院规定负责信息统计资料的借、阅、传、送、回收等工作。	✓ 修改权 管理权 ✓ 汇报权

职责表述：
  开展统计室的内部管理工作。
        工作时间百分比：10%
		✓ 管理权

工作内容	■ 指导下属制定阶段性工作计划，监督执行，并给予指导； ■ 负责科室内人员选拔、调配、工作安排、业务培训等工作； ■ 负责直接下属的考核、奖惩及绩效奖金的分配； ■ 负责科室内所有使用资产的管理、维护和保养； ■ 负责科室内经费预算的制定和使用，以及各类财务开支审批。	✓ 管理权 ✓ 考核权 ✓ 审查权 ✓ 组织权

职责表述：
  与其他科室进行沟通，促进医院信息化普及并提供科室所需的各项数据指标细则。
        工作时间百分比：10%
		✓ 配合权
		✓ 数据支持权
		✓ 数据保密权
		✓ 最终解释权

工作内容	■ 负责对临床等科室有数据要求的，提供所需的数据，保证其科室工作的正常开展； ■ 负责向其他科室提取医院信息化工作所需的数据及相关指标； ■ 对于有些工作需要相关科室协助才能完成的，要按照工作流程与相关科室进行沟通协调； ■ 负责组织全院各有关人员进行统计知识的普及教育工作。	

职责表述：
  完成上级交办下来的临时任务。
        工作时间百分比：20%
		✓ 执行权

三、负责起草或撰写的文字资料

■ 通知、便笺、备忘录、简报、汇报文件或报告、总结、医院文件等

四、财务权限

无财务权限。

五、工作汇报关系

汇报上级岗位	必须向上级主管汇报的事情（口头/书面）
信息中心主任	外出会议，上级下发的红头文件（口头或书面）； 医院数据的出具与其他重要操作（书面）。

六、工作协作关系

协调对象	密切协调关系的部门
院内	院领导及各职能处室科室、各临床科室、医院职工等
院外	市卫生局、通信设备商、软件服务商等

七、任职资格

教育水平要求：大专及以上学历　　　　　专业要求：医疗统计相关专业

从业资格要求：

培训经历：统计法规、信息中心工作准则、医疗统计相关内容培训等

经　　验：具有 5 年以上数据统计工作经验，3 年以上科室管理经验

知　　识：医疗数据统计相关知识等

能　　力：判断决策能力、计划分析能力、组织协调能力、写作能力、信息管理能力、合作精神、服务精神、学习能力等

八、应知法律法规、核心制度

法律法规	《计算机室工作制度》、《国家上网行为管理文件》、《信息中心工作制度》、《医院病人信息查阅授权制度》、《网络室运行和管理工作守则》、《医院网络安全管理办法》、《医院信息管理条例》、《信息安全法》、《信息保密制度》、《医院信息化标准》、《信息安全法》、《信息保密制度》、《医院信息化标准》、《信息中心工作制度》、《统计室岗位职责》、《国家统计法规》、《上级卫生行政部门文件》等
核心制度	《信息中心工作制度》、《统计室岗位职责》、《国家统计法规》、《上级卫生行政部门文件》等

九、工作特征

使用工具/设备	使用设备基本安全，使用难度较高
工作环境	办公室，环境舒适度中等
工作时间	正常工作日，必要时随叫随到

十、关键考核指标

备注：	

统计室科员岗位说明书

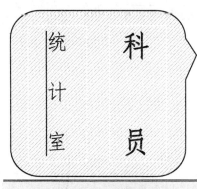

统计室 科员

一、岗位基本情况

岗位名称：科员　　　　　　所属部门：统计室

岗位编号：B-6-TJS-003　　所属职族：行政管理基层人员

直接上级：统计室科长　　　所辖人数（数量）：

直接下级：

二、岗位职责与权限

岗位目的	在统计室科长的领导下，认真贯彻执行统计法，配合医院的总体规划，完成并完善数据的统计、统计分析以及科室日常工作等事务。	
岗位职责与工作内容表述		权限
职责表述： 贯彻执行医院及科室的各项制度。 工作时间百分比：20%		
工作内容	■ 贯彻执行上级部门制定的各项统计法规及医院制定各项统计管理规章制度； ■ 贯彻执行医院制定的信息化建设方案，定期向上级汇报工作进度与工作情况，不断总结工作经验； ■ 贯彻执行科室内的各项规章制度及工作细则，保证规章制度有效地执行与落实，将工作差错率降到最低； ■ 协助科长负责科室的文书管理工作。	✓ 参与权 ✓ 执行权 ✓ 监督反馈权
职责表述： 协助科长负责医院所有的数据统计工作，为院方的决策提供数据支持。 工作时间百分比：50%		
工作内容	■ 参与医院统计信息采集点，筛选、规范统计信息内容，制定信息采集方式，规范统计文书报单格式； ■ 参与医院所有数据的日常统计工作，拟定日报、年报等信息统计以及年度统计汇编的编导工作，并交由科长审核； ■ 负责对联网及存储的信息数据进行整理，并进行综合的、单项的统计分析； ■ 按医院规定要求，定期以报表、图标等形式输出统计文章并及时呈报给科长审批； ■ 按规定要求拟定医院统计信息年度汇编，并交由科长审批； ■ 负责医院各种统计信息资料的建档管理，并按医院规定负责信息统计资料的借、阅、传、送、回收等工作。	✓ 制定权 ✓ 审核权 ✓ 拟定权 ✓ 汇报权

职责表述：与其他科室进行沟通，提供各科室所需的各项数据指标细则。 工作时间百分比：15%	✓ 配合权 ✓ 支持权 ✓ 保密权 ✓ 最终解释权
工作内容	■ 经由科长审批通过后，对医院各科室提供所要求的数据及相关数据指标，保证科室工作的正常开展； ■ 对于有些工作需要相关科室协助才能完成的，要按照工作流程，及时向科长汇报，再与相关科室进行沟通协调； ■ 负责组织全院各有关人员进行统计知识的普及教育工作。	
职责表述：完成科室临时性任务和上级交办下来的其他临时任务。 工作时间百分比：15%	✓ 执行权

三、负责起草或撰写的文字资料

■ 通知、便笺、备忘录、简报、汇报文件或报告、总结、医院文件等

四、财务权限

无财务权限。

五、工作汇报关系

汇报上级岗位	必须向上级主管汇报的事情（口头/书面）
统计室科长	外出会议，上级下发的红头文件（口头或书面）； 医院数据的出具与其他重要操作（书面）。

六、工作协作关系

协调对象	密切协调关系的部门
院内	院领导及各职能处室科室、各临床科室、医院职工等
院外	市卫生局、市统计局等

七、任职资格

教育水平要求：大专及以上学历 　　　　专业要求：医疗统计相关专业

从业资格要求：

培训经历：统计法规、信息中心工作准则、医疗统计相关内容培训等

经　　验：具有 3 年以上数据统计工作经验，1 年以上科室管理经验

知　　识：医疗数据统计相关知识等

能　　力：计划分析能力、写作能力、信息管理能力、合作精神、服务精神、学习能力等

八、应知法律法规、核心制度

法律法规	《计算机室工作制度》、《国家上网行为管理文件》、《信息中心工作制度》、《医院病人信息查阅授权制度》、《网络室运行和管理工作守则》、《医院网络安全管理办法》、《医院信息管理条例》、《信息安全法》、《信息保密制度》、《医院信息化标准》、《信息安全法》、《信息保密制度》、《医院信息化标准》、《信息中心工作制度》、《统计室岗位职责》、《国家统计法规》、《上级卫生行政部门文件》等
核心制度	《信息中心工作制度》、《统计室岗位职责》、《国家统计法规》、《上级卫生行政部门文件》等

九、工作特征

使用工具/设备	使用设备基本安全，使用难度较高
工作环境	办公室，环境舒适度中等
工作时间	正常工作日，必要时随叫随到

十、关键考核指标

备注：	

医保办岗位说明书

医保办主任岗位说明书

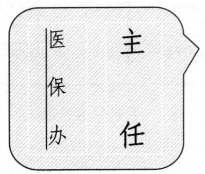

医
保
办
主
任

一、岗位基本情况

岗位名称：主任	所属部门：医保办
岗位编号：B-4-001	所属职族：行政管理类
直接上级：医疗副院长	所辖人数（数量）：
直接下级：	

二、岗位职责与权限

岗 位 目 的	在院长、医疗副院长领导下，全面负责医疗保险管理工作，落实上级医保办公室各项制度的实施。

岗位职责与工作内容表述		权限
职责表述： 组织制定医保办的相关制度、发展规划和工作计划。 <div align=center>工作时间百分比：10%</div>		✓ 对医院的建议权 ✓ 本部门计划的决策权和指挥权 ✓ 文件的起草权 ✓ 规章制度的制定权和督促权 ✓ 制度修改和完善权
工作内容	■ 组织制定医保办内部及与工作相关的各项规章制度和各项工作执行流程； ■ 负责监督制度的实施，并及时修订和完善； ■ 依据医院整体发展战略，制定医保办的业务发展规划； ■ 制定本处室的年度工作计划，并细化到月度工作计划； ■ 负责处室月度工作计划的组织实施、督促检查； ■ 负责本科室的工作总结，并定期上报。	
职责表述： 全面负责贯彻执行医疗保险政策规定。 <div align=center>工作时间百分比：20%</div>		✓ 文件起草权 ✓ 对各科室的抽查权和检查权 ✓ 建议和处罚权
工作内容	■ 根据市医保文件精神制定和起草全院医疗保险规定，并组织实施； ■ 监督检查各项政策和规定的执行情况，及时总结并向主管院长及相关科室反馈存在问题； ■ 组织实施医疗保险政策的宣传，及时传达市医疗保险文件精神；	

<ul><li>组织实施对院内各类人员医保知识的培训，培养医护人员自觉遵守医保政策的意识；</li><li>组织抽查在院住院病人治疗医嘱，了解治疗用药规定的执行情况，并向主管院长汇报；</li><li>组织实施对门诊处方的检查，对违反处方规定者建议给予处罚；</li><li>组织实施对病历的抽查，对违反规定者建议给予处罚；</li><li>主持召开院内医保联系会，及时通报检查中的问题。</li></ul>	

	职责表述：	
	开展医保办的内部管理工作 工作时间百分比：10%	✓ 工作指导权 ✓ 人员支配权 ✓ 对下属的考核权 ✓ 财务开支审批权
工作内容	<ul><li>指导下属制定阶段性工作计划，监督执行，并给予指导；</li><li>负责部门内人员选拔、调配、工作安排、业务培训；</li><li>负责直接下属的考核、奖惩及绩效奖金的分配；</li><li>负责部门内经费预算的制定和使用，以及各类财务开支审批。</li></ul>	

	职责表述：	
	开展医保处的日常业务工作 工作时间百分比：40%	
工作内容	<ul><li>组织实施医保住院病人费用的正确结算，及时向北京市各区县医保中心申报；</li><li>组织监督医保医疗费用的变化情况，制定各病区医保住院病人费用控制指标，包括人均住院费用、药费占住院总费用比例、自费比例；</li><li>组织汇总各病区医保住院病人住院费用构成情况，并以书面形式向主管院长汇报；</li><li>负责对本院职工公费医疗待遇的注册、拨款、数据统计，和医疗费用的审核报销，并向市公费医疗管理部门上报；</li><li>负责与各级医保经办机构签订定点医疗机构和商业保险公司服务协议书，商谈双方合作事宜，协调处理双方争议；</li><li>审批经临床科室提出的需转外省市治疗的医保患者，并报社保局批准；</li><li>负责医保结算系统目录库的维护和更新；</li><li>参与物价办公室和药剂科对收费项目报销类别的确认；</li><li>负责接待北京市和北京市各区县医保中心的病历检查人员。</li></ul>	✓ 住院收费标准的拟定权和申请权 ✓ 医院对外的代表权 ✓ 医保事宜的处理权

职责表述：	
负责协调本科室与其他科室、单位的工作及信息沟通。 工作时间百分比：10%	✓ 本科室和医院的代表权

职责表述：	
完成上级交办的其他工作。 工作时间百分比：10%	✓ 执行权

三、负责起草或撰写的文字资料

- 汇报文件或报告、总结、通知、便笺、备忘录等

四、财务权限

无财务权限。

五、工作汇报关系

汇报上级岗位	必须向上级主管汇报的事情（口头/书面）
医疗副院长	重要的上级指示、规定（口头或书面）； 突发危急事件或较大患者投诉、纠纷（口头）； 近期工作情况汇报与请示（口头或书面）； 日常工作中遇到难以解决的困难，需由领导协调的（口头和书面）。

六、工作协作关系

协调对象	密切协调关系的部门
院内	物价办、医务处、护理部、各临床科室、信息中心、院领导等
院外	北京市医疗保险事物管理中心、北京市 18 个区县医疗保险事物管理中心等

七、任职资格

教育水平要求：本科及以上学历　　　　专业要求：临床医学、医学管理等相关专业

从业资格要求：职称在中级及以上

培训经历：临床医学、医学管理、人力资源知识培训、北京市医疗保险事物管理中心主办的各种政策法规培训、医保结算计算机系统及软件培训等

经　　验：10 年以上临床工作经验，或 5 年以上医务管理工作经验

知　　识：具备临床医学知识，熟悉医院保险相关政策，具有一定的管理知识，熟练操作办公软件等

能　　力：较强的协调管理能力和团队合作精神，良好的人际关系、合作精神、奉献精神和服务精神，一定的监控能力、坚韧性和学习能力等

八、应知法律法规、核心制度

法律法规	《中华人民共和国中医药条例》、《北京市基本医疗保险规定》、《中华人民共和国执业医师法》、《中华人民共和国药品管理法》、《中华人民共和国职业病防治法》、《重点中医专科管理规定》等
核心制度	《药品目录》、《诊疗项目》、《医疗保险工作指导》、《医疗保险及公费医疗有关奖惩条例》、《监督检查制度》、《转诊制度》、《突发公共卫生事件应急条例》等

九、工作特征

使用工具/设备	计算机、一般办公设备（电话、传真机、打印机、网络设备）、扫描仪、计算器、档案柜等
工作环境	一般的办公环境
工作时间	工作时间规律，偶尔加班和出差

十、关键考核指标

备注:	

医保办干事岗位说明书

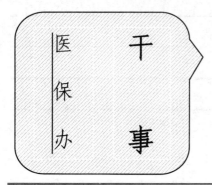

医 保 办 干 事

岗位名称：干事	所属部门：医保处
岗位编号：B-4-003	所属职族：行政人员
直接上级：医保办主任	所辖人数（数量）：
直接下级：	

二、岗位职责与权限

岗 位目 的	在医保办主任的领导下，负责医保参保人员的医保账务管理工作，并按要求完成上级布置的其他任务。

岗位职责与工作内容表述	权限
职责表述： 协助主任贯彻执行医疗保险政策规定。 工作时间百分比：10%	
工作内容 ■ 协助主任根据市医保文件精神制定和起草全院医疗保险规定，并组织实施； ■ 监督检查各项政策和规定的执行情况，及时向相关科室反馈存在的问题； ■ 协助主任实施医疗保险政策的宣传，及时传达市医疗保险文件精神； ■ 协助主任实施对院内各类人员医保知识的培训，培养医护人员自觉遵守医保政策的意识； ■ 协助主任组织抽查在院住院病人治疗医嘱，了解治疗用药规定的执行情况，并向主管院长汇报； ■ 组织实施对门诊处方的检查，对违反处方规定者建议给予处罚； ■ 组织实施对病历的抽查，对违反规定者建议给予处罚； ■ 协助主任主持召开院内医保联系会，及时通报检查中的问题。	✓ 文件起草权 ✓ 对各科室的抽查权和检查权 ✓ 建议和处罚权
职责表述： 负责对参保人员就医账务的审核和结算工作。 工作时间百分比：50%	
工作内容 ■ 严格按照基本医疗保险三个目录要求认真、细致地做好就诊患者的审核、结算和复核工作； ■ 负责审核医保就诊患者的处方，及医保手册内容和历史记录； ■ 负责审核患者的特殊检查、治疗、用药是否符合医保相关的规定； ■ 负责大额处方、特殊检查、治疗、用药审核及盖章工作；	✓ 审核权 ✓ 结算权 ✓ 管理权

■ 负责对参保人员就医过程及医务人员提供诊疗过程进行监督，并协助医疗保险经办机构进行检查； ■ 每月及时汇总各科患者费用明细，提供各科医保患者费用数据、医保支出项目及控制情况分析； ■ 负责医保病人就诊费用的结算，保证结算数据的准确性，减少红冲数据； ■ 负责每日结算数据的上传及市医保数据的下载； ■ 负责向市医保管理中心送交医保患者结算清单，及时回笼医院垫付医保资金，并负责保管相应的会计档案资料； ■ 熟悉与各地、市、县签订的协议内容、结算方法，正确办理同各级医保管理部门的结算； ■ 负责做好医保账务年终申报、年审、总结工作； ■ 负责同各级医保核算中心进行医保账务的对账工作； ■ 负责医保结算系统目录库及时的更新、维护管理。	

工作内容	**职责表述：** 　负责医疗政策的宣传、咨询工作。 　　　　工作时间百分比：30%	
	■ 负责对本院医务人员、诊患者及家属的医保政策宣传； ■ 负责本院医务人员及就诊患者的医保相关问题咨询、答疑； ■ 负责对本院医务人员、就诊患者及家属的公费医疗政策宣传； ■ 负责药品、诊疗项目的报销类别查询； ■ 负责接待患者及家属，解答关于医保的咨询及处理医保纠纷。	✓ 解答权 ✓ 处理权
	职责表述： 　负责协调本科室与其他科室、单位的工作及信息沟通。 　　　　工作时间百分比：10%	✓ 本科室和医院的代表权
	职责表述： 　完成上级交办的其他工作。 　　　　工作时间百分比：10%	✓ 执行权

三、负责起草或撰写的文字资料：

■ 汇报文件或报告、总结、通知、便笺、备忘录等

四、财务权限

无财务权限。

五、工作汇报关系

汇报上级岗位	必须向上级主管汇报的事情（口头/书面）
医保办主任	重要的上级指示、规定（口头或书面）； 突发危急事件或较大患者投诉、纠纷（口头）； 近期工作情况汇报与请示（口头或书面）； 日常工作中遇到难以解决的困难，需由领导协调的（口头和书面）。

六、工作协作关系

协调对象	密切协调关系的部门
院内	物价办、医务处、护理部、各临床科室、信息中心、院领导等
院外	北京市医疗保险事物管理中心、北京市 18 个区县医疗保险事物管理中心等

七、任职资格

教育水平要求：本科及以上学历　　　　专业要求：临床医学、医学管理等相关专业

从业资格要求：无

培训经历：临床医学、医学管理、人力资源知识培训，医保结算计算机系统及软件培训等

经　　验：1 年以上医学管理工作经验

知　　识：具备临床医学知识，熟悉医院保险相关政策，具有一定的管理知识，熟练操作办公软件等

能　　力：较强的协调管理能力和团队合作精神，良好的人际关系、合作精神、奉献精神和服务精神，一定的监控能力、坚韧性和学习能力等

八、应知法律法规、核心制度

法律法规	《中华人民共和国中医药条例》、《北京市基本医疗保险规定》、《中华人民共和国执业医师法》、《中华人民共和国药品管理法》、《中华人民共和国职业病防治法》、《重点中医专科管理规定》等
核心制度	《药品目录》、《诊疗项目》、《医疗保险工作指导》、《医疗保险及公费医疗有关奖惩条例》、《监督检查制度》、《转诊制度》、《突发公共卫生事件应急条例》等

九、工作特征

使用工具/设备	计算机、一般办公设备（电话、传真机、打印机、网络设备）、扫描仪、计算器、档案柜等
工作环境	一般的办公环境
工作时间	工作时间规律，偶尔加班和出差

十、关键考核指标

备注：	

物价办岗位说明书

物价办主任岗位说明书

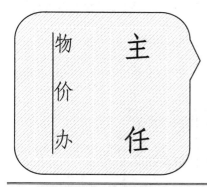

一、岗位基本情况

岗位名称：主任	所属部门：物价办
岗位编号：B-4-002	所属职族：行政管理类
直接上级：医保办主任	所辖人数（数量）：
直接下级：科员	

二、岗位职责与权限

岗位目的	贯彻执行国家的物价方针、政策、法规及市政府颁布的物价方面的规定，负责医院物价管理工作，提高物价管理水平。

岗位职责与工作内容表述	权限
职责表述： 负责制定物价办的管理制度和工作计划。 工作时间百分比：10%	✔ 本部门计划的决策权和指挥权 ✔ 文件的起草权 ✔ 规章制度的制定权和督促权 ✔ 制度修改和完善权
工作内容 ■ 组织制定物价办内部及与工作相关的各项规章制度和各项工作执行流程，及监督实施； ■ 依据医院发展战略规划，制定本处室的年度工作计划，并细化到月度工作计划； ■ 负责处室工作计划的组织实施、督促检查，并定期总结上报。	
职责表述： 负责物价控制体系的建设、维护和宣传工作。 工作时间百分比：20%	✔ 规划的决策权和监督权 ✔ 对各科室物价的检查权 ✔ 对领导决策的建议权
工作内容 ■ 负责物价控制管理体系的建立，并组织和监督实施； ■ 负责组织医院各收费科室物价方面的自检工作，发现问题及时纠正解决； ■ 负责定期、不定期对各科室物价标准执行情况和物价管理相关工作进行检查； ■ 定期对医院物价管理工作和监督检查结果进行总结，撰写报告，提供合理的建议，为领导决策提供支持； ■ 负责物价管理方面的宣传工作，和相关的咨询工作。	

职责表述： 　　负责科室的内部管理工作。 　　　　工作时间百分比：20%		✓ 指导权和监督权 ✓ 人事权 ✓ 考核、奖惩权 ✓ 开支审批权
工作内容	■ 指导下属制定阶段性工作计划，监督执行，对其日常工作给予指导； ■ 负责直接下属的选拔、调配、工作安排、业务培训； ■ 负责直接下属的考核、奖惩及绩效奖金的分配； ■ 负责部门内经费预算的制定和使用，以及各类财务开支审批。	
职责表述： 　　负责物价办的日常工作。 　　　　工作时间百分比：40%		
工作内容	■ 严格贯彻执行《北京市统一医疗收费标准》，理顺医院全部的收费项目； ■ 随时跟踪掌握物价信息，负责及时、准确地做好医院医疗服务收费项目和药品的调价工作； ■ 为科室价格管理提供政策指导，及时向科室传达新的价格政策，帮助科室熟练掌握和领会价格政策，培训价格管理知识； ■ 负责对科室新增医疗服务收费项目，认真进行成本测算，并及时向物价局进行价格申报； ■ 负责接待和配合上级机关单位对医院物价的检查工作和日常交流沟通工作； ■ 负责处理患者关于价格投诉工作，并记录，重大情况及时向领导反映； ■ 负责配合公费医疗管理人员办理自费项目的核定，并提供收费依据； ■ 负责医院物价计算机数据库物价信息的变动和维护； ■ 负责医院医疗服务收费许可证的年审工作； ■ 负责与外单位协作项目的价格核算和计算机录入； ■ 负责医院医疗耗材的输机工作。	✓ 对各科室物价管理的指挥权 ✓ 医院代表权 ✓ 新项目申请权 ✓ 价格投诉处理权
职责表述： 　　负责协调本科室与其他科室、单位的工作及信息沟通。 　　　　工作时间百分比：5%		✓ 科室代表权
职责表述： 　　完成上级交办的其他工作。 　　　　工作时间百分比：5%		✓ 执行权

三、负责起草或撰写的文字资料

■ 医院文件、汇报文件或报告、总结等

四、财务权限

无财务权限。

五、工作汇报关系

汇报上级岗位	必须向上级主管汇报的事情（口头/书面）
医务处	到国家发改委申报《收费许可证》（书面）； 到市发改委、市卫生局申报新项目、备案项目（书面）； 投诉各组物价主管部门的事件（口头或书面）； 近期工作情况汇报与请示（口头或书面）； 日常工作中遇到难以解决的困难，需由领导协调的（口头和书面）。

六、工作协作关系

协调对象	密切协调关系的部门
院内	医保办、信息中心、医疗科室、医学工程科等
院外	国家发改委、北京市发改委、北京市卫生局、北京市中医局、北京市物价检查所等

七、任职资格

教育水平要求：硕士研究生及以上学历　　　　专业要求：经济管理、财会等相关专业

从业资格要求：职称在中级以上

培训经历：医院物价管理知识培训、医院服务项目相关知识培训，信息管理知识培训等

经　　验：10 年以上相关岗位工作经验

知　　识：精通医院物价管理知识，了解公共关系、公共卫生管理相关知识，精通本专业的外语知识，掌握计算机办公软件应用等

能　　力：较强的沟通能力、协调能力和冲突管理能力，良好的合作精神、主动性和服务精神，一定的学习能力和计划能力等

八、应知法律法规、核心制度

法律法规	《北京市统一医疗收费标准》、《北京药品监督法》、《价格法》、《中华人民共和国价格管理条例》、《中华人民共和国中医药条例》、《中医、中西医结合病的书写基本规范》、《综合医院建设标准》、《医院管理评价指南》、《中华人民共和国药品管理法》、《医疗机构管理条例》、《医疗事故处理条例》、《突发公共卫生事件应急条例》等
核心制度	《物价管理制度》、《物价监督自查制度》、《物价管理奖罚制度》、《物价办管理职责》、《医药价格公示和费用查询制度》、《物价库管理制度》、《医疗收费项目申报流程》、《医药物价管理体系》、《科室病历检查报告》、《违反物价规定处理告知书》、《明细清单及住院费用复核制度》、《医药价格文件档案管理制度》等

九、工作特征

使用工具/设备	计算机、一般办公设备（电话、网络设备）、计算器、档案柜等
工作环境	一般办公环境
工作时间	工作时间比较规律，偶尔加班

十、关键考核指标

备注：	

物价办干事岗位说明书

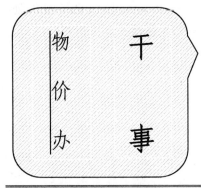

一、岗位基本情况

岗位名称：干事		所属部门：物价办	
岗位编号：B-4-004		所属职族：行政人员	
直接上级：物价办主任		所辖人数（数量）：	
直接下级：			

二、岗位职责与权限

岗 位 目 的	在院领导领导下，协助主任完成医院医疗服务项目及药品价格的管理工作。

岗位职责与工作内容表述	权限
职责表述： 　协助主任制定物价办的管理制度和工作计划。 　　　　　　工作时间百分比：10%	✓ 本部门计划的建议权 ✓ 文件的起草权 ✓ 规章制度督促权 ✓ 制度修改和完善权
工作内容 ■ 协助主任制定物价办内部及与工作相关的各项规章制度和各项工作执行流程，及监督实施； ■ 依据医院发展战略规划，协助主任制定本处室的年度工作计划，并细化到月度工作计划； ■ 负责处室工作计划的组织实施、督促检查，并定期总结上报。	
职责表述： 　协助主任负责物价控制体系的建设、维护和宣传工作。 　　　　　　工作时间百分比：20%	✓ 规划的决策权和监督权 ✓ 对各科室物价的检查权 ✓ 对领导决策的建议权
工作内容 ■ 协助主任建立物价控制管理体系，并组织和监督实施； ■ 协助主任组织医院各收费科室物价方面的自检工作，发现问题及时纠正解决； ■ 负责定期、不定期对各科室物价标准执行情况和物价管理相关工作进行检查； ■ 定期对医院物价管理工作和监督检查结果进行总结，撰写报告，提供合理的建议，为领导决策提供支持； ■ 协助主任负责物价管理方面的宣传工作，和相关的咨询工作。	
职责表述： 　协助主任完成物价办的日常工作。 　　　　　　工作时间百分比：50%	

工作内容	■ 协助主任严格贯彻执行《北京市统一医疗收费标准》，理顺医院全部的收费项目； ■ 随时跟踪掌握物价信息，协助主任负责及时、准确地做好医院医疗服务收费项目和药品的调价工作； ■ 为科室价格管理提供政策指导，及时向科室传达新的价格政策，帮助科室熟练掌握和领会价格政策，培训价格管理知识； ■ 负责接待和配合上级机关单位对医院物价的检查工作和日常交流沟通工作； ■ 协助主任处理患者关于价格投诉工作，并记录，重大情况及时向领导反映； ■ 负责配合公费医疗管理人员办理自费项目的核定，并提供收费依据； ■ 协助主任完成医院物价计算机数据库物价信息的变动和维护； ■ 协助主任完成医院医疗服务收费许可证的年审工作； ■ 协助主任完成与外单位协作项目的价格核算和计算机录入； ■ 负责医院医疗耗材的输机工作。	✔ 对各科室物价管理的指挥权 ✔ 价格投诉处理权 ✔ 监督检查权
职责表述： 负责协调本科室与其他科室、单位的工作及信息沟通。 <div align="center">工作时间百分比：10%</div>		✔ 科室代表权
职责表述： 完成上级交办的其他工作。 <div align="center">工作时间百分比：10%</div>		✔ 执行权

三、负责起草或撰写的文字资料

■ 医院文件、汇报文件或报告、总结等

四、财务权限

无财务权限。

五、工作汇报关系

汇报上级岗位	必须向上级主管汇报的事情（口头/书面）
物价办主任	到市发改委、市卫生局申报新项目、备案项目、特需等（书面）； 投诉各组物价主管部门的事件（口头或书面）； 近期工作情况汇报与请示（口头或书面）； 日常工作中遇到难以解决的困难，需由领导协调的（口头和书面）。

六、工作协作关系

协调对象	密切协调关系的部门
院内	医保办、信息中心、医疗科室、医学工程科等

院外	北京市发改委、北京市卫生局、北京市中医局、北京市物价检查所等

七、任职资格

教育水平要求：本科及以上学历	专业要求：经济管理、财会等相关专业

从业资格要求：职称在初级及以上

培训经历：医院物价管理知识培训、医院服务项目相关知识培训等

经　　验：3 年以上工作经验，1 年以上相关岗位工作经验

知　　识：熟练掌握医院物价管理知识，了解公共关系、公共卫生管理相关知识，精通本专业的外语知识，掌握计算机办公软件应用等

能　　力：较强的沟通能力、协调能力和冲突管理能力，良好的合作精神、主动性和服务精神，一定的学习能力和计划能力等

八、应知法律法规、核心制度

法律法规	《北京市统一医疗收费标准》、《北京药品监督法》、《价格法》、《中华人民共和国价格管理条例》、《中华人民共和国中医药条例》、《中医、中西医结合病的书写基本规范》、《综合医院建设标准》、《医院管理评价指南》、《中华人民共和国药品管理法》、《医疗机构管理条例》、《医疗事故处理条例》、《突发公共卫生事件应急条例》等
核心制度	《物价管理制度》、《物价监督自查制度》、《物价管理奖罚制度》、《物价办管理职责》、《医药价格公示和费用查询制度》、《物价库管理制度》、《医疗收费项目申报流程》、《医药物价管理体系》、《科室病历检查报告》、《违反物价规定处理告知书》、《明细清单及住院费用复核制度》、《医药价格文件档案管理制度》等

九、工作特征

使用工具/设备	计算机、一般办公设备（电话、网络设备）、计算器、档案柜等
工作环境	一般办公环境
工作时间	工作时间比较规律，偶尔加班

十、关键考核指标

备注：	

质控中心（原质控办）岗位说明书

质控中心（原质控办）主任岗位说明书

一、岗位基本情况

岗位名称：主任		所属部门：质控中心（原质控办）	
岗位编号：B-5-001		所属职族：行政后勤中层管理人员	
直接上级：主管副院长		所辖人数（数量）：	
直接下级：科员			

二、岗位职责与权限

岗位目的	在主管副院长的领导下，负责全院范围内各类业务（包括医疗质量和内外部客户服务质量）的质量管理工作，保证医、教、研的顺利进行。	
岗位职责与工作内容表述		**权限**
职责表述： 　　参与制定医院发展计划，并据此制定科室年度、季度、月度计划和目标。 　　　　　　工作时间百分比：10%		
工作内容	■ 参与制定医院发展战略，立足科室发展和医院整体蓝图，提供准确的决策信息； ■ 按时出席医院例会，积极参与会议议程，执行会议决策，传达会议精神； ■ 收集科室成员意见，参与目标责任书、绩效考核标准的制定，并负责向科室成员宣导和沟通； ■ 负责监控计划情况，定期反馈，并进行总结。	✓ 计划制定权 ✓ 战略参与权 ✓ 监督反馈权
职责表述： 　　主持建设医院医疗、内外部客户服务质量标准及质量监测体系，负责完善建立科室管理制度和工作规范，并监督执行。 　　　　　　工作时间百分比：10%		
工作内容	■ 在医院管理规范的指导下，制定并完善医院医疗、服务、工作质量管理监测体系，逐步规范工作流程、作业规范、质量标准等； ■ 落实人力资源处（原人事处）制定的人员考核指标和标准，制定科室人力资源管理制度； ■ 监督制度实施情况，严格把关； ■ 根据制度执行情况，定期修改和更新制度规范。	✓ 制度制定权 ✓ 监督权 ✓ 制度修订权

	职责表述： 　　按照任务要求和质量标准，组织本科室人员搜集和整理各种质量管理信息，提出整改措施和建议，并逐步完善工作流程。 <div align="center">工作时间百分比：30%</div>	✓ 质量监控权 ✓ 病案室工作的监督检查权 ✓ 组织实施权
工作内容	■ 负责搜集和整理各科室的质量管理制度和质量考核结果； ■ 负责搜集和整理病人投诉信息和医疗纠纷信息； ■ 负责搜集和整理本部门的质量抽查结果； ■ 负责搜集和整理其他医院关于质量管理的政策、制度和措施； ■ 负责搜集和整理其他质量信息。	
	职责表述： 　　按照任务要求和质量标准，组织本科室人员对质量信息进行分析。 <div align="center">工作时间百分比：30%</div>	
	■ 负责分析质量考核结果，总结质量管理的成功经验； ■ 参加对各种质量问题的调查核实工作； ■ 负责对出现的质量问题进行和分析，形成书面分析报告； ■ 负责对各项工作的流程和环节进行分析，找出影响工作质量的制约因素； ■ 负责分析其他医院的质量管理政策、制度和措施，研究其适用性。	✓ 检查权 ✓ 监督权
	职责表述： 　　与边际科室、医院内外相关部门进行沟通协调，展开充分合作。 <div align="center">工作时间百分比：10%</div>	
工作内容	■ 与病案室合作，填报北京市中医局医疗质量培训上报表； ■ 负责相关资料信息的收集、汇总和整理； ■ 负责定期向直接上级汇报工作，接受检查和监督； ■ 督促检查各岗位工作进行情况； ■ 协调和相关科处室之间的关系。	✓ 决策权 ✓ 检查权 ✓ 协调权
	职责表述： 　　完成领导交办的其他事项。 <div align="center">工作时间百分比：10%</div>	✓ 决策权 ✓ 管理权

三、负责起草或撰写的文字资料

■ 通知、便笺、备忘录、简报、信函、汇报文件或报告、总结、医院文件、研究报告等

四、财务权限

无财务权限。

五、工作汇报关系

汇报上级岗位	必须向上级主管汇报的事情（口头/书面）
主管副院长	每月质量报告（书面）； 重大纠纷和事故（口头或书面）。

六、工作协作关系

协调对象	密切协调关系的部门
院内	信息中心、病案室、各临床科室、医务处、护理部、后勤保障处等
院外	北京市中医局、其他医院质量管理部门等

七、任职资格

教育水平要求：本科及以上学历　　　　专业要求：医学或相关专业

从业资格要求：

培训经历：质量标准培训、质控管理知识培训、人力资源管理知识培训、科室相关外语和计算机培训等

经　　验：8 年以上医院管理经验

知　　识：精通医院管理知识和医疗质量标准知识等

能　　力：较强的组织能力，较好的信息管理能力和合作精神，一定的监控能力和学习能力等

八、应知法律法规、核心制度

法律法规	《病历书写基本规范 2010 版》、《北京市防火安全管理规定》、《医疗机构管理条例》、《医疗事故处理条例》、《医疗机构病历管理规定》、《中华人民共和国执业医师法》、《中华人民共和国统计法》、《医院统计工作条例》、《全国卫生统计工作管理办法》、《中华人民共和国保密法》、《综合医院信息系统基本功能规范（试行）》、《互联网医疗卫生信息服务管理办法》、《互联网信息服务管理办法》、《医院感染管理办法》、《抗菌药物临床应用指导原则》等
核心制度	《医院管理制度》、《科主任制度》、《交接班制度》、《查对制度》、《病历书写基本规范与管理制度》、《预防与控制医院感染》、《医疗机构医务人员手卫生规范》等

九、工作特征

使用工具/设备	计算机及基本办公用具
工作环境	室内，舒适度一般
工作时间	正常工作日，有时加班

十、关键考核指标

备注：	

质控中心（原质控办）医疗质量专员岗位说明书

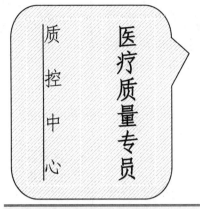

一、岗位基本情况

岗位名称：医疗质量专员	所属部门：质控中心
岗位编号：B-5-002	所属职族：行政管理基层人员
直接上级：质控中心主任	所辖人数（数量）：
直接下级：	

二、岗位职责与权限

岗位目的	在主任的领导下，负责对各项医疗相关工作质量进行监督和控制，保证医院医疗质量，提升医院发展水平。	
岗位职责与工作内容表述		权限
职责表述： 　　参与制定并严格遵守执行医院及科室制定的规章制度、工作目标和标准。 　　　　工作时间百分比：10%		✓ 相关对象的绩效评价权 ✓ 科室事务参议权
工作内容	■ 参与制定本科室管理制度，并严格遵照执行； ■ 落实上级管理部门意见和政策精神，做好病案管理工作； ■ 参与科室人员绩效考核。	
职责表述： 　　在上级的指导下，订立各项医疗质控标准。 　　　　工作时间百分比：30%		✓ 制定权 ✓ 修改权 ✓ 建议权
工作内容	■ 负责制定完善有关医疗质量工作奖惩条例； ■ 负责对影响医疗质量的流程进行调查和分析； ■ 负责提出流程的优化和再造方案； ■ 负责研究全面工作质量管理办法； ■ 参与医疗质量管理标准的修改和制定工作。	
职责表述： 　　在上级的指导下，指导各科室推行质量标准，并监督、收集全院质控信息。 　　　　工作时间百分比：30%		✓ 检查权 ✓ 监督权 ✓ 建议权 ✓ 指导权 ✓ 接待权 ✓ 考核权
工作内容	■ 负责组织和督促各医疗医技科室进行质量控制和考核，并评价质量考核结果；	

■ 对医疗质量各个环节及终末质量进行监测，按时进行医疗质量检查总结，对医疗缺陷提出处理意见，并进行整改跟踪； ■ 负责组织对各医疗医技科室的工作进行抽查和考核，接待上级部门来院检查； ■ 负责对各临床科室人员进行质控相关培训； ■ 深入各科室了解和掌握情况，督促和检查各种质量控制管理规章制度和常规执行情况，并及时向主管领导汇报；对各科室的质量控制业务进行指导； ■ 负责监督、复核并综合评判各科室质量考核结果。	

	职责表述： 与本科室医护人员、其他科室沟通充分，密切配合。 工作时间百分比：10%	✓ 代表权 ✓ 协调权
工作 内容	■ 与信息中心、病案室和各临床科室积极沟通，以便信息及时传递； ■ 提供教学、科研、临床经验总结等使用的病案。	
	职责表述： 完成科室相关的临时性任务和领导交办的其他工作。 工作时间百分比：10%	✓ 基本事务处理和决策权

三、负责起草或撰写的文字资料

■ 通知、便笺、备忘录、简报、信函、汇报文件或报告、总结等

四、财务权限

无财务权限。

五、工作汇报关系

汇报上级岗位	必须向上级主管汇报的事情（口头/书面）
质控中心主任	医疗质量标准（口头）； 医疗质量管理制度（口头）； 医疗事故（书面）。

六、工作协作关系

协调对象	密切协调关系的部门
院内	科室内医护人员、医务处、护理部、教育处、药学部、医技科室、病案室等
院外	其他医院质控中心、患者及其家属、学生等

七、任职资格

教育水平要求：本科及以上学历　　　　专业要求：医学及相关专业

从业资格要求：国际疾病分类与手术操作分类编码技能水平考试合格证书等

| 培训经历： | 医院基本制度培训、同级疾病分类 2CD－10、医疗质量监控专业、国家医疗质量标准等 |

| 经　　验： | 1 年以上质量管理经验 |

| 知　　识： | 精通中医理论知识、本专业基础知识、掌握病案管理知识等 |

| 能　　力： | 较强的判断能力、突出的创新能力、良好的合作精神、一定的监控能力、学习能力等 |

八、应知法律法规、核心制度

法律法规	《中华人民共和国中医药条例》、《中医、中西医结合病的书写基本规范》、《处方管理办法》、《医疗机构病历管理规定》、《医疗事故处理条例》、《北京市防火安全管理规定》、《中华人民共和国统计法》、《医院统计工作条例》、《全国卫生统计工作管理办法》、《中华人民共和国保密法》、《综合医院信息系统基本功能规范（试行）》、《互联网医疗卫生信息服务管理办法》、《互联网信息服务管理办法》等
核心制度	《查对制度》、《医院管理制度汇总》等

九、工作特征

使用工具/设备	计算机、复印机、打印机、装订设备
工作环境	室内，舒适程度一般
工作时间	正常工作日，有时加班

十、关键考核指标

备注：	

质控中心（原质控办）服务质量专员岗位说明书

一、岗位基本情况

岗位名称：服务质量专员	所属部门：质控中心（原质控办）
岗位编号：B-5-003	所属职族：行政管理基层人员
直接上级：质控中心主任	所辖人数（数量）：
直接下级：	

二、岗位职责与权限

岗位目的	在主任的领导下，负责对各项服务相关工作质量进行监督和控制，保证医、教、研工作的顺利进行。

岗位职责与工作内容表述	权限
职责表述： 参与制定并严格遵守医院及科室制定的规章制度、工作目标和标准。 <div align="center">工作时间百分比：10%</div>	✓ 相关对象的绩效评价权 ✓ 科室事务参议权
工作内容 ■ 参与制定本科室管理制度，并严格遵照执行； ■ 落实上级管理部门意见和政策精神，做好病案管理工作； ■ 参与科室人员绩效考核。	
职责表述： 在上级的指导下，订立医院各项服务（含医疗、护理和后勤服务）质控标准。 <div align="center">工作时间百分比：30%</div>	✓ 制定权 ✓ 修改权 ✓ 建议权
工作内容 ■ 负责制定完善有关服务质量工作奖惩条例； ■ 负责对影响服务质量的流程进行调查和分析； ■ 负责提出流程的优化和再造方案； ■ 负责研究全面工作质量管理办法； ■ 参与服务质量管理标准的修改和制定工作。	
职责表述： 在上级的指导下，指导各科室推行服务质量标准，并监督、收集全院质控信息。 <div align="center">工作时间百分比：30%</div>	✓ 检查权 ✓ 监督权 ✓ 建议权
工作内容 ■ 负责督促行政后勤科室为一线临床提供支持服务，并对服务质量进行控制； ■ 负责组织对各医疗医技科室的患者服务工作进行抽查和考核；	

	■ 负责组织对行政后勤科室为一线临床提供的服务质量进行抽查和考核； ■ 负责监督、复核并综合评判各科室质量考核结果。	

职责表述：
　　与本科室医护人员、其他科室沟通充分，密切配合。
工作时间百分比：10%

工作内容	■ 与信息中心、病案室和各临床科室积极沟通，以便信息及时传递； ■ 学习其他医院服务质量方面的先进经验，开展医院人员质控培训和宣导工作。	✔ 代表权 ✔ 协调权

职责表述：
　　完成科室相关的临时性任务和领导交办的其他工作。
工作时间百分比：10%

✔ 基本事务处理和决策权

三、负责起草或撰写的文字资料

■ 通知、便笺、备忘录、简报、信函、汇报文件或报告、总结等

四、财务权限

无财务权限。

五、工作汇报关系

汇报上级岗位	必须向上级主管汇报的事情（口头/书面）
质控中心主任	服务质量标准（口头）； 服务质量管理制度（口头）； 服务质量纠纷（书面）。

六、工作协作关系

协调对象	密切协调关系的部门	
院内	后勤保障处、医务处、护理部、教育处、药学部、医技科室、病案室等	
院外	其他医院质控部门、患者及其家属、学生等	

七、任职资格

教育水平要求：本科及以上学历　　　　专业要求：医学、护理及相关专业

从业资格要求：国际疾病分类与手术操作分类编码技能水平考试合格证书

培训经历：医院基本制度培训、服务管理知识等

经　　验：1年以上质量管理经验

知　　识：具备中医理论知识、本专业基础知识，掌握病案管理知识等

能　　力：较强的判断能力，较高的创新能力，良好的合作精神、监控能力、学习能力等

八、应知法律法规、核心制度

法律法规	《中华人民共和国中医药条例》、《中医、中西医结合病的书写基本规范》、《处方管理办法》、《医疗机构病历管理规定》、《医疗事故处理条例》、《北京市防火安全管理规定》、《中华人民共和国统计法》、《医院统计工作条例》、《全国卫生统计工作管理办法》、《中华人民共和国保密法》、《综合医院信息系统基本功能规范（试行）》、《互联网医疗卫生信息服务管理办法》、《互联网信息服务管理办法》等
核心制度	《查对制度》、《医院管理制度汇总》等

九、工作特征

使用工具/设备	计算机、复印机、打印机、装订设备
工作环境	室内，舒适程度一般
工作时间	正常工作日，有时加班

十、关键考核指标

备注:	

质控中心（原质控办）投诉响应专员岗位说明书

质控中心 投诉响应专员

一、岗位基本情况

岗位名称：投诉响应专员	所属部门：质控中心（原质控办）
岗位编号：B-5-004	所属职族：行政管理基层人员
直接上级：质控中心主任	所辖人数（数量）：
直接下级：	

二、岗位职责与权限

岗位目的	在主任的领导下，负责受理各类质控相关投诉，响应党院办下达的质控引发的纠纷和事故处理，保证医、教、研工作的顺利进行。	
岗位职责与工作内容表述		**权限**
职责表述： 　　参与制定并严格遵守执行医院及科室制定的规章制度、工作目标和标准。 　　　　　　工作时间百分比：10%		✓ 相关对象的绩效评价权 ✓ 科室事务参议权
工作内容	■ 参与制定本科室管理制度，并严格遵照执行； ■ 落实上级管理部门意见和政策精神，做好病案管理工作； ■ 参与科室人员绩效考核。	
职责表述： 　　在上级的指导下，订立投诉响应工作制度及流程。 　　　　　　工作时间百分比：30%		
工作内容	■ 负责质控中心（原质控办）的建章建制工作，并不断完善投诉响应工作流程； ■ 负责制定完善有关医疗质量投诉处理条例； ■ 负责组织全院内部客户服务满意度调查，对不合格科室提出限期整改意见； ■ 对党院办签发受理的质量相关纠纷及投诉进行处理，并将处理结果反馈给上级单位； ■ 负责对出现问题的流程进行调查和分析，提出修改意见。	✓ 制定权 ✓ 修改权 ✓ 建议权
职责表述： 　　在上级的指导下，受理投诉，解决问题。 　　　　　　工作时间百分比：30%		✓ 检查权 ✓ 监督权 ✓ 建议权

工作内容	■ 负责受理一线临床人员对支持部门的服务质量投诉； ■ 参与质量问题的调查核实工作； ■ 负责受理质量问题责任人的申诉，对申诉进行审查。	
职责表述： 　　与本科室医护人员、其他科室沟通充分，密切配合。 　　　　　工作时间百分比：10%		✓ 代表权 ✓ 协调权
工作内容	■ 协调和督导处于质控关键环节上的科室及人员； ■ 与信息中心、病案室和各临床科室积极沟通，以便信息及时传递； ■ 提供教学、科研、临床经验总结等所需的病案。	
职责表述： 　　完成科室相关的临时性任务和领导交办的其他工作。 　　　　　工作时间百分比：10%		✓ 基本事务处理和决策权

三、负责起草或撰写的文字资料

■ 通知、便笺、备忘录、简报、信函、汇报文件或报告、总结等

四、财务权限

　　无财务权限。

五、工作汇报关系

汇报上级岗位	必须向上级主管汇报的事情（口头/书面）
质控中心主任	投诉处理标准（书面）； 投诉处理意见（书面）； 投诉处理结果（口头或书面）。

六、工作协作关系

协调对象	密切协调关系的部门
院内	党院办、科室内医护人员、医务处、护理部、教育处、药学部、医技科室、病案室等
院外	其他医院质控部门、患者及其家属、学生等

七、任职资格

教育水平要求：本科及以上学历	专业要求：医学及相关专业

从业资格要求：国际疾病分类与手术操作分类编码技能水平考试合格证书

培训经历：医院基本制度培训等

经　　验：1年以上质量管理经验

| 知　识：具备中医理论知识、本专业基础知识，精通质控知识等 |
| 能　力：具备良好的压力管理能力、较强的问题处理能力、较好的反应速度、一定的关注主动性等 |

八、应知法律法规、核心制度

| 法律法规 | 《中华人民共和国中医药条例》、《中医、中西医结合病的书写基本规范》、《处方管理办法》、《医疗机构病历管理规定》、《医疗事故处理条例》、《北京市防火安全管理规定》、《中华人民共和国统计法》、《医院统计工作条例》、《全国卫生统计工作管理办法》、《中华人民共和国保密法》、《综合医院信息系统基本功能规范（试行）》、《互联网医疗卫生信息服务管理办法》、《互联网信息服务管理办法》等 |
| 核心制度 | 《查对制度》、《医院管理制度汇总》等 |

九、工作特征

使用工具/设备	计算机、复印机、打印机、装订设备
工作环境	室内，舒适程度一般
工作时间	正常工作日，有时加班

十、关键考核指标

| 备注: | |

社会服务部岗位说明书

社会服务部主任岗位说明书

<table>
<tr><td rowspan="5" style="text-align:center">社
会
服
务
部　　主　任</td><td colspan="2">一、岗位基本情况</td></tr>
<tr><td>岗位名称：主任</td><td>所属部门：社会服务部</td></tr>
<tr><td>岗位编号：B-7-001</td><td>所属职族：行管后勤中层
管理人员</td></tr>
<tr><td>直接上级：业务副院长</td><td>所辖人数（数量）：</td></tr>
<tr><td colspan="2">直接下级：业务拓展、市场营销、咨询联络和随访</td></tr>
</table>

二、岗位职责与权限

岗 位目 的	在医疗副院长领导下，全面负责医院的医疗咨询、诊后随访、合作医疗、治未病、区域（社区）医疗网络建设及对外市场宣传、公关等工作，提高医院人性化医疗服务水平，树立良好的医院外部品牌形象。

岗位职责与工作内容表述	权限
职责表述： 　　组织制定社会服务部的发展规划和工作计划。 <div style="text-align:center">工作时间百分比：10%</div>	
工作内容 ■ 掌握国内医院服务相关先进经验，收集和制定社会服务部发展规划所需的资料和数据，创新服务思路，开创性建设医院社会服务体系； ■ 根据医院发展战略，制定社会服务部业务发展规划； ■ 根据医院年度工作计划，制定本科室年度工作计划； ■ 组织落实工作计划，并监督执行； ■ 根据计划的实际执行情况和外部环境的变化，当计划需要改变时，按计划管理的相关制度和流程进行申报，得到允许后，进行相应的计划调整，并要备案； ■ 负责月度、年度工作总结及工作分析的编写，并上报。	✓ 科室行政 　事务管理 　权 ✓ 科室经营 　管理权
职责表述： 　　规范建立社会服务部相关制度和服务流程，并监督执行，逐步完善。 <div style="text-align:center">工作时间百分比：10%</div>	✓ 制度执行 　的监督和 　检查权
工作内容 ■ 组织制定社会服务部内部及工作相关的各项规章制度和各项工作执行流程； ■ 负责各项规章制度的监督执行； ■ 负责社会服务部的各项规章制度的修订和完善工作。	

	职责表述： 　　负责社会服务部的内部管理工作。 　　　　工作时间百分比：20%	✓ 科室预算 　的审批权 ✓ 科室人力 　资源管理 　权 ✓ 科室岗位 　推荐选择 　权
工 作 内 容	■ 指导下属制定阶段工作计划，监督执行，对日常工作给予指导； ■ 负责部门内人员选拔、调配、工作安排和业务培训； ■ 负责直接下属的考核、奖罚及绩效奖金的分配； ■ 负责部门内经费预算的制定和使用，以及各类财务开支审批。	
	职责表述： 　　为出院患者提供随访、健康教育等健康管理服务。 　　　　工作时间百分比：15%	✓ 科室内外 　代表权
工 作 内 容	■ 组织接听出院患者及其家属的咨询及需求电话，并进行记录； ■ 组织为出院病人提供术后恢复、健康教育、家属卫生宣传教育； ■ 组织进行出院患者的追踪随访，建立反馈信息系统； ■ 定期对出院患者发放、邮寄宣传材料； ■ 组织建立和维护出院患者的信息数据库。	
	职责表述： 　　开展医疗咨询、健康宣教、媒体公关等业务工作。 　　　　工作时间百分比：15%	✓ 部门业务 　管理权
工 作 内 容	■ 组织健康教育活动和外院合作专家中医坐诊工作； ■ 建立并维护良好的媒体关系，定期组织策划医院正面宣传活动，扩大医院的品牌影响力； ■ 监测媒体动态制度，定期制作关于医院报导简报，建立不良媒体声音应急反馈制度，维护医院品牌形象； ■ 组织接听、解答有关就医咨询、用药咨询等电话咨询工作； ■ 组织接待社会人员的来访，解答提出的问题，并做好记录、汇报和反馈工作 ■ 组织为病人提供就诊前的咨询，将咨询信息反馈给相关科室。	
	职责表述： 　　负责规划并管理社会服务部的日常业务工作。 　　　　工作时间百分比：20%	✓ 组织权
工 作 内 容	■ 定期汇总院内患者就医意见和建议，分析患者需求并提出服务改善建议，设计患者满意的诊后咨询等服务，向上级领导提供有效的解决方案； ■ 负责统计患者就医评价数据，并及时向有关科室反馈相关数据，作为考核医护人员的数据及改善服务流程的建议； ■ 负责医院区域（社区）医疗网络建设及治未病工程工作，充分运用医院品牌优势，为医院树立良好的外部品牌形象； ■ 负责指导和培养各科室合理地处理医患关系； ■ 负责组织社会服务部的学科创新和科研开发工作，创新服务，提	

高医院患者满意度； ■ 组织落实对本院职工的医疗保健工作； ■ 组织开展本院的业务拓展和市场营销工作。	
职责表述： 　　负责协调本科室与其他科室、单位的工作及信息沟通。 　　　　　　工作时间百分比：5%	✓ 科室内外 代表权
职责表述： 　　完成上级交办的其他工作。 　　　　　　工作时间百分比：5%	✓ 执行权

三、负责起草或撰写的文字资料

■ 通知、备忘录、汇报文件或报告、医院文件和研究报告等

四、财务权限

无财务权限。

五、工作汇报关系

汇报上级岗位	必须向上级主管汇报的事情（口头/书面）
业务副院长	开展新技术、新项目（书面）； 增加新人员（书面）； 科室发现的新情况、新想法（书面/口头）。

六、工作协作关系

协调对象	密切协调关系的部门
院内	医务科、护理部、临床科室、后勤科室、医技科室等
院外	国家专利局、北京市疾病预防控制中心、周边社区、各大媒体等

七、任职资格

教育水平要求：大学本科及以上学历　　　　专业要求：临床医学、医学管理专业

从业资格要求：中级及以上，医师资格证

培训经历：临床医学培训、医学管理、人力资源管理知识培训等

经　　验：8年以上临床工作经验，3年以上医务管理经验

知　　识：熟悉临床知识，精通医疗管理知识，熟悉计算机等办公设备的应用知识等

能　　力：较强的领导能力、良好的人际沟通能力、很强的计划制订和执行能力、熟悉使用各种办公软件和网络应用能力、一定的外语阅读和交流能力等

八、应知法律法规、核心制度

法律法规	《中华人民共和国执业医师法》、《中华人民共和国传染病法》、《中华人民共和国放射性污染防治法》、《放射性同位素与射线装置安全和防护条例》、《中华人民共和国环境影响评价法》、《放射性同位素与射线装置安全许可管理办法》、《中华人民共和国中医药条例》、《中华人民共和国执业医师法》、《中华人民共和国传染病防治法》、《中华人民共和国药品管理法》、《中华人民共和国献血法》、《中华人民共和国职业病防治法》、《重点中医专科管理规定》等
核心制度	《主任工作职责》、《社会服务部规章制度》、《社会服务部工作条例》、《门诊医生工作规程》、《维护病人及家属权利工作规划》、《疑难/危重病例讨论制度》、《会诊制度》、《查对制度》、《病历书写基本规范与管理制度》、《值班/交接班制度》、《输血审核制度》、《血液制品管理条例》、《医疗纠纷管理条例》、《安全医疗警讯事件报告制度》等

九、工作特征

使用工具/设备	计算机、一般办公设备（电话、打印机）、文件柜等
工作环境	办公室
工作时间	正常工作日，偶尔加班

十、关键考核指标

备注：	

业务推广员岗位说明书

业务推广员

社会服务部

一、岗位基本情况

岗位名称：业务推广员	所属部门：社会服务部
岗位编号：B-7-006	所属职族：行政基层人员
直接上级：社会服务部主任	所辖人数（数量）：
直接下级：	

二、岗位职责与权限

岗位目的	在社会服务部主任的领导下，负责开发、拓展医院医疗市场的工作，并完成上级布置的其他任务。

岗位职责与工作内容表述		权限
职责表述： 　遵守各项相关制度和工作流程。 工作时间百分比：10%		✓ 各项制度和规程执行情况的监督和检查权 ✓ 科内会议的参与权
工作内容	■ 严格执行医院的各项规章制度，按照医院管理要求规范自己的行为； ■ 参与科室的绩效考核，具体操作上级领导及医师交代的考评工作； ■ 参与本部门的常规工作会议。	
职责表述： 　负责医院业务推广工作。 工作时间百分比：70%		
工作内容	■ 开展市场发展趋势、总体特征、医院、医生、患者的需求特征调查；开展新产品、新技术开发方向调查，根据需要及时调整市场拓展方向； ■ 建立并维护良好的媒体关系，利用各种传媒媒介、健康讲座、义诊、举办联合活动、设置宣传广告栏等多种形式积极拓展市场，定期策划医院医疗服务项目的推广与宣传工作，扩大医院知名度和认知度； ■ 监测媒体动态制度，定期汇总有关于医院报导的简报，并上报给上级。 ■ 建立与政府卫生行政部门、社保局、医保中心、保险公司、社会团体以及周边社区各单位的关系，争取有关部门的支持与协助；	✓ 推广权 ✓ 宣传权 ✓ 代表权 ✓ 建议权

- 利用医院的优势，在服务半径内建立卫生服务联系点，广泛开展医疗技术项目合作或其他相关项目的合作；
- 负责医院区域（社区）医疗网络建设及治未病工程工作，充分运用医院品牌优势；
- 负责统一医院形象，建立医疗、服务和收费等各项标准，建立医院的一定品牌联想度；
- 负责维护医院形象的一致性，包括设计指示牌、就医手册等；
- 开设就医绿色通道，组织医生参加公益会诊和医疗援助；
- 参加与相关单位的合作洽谈，签订各类合作协议，并督促执行；
- 负责医院的网站内容更新及专业维护。

职责表述： 积极配合科室内部和边际科室完成工作。 <div align="right">工作时间百分比：10%</div>	✓ 执行权
职责表述： 完成上级领导交代的其他任务。 <div align="right">工作时间百分比：10%</div>	✓ 执行权

三、负责起草或撰写的文字资料

- 通知、便笺、备忘录、汇报文件或报告、总结等

四、财务权限

无财务权限。

五、工作汇报关系

汇报上级岗位	必须向上级主管汇报的事情（口头/书面）
社会服务部主任	门诊医疗业务情况及工作进展（口头和书面）

六、工作协作关系

协调对象	密切协调关系的部门
院内	全院员工、计财处、其他临床科室等
院外	各个社区、各大媒体、各政府部门等

七、任职资格

教育水平要求：本科及以上学历　　　　专业要求：市场营销、经济管理等相关专业

从业资格要求：市场营销资格证

培训经历：市场营销等相关培训等

经　　验：3 年以上工作经验

知　　识：	了解医疗行业知识，熟悉市场营销知识，熟悉计算机等办公设备的应用知识，熟悉专业的外语知识等
能　　力：	较强的分析能力、良好的人际沟通能力和协调能力、一定的计划能力等

八、应知法律法规、核心制度

法律法规	《中华人民共和国合同法》、《消费者权益保护法》、《反不正当竞争法》、《医疗机构管理条例》、《医疗事故处理条例》、《麻醉药品管理办法》、《突发公共卫生事件应急条例》等
核心制度	《社会服务部规章制度》、《社会服务部工作条例》、《门诊医生工作规程》、《维护病人及家属权利工作规划》、《疑难/危重病例讨论制度》、《会诊制度》、《查对制度》、《病历书写基本规范与管理制度》、《值班/交接班制度》、《输血审核制度》、《血液制品管理条例》、《医疗纠纷管理条例》、《安全医疗警讯事件报告制度》等

九、工作特征

使用工具/设备	各种医疗设备、计算机、一般办公设备（电话、打印机）、文件柜等
工作环境	办公室、病房、门诊，舒适程度一般
工作时间	正常工作日，偶尔加班，偶尔出差

十、关键考核指标

备注：	

市场营销员岗位说明书

一、岗位基本情况

岗位名称：市场营销员		所属部门：社会服务部	
岗位编号：B-7-007		所属职族：行政基层人员	
直接上级：社会服务部主任		所辖人数（数量）：	
直接下级：			

二、岗位职责与权限

岗位目的	在社会服务部主任的领导下，负责医院市场营销的工作，并完成上级布置的其他任务。	
岗位职责与工作内容表述		**权限**
职责表述： 遵守各项相关制度和工作流程。 工作时间百分比：10%		✓ 各项制度和规程执行情况的监督和检查权 ✓ 科内会议的参与权
工作内容	■ 严格执行医院的各项规章制度，按照医院管理要求规范自己的行为； ■ 参与科室的绩效考核，具体操作上级领导及医师交代的考评工作； ■ 参与本部门的常规工作会议。	
职责表述： 负责医院医疗市场的营销工作。 工作时间百分比：70%		
工作内容	■ 根据医院发展要求，制定医院市场化运行的计划，经院领导批准后，负责组织实施和监督； ■ 搜集和积累客户信息，根据医院定位选择目标客户群，建立重点客户档案，有针对性地向相关部门和科室提供营销资讯，按计划确保各项市场拓展方案的顺利完成； ■ 根据市场调查统计，设计新项目的开发方案，撰写医疗市场分析报告，提出改进医疗服务的意见，与各职能部门和临床、医技科室进行沟通与协调，指导营销活动； ■ 根据病患数据的统计和分析，选择适当的营销方式扩大医院的市场份额； ■ 通过服务营销活动的开展，提高服务质量，提高医院的品牌美誉度；	✓ 监督权 ✓ 建议权 ✓ 统计权 ✓ 组织权

■ 迅速扩大医院的品牌知名度，初步建立有别于竞争对手的品牌形象。		
职责表述： 　　积极配合科室内部和边际科室完成工作。 　　　　　　　工作时间百分比：10%	✓	执行权
职责表述： 　　完成上级领导交代的其他任务。 　　　　　　　工作时间百分比：10%	✓	执行权

三、负责起草或撰写的文字资料

■ 通知、便笺、备忘录、汇报文件或报告、总结等

四、财务权限

无财务权限。

五、工作汇报关系

汇报上级岗位	必须向上级主管汇报的事情（口头/书面）
社会服务部主任	门诊医疗业务情况及工作进展（口头和书面）

六、工作协作关系

协调对象	密切协调关系的部门
院内	各临床科室、后勤科室、医技科室等
院外	卫生部、各个社区、其他医院相关部门等

七、任职资格

教育水平要求：本科及以上学历　　　专业要求：市场营销、经济管理等相关专业

从业资格要求：市场营销资格证

培训经历：市场营销、广告、策划等相关培训等

经　　验：5 年以上工作经验

知　　识：熟悉医院情况和医疗市场规律，熟悉计算机等办公设备的应用知识，熟悉专业的外语知识等

能　　力：具备相关医疗知识和策划能力、较好的起草各类公文的能力、良好的人际沟通协调能力、语言表达能力等

八、应知法律法规、核心制度

法律法规	《中华人民共和国合同法》、《消费者权益保护法》、《反不正当竞争法》、《医疗机构管理条例》、《医疗事故处理条例》、《麻醉药品管理办法》、《突发公共卫生事件应急条例》等

核心制度	《社会服务部规章制度》、《社会服务部工作条例》、《门诊医生工作规程》、《维护病人及家属权利工作规划》、《疑难/危重病例讨论制度》、《会诊制度》、《查对制度》、《病历书写基本规范与管理制度》、《值班/交接班制度》、《输血审核制度》、《血液制品管理条例》、《医疗纠纷管理条例》、《安全医疗警讯事件报告制度》等

九、工作特征

使用工具/设备	各种医疗设备、计算机、一般办公设备（电话、打印机）、文件柜等
工作环境	办公室、病房、门诊，舒适程度一般
工作时间	正常工作日，偶尔加班，偶尔出差

十、关键考核指标

备注：	

咨询联络员岗位说明书

社会服务部 咨询联络员

一、岗位基本情况

岗位名称：咨询联络员　　　所属部门：社会服务部

岗位编号：B-7-005　　　　所属职族：护理人员

直接上级：社会服务部主任　所辖人数（数量）：

直接下级：

二、岗位职责与权限

岗位目的	在社会服务部主任的领导下，负责本院的咨询联络工作，并完成上级布置的其他任务。	
岗位职责与工作内容表述		**权限**
职责表述： 　遵守各项相关制度和工作流程。 　　　　工作时间百分比：10%		✓ 各项制度和规程执行情况的监督和检查权 ✓ 科内会议的参与权
工作内容	■ 严格执行医院的各项规章制度，按照医院管理要求规范自己的行为； ■ 参与科室的绩效考核，具体操作上级领导及医师交代的考评工作； ■ 参与本部门的常规工作会议。	
职责表述： 　负责做好咨询联络的工作。 　　　　工作时间百分比：70%		✓ 解答权 ✓ 建议权
工作内容	■ 负责接听和解答社会人员的电话咨询，包括医院背景、特色科室、医生专长和出诊时间等医疗问题； ■ 负责接待社会人员的来访，解答有关就医咨询、用药咨询等问题； ■ 负责接待病人及家属来访、咨询，为病人及家属进行卫生宣教； ■ 负责为病人提供就诊前的咨询，并将咨询信息反馈给相关科室。	
职责表述： 　积极配合科室内部和边际科室完成工作。 　　　　工作时间百分比：10%		✓ 执行权
职责表述： 　完成上级领导交代的其他任务。 　　　　工作时间百分比：10%		✓ 执行权

三、负责起草或撰写的文字资料

■ 通知、便笺、备忘录，汇报等

四、财务权限

无财务权限。

五、工作汇报关系

汇报上级岗位	必须向上级主管汇报的事情（口头/书面）
社会服务部主任	近期工作进展状况（口头和书面）

六、工作协作关系

协调对象	密切协调关系的部门
院内	全院员工、护理部、其他临床科室、后勤科室、医技科室等
院外	患者、其他医院相关部门等

七、任职资格

教育水平要求：中专及以上　　　　　　　专业要求：护理相关专业

从业资格要求：护士及以上职称

培训经历：护理相关新技术、新方法培训，护理管理知识培训等

经　　验：1年以上临床护理工作经验

知　　识：有良好的护理专业知识、护理管理知识，熟悉计算机等办公设备的应用知识等

能　　力：较强的服务精神和责任感、良好的人际沟通能力和协调能力等

八、应知法律法规、核心制度

法律法规	《医院管理评价指南》、《中华人民共和国护士管理办法》、《护士条例》、《中华人民共和国传染病防治法》、《医疗机构管理条例》、《医疗事故处理条例》、《医院消毒卫生标准》、《医疗卫生机构医疗废物管理办法》、《护士执业注册管理办法》、《护理文书书写规范与管理规定》、《突发公共卫生事件应急条例》、《医院感染管理办法》等
核心制度	《社会服务部规章制度》、《社会服务部工作条例》、《护理工作制度》、《护理差错事故管理制度》、《病房药品》、《物品、器械管理制度》、《饮食管理制度》、《病员管理制度》、《病人入、出院管理制度》等

九、工作特征

使用工具/设备	各种医疗设备、计算机、一般办公设备（电话、打印机）、文件柜等
工作环境	办公室、病房、门诊，舒适程度一般
工作时间	正常工作日，偶尔加班，偶尔出差

十、关键考核指标

备注：	

诊后随访员岗位说明书

社会服务部 诊后随访员

一、岗位基本情况

岗位名称：诊后随访员　　　所属部门：社会服务部

岗位编号：B-7-004　　　所属职族：护理人员

直接上级：社会服务部主任　所辖人数（数量）：

直接下级：

二、岗位职责与权限

岗位目的	在社会服务部主任的领导下，负责本院的诊后随访工作，并完成上级布置的其他任务。	
岗位职责与工作内容表述		权限
职责表述： 　　遵守各项相关制度和工作流程。 工作时间百分比：10%		✓ 各项制度和规程执行情况的监督和检查权 ✓ 科内会议的参与权
工作内容	■ 严格执行医院的各项规章制度，按照医院管理要求规范自己的行为； ■ 参与科室的绩效考核，具体操作上级领导及医师交代的考评工作； ■ 参与本部门的常规工作会议。	
职责表述： 　　负责完成对患者诊后随访的任务。 工作时间百分比：70%		
工作内容	■ 负责对出院的病人进行电话回访、家访等跟踪服务，将回访中收集到的信息反馈给相关科室； ■ 负责联系出院患者上门出诊服务； ■ 负责建立出院患者的信息数据库； ■ 负责维护出院患者的信息数据库，核实资料内容； ■ 负责统计患者评价数据，并汇总上报以便作为医护人员的绩效考核数据； ■ 定期汇总患者就医意见和建议，并向上级汇报； ■ 建立和维护重点病人（慢性病人、重症病人）专项资料数据库。	✓ 解答权 ✓ 建议权
职责表述： 　　积极配合科室内部和边际科室完成工作。 工作时间百分比：10%		✓ 执行权

职责表述： 　　完成上级领导交代的其他任务。 工作时间百分比：10%	✓ 执行权

三、负责起草或撰写的文字资料

■ 通知、便笺、备忘录、汇报等

四、财务权限

无财务权限。

五、工作汇报关系

汇报上级岗位	必须向上级主管汇报的事情（口头/书面）
社会服务部主任	近期工作进展状况（口头和书面）

六、工作协作关系

协调对象	密切协调关系的部门
院内	全院员工、护理部、其他临床科室、后勤科室、医技科室等
院外	患者、其他医院相关部门等

七、任职资格

教育水平要求：中专及以上　　　　　　专业要求：护理相关专业

从业资格要求：护士及以上职称

培训经历：护理相关新技术、新方法培训，护理管理知识培训等

经　　验：1 年以上临床护理工作经验

知　　识：有良好的护理专业知识、护理管理知识，熟悉计算机等办公设备的应用知识等

能　　力：较强的服务精神和责任感、良好的人际沟通能力和协调能力等

八、应知法律法规、核心制度

法律法规	《医院管理评价指南》、《中华人民共和国护士管理办法》、《护士条例》、《中华人民共和国传染病防治法》、《医疗机构管理条例》、《医疗事故处理条例》、《医院消毒卫生标准》、《医疗卫生机构医疗废物管理办法》、《护士执业注册管理办法》、《护理文书书写规范与管理规定》、《突发公共卫生事件应急条例》、《医院感染管理办法》等
核心制度	《社会服务部规章制度》、《社会服务部工作条例》、《护理工作制度》、《护理差错事故管理制度》、《病房药品》、《物品、器械管理制度》、《饮食管理制度》、《病员管理制度》、《病人入、出院管理制度》等

九、工作特征

使用工具/设备	各种医疗设备、计算机、一般办公设备（电话、打印机）、文件柜等
工作环境	办公室、病房、门诊，舒适程度一般
工作时间	正常工作日，偶尔加班，偶尔出差

十、关键考核指标

备注：	

保健医师岗位说明书

保
健
医
师

社
会
服
务
部

一、岗位基本情况

岗位名称：保健医师		所属部门：社会服务部	
岗位编号：B-7-003		所属职族：医疗人员	
直接上级：社会服务部主任		所辖人数（数量）：	
直接下级：			

二、岗位职责与权限

岗 位 目 的	在社会服务部主任的领导下，做好本院职工的医疗保健工作，并完成上级布置的其他任务。	
岗位职责与工作内容表述		**权限**
职责表述： 　遵守各项相关制度和工作流程。 　　　　工作时间百分比：10%		✓ 各项制度和规程执行情况的监督和检查权 ✓ 科内会议的参与权
工作内容	■ 严格执行医院的各项规章制度，按照医院管理要求规范自己的行为； ■ 参与科室的绩效考核，具体操作上级领导及医师交代的考评工作； ■ 参与本部门的常规工作会议。	
职责表述： 　负责完成一定范围的医疗保健任务。 　　　　工作时间百分比：70%		✓ 处方权 ✓ 建议权
工作内容	■ 负责本院职工门诊就医的工作，及医院合同人员的医保报销工作； ■ 组织全院职工的体检工作，统计分析体检结果，提出处理方案并加以实施； ■ 准确掌握各种传染病的发病情况及预防措施，发现传染病及时进行隔离、消毒和治疗，并上报疫情； ■ 负责建立职工门诊病案，并做好相关的统计工作，掌握职工健康状况，提出预防保健的新举措及岗位安排建议； ■ 负责接待全院职工的预防保健咨询，给职工提供预防保健方面	

的指导；

■ 面向社会完成各种传染病、流行病以及防暑药品预防用药的开方工作；

■ 对患者周围人群进行卫生宣教，尤应做好肠道传染病及肺结核等各类传染病的防治工作。

职责表述： 　　积极配合科室内部和边际科室完成工作。 工作时间百分比：10%	✓ 执行权
职责表述： 　　完成上级领导交代的其他任务。 工作时间百分比：10%	✓ 执行权

三、负责起草或撰写的文字资料

■ 通知、便笺、备忘录、汇报文件或报告、总结等

四、财务权限

无财务权限。

五、工作汇报关系

汇报上级岗位	必须向上级主管汇报的事情（口头/书面）
社会服务部主任	门诊医疗业务情况及工作进展（口头和书面）

六、工作协作关系

协调对象	密切协调关系的部门
院内	全院员工、护理部、其他临床科室、后勤科室、医技科室等
院外	卫生部、各个社区、其他医院相关部门等

七、任职资格

教育水平要求：本科及以上学历　　　　专业要求：临床相关专业

从业资格要求：主治医师及以上职称，执业医师证，医师资格证

培训经历：临床医疗相关新技术、新方法的培训，医疗管理知识培训，预防保健知识培训等

经　　验：3年以上临床工作经验

知　　识：熟悉临床医学知识和预防保健知识，熟悉计算机等办公设备的应用知识，熟悉专业的外语知识等

能　　力：较强的学习能力、合作和服务精神，良好的坚韧性和协调能力，一定的计划能

力和分析能力等

八、应知法律法规、核心制度

法律法规	《中华人民共和国执业医师法》、《中华人民共和国中医药条例》、《中医、中西医结合病的书写基本规范》、《中华人民共和国药品管理法》、《中华人民共和国传染病防治法》、《医疗机构管理条例》、《医疗事故处理条例》、《麻醉药品管理办法》、《突发公共卫生事件应急条例》、《处方管理办法》、《病历书写基本规范》、《医师外出会诊管理暂行规定》、《医院感染管理办法》、《医院消毒隔离办法》、《医疗卫生机构医疗废物管理办法》、《医疗机构临床用血管理办法》、《重大医疗过失行为和医疗事故报告制度的规定》、《抗菌药物临床应用指导原则》等
核心制度	《首诊负责制度》、《社会服务部规章制度》、《社会服务部工作条例》、《疑难/危重病例讨论制度》、《会诊制度》、《危重病人抢救制度》、《死亡病例讨论制度》、《查对制度》、《病历书写基本规范与管理制度》、《值班/交接班制度》、《输血审核制度》、《血液制品管理条例》、《安全医疗警讯事件报告制度》等

九、工作特征

使用工具/设备	各种医疗设备、计算机、一般办公设备（电话、打印机）、文件柜等
工作环境	办公室、病房、门诊，舒适程度一般
工作时间	正常工作日，偶尔加班，偶尔出差

十、关键考核指标

备注：	

科 研 部 门

科研处岗位说明书

科研处处长岗位说明书

科研处处长

一、岗位基本情况

岗位名称：处长	所属部门：科研处
岗位编号：C-1-001	所属职族：业务中层管理人员
直接上级：科研副院长	所辖人数（数量）：
直接下级：药理基地主任、重点学科实验室主任、科研处科员	

二、岗位职责与权限

岗位目的	在科研副院长的领导下，以建设符合国内一流的科研平台为目标，加强科研服务平台的建设，逐步提高科研管理水平，落实医、教、研三位一体的发展规划。	
岗位职责与工作内容表述		**权限**
职责表述： 负责制定全院的科研发展计划及医院科研管理制度。 工作时间百分比：30%		✓ 科研计划制定权 ✓ 计划实施监督权 ✓ 制度制定权 ✓ 制度实施与监督权 ✓ 制度修改权 ✓ 反馈权
工作内容	■ 掌握国内、外中医科研趋势及动态，负责制定具有中医特色的医院科研发展计划及实施办法，并保证计划有效的贯彻执行； ■ 按年度、季度、月度分解医院科研工作任务，并监督计划执行情况； ■ 负责制定并完善医院科研工作的各项规章制度，保证医院的科研工作有规范的工作流程； ■ 定期向上级领导汇报、反馈医院科研工作及学术活动的实施、执行情况，调整工作进度，保证医院整体科研发展目标的实现； ■ 组织医院相关科研档案、科技情报资料的收集与管理工作。	
职责表述： 制定科室各项规章制度，对科室进行直接管理。 工作时间百分比：15%		✓ 人员管理权 ✓ 考核权 ✓ 费用管理权

工作内容	■ 组织制定并逐步完善医院科研服务平台服务流程、工作规范，以提高科室人员的服务意识和服务水平； ■ 加强科研工作保密制度，杜绝科研泄密，并承担科研泄密后果； ■ 主持科研处的行政管理工作，制定科室工作计划与各项规章制度，并监督指导科室人员贯彻执行； ■ 负责科室绩效管理，建立健全科室的绩效考核制度，对科室人员实施绩效考核，充分调动科室人员的工作积极性； ■ 制定科室的人才培养计划与梯队建设计划，并组织科员政治、业务学习，不断提高自身素质； ■ 负责科室财与物的管理控制，按照医院的规章制度，合理控制，避免铺张浪费。	✓ 人事推荐权 ✓ 财务审核权
职责表述： 　　开展科研处的内部管理工作。 <div align="center">工作时间百分比：10%</div>		
工作内容	■ 指导下属制定阶段性工作计划，监督执行，并给予指导； ■ 负责部门内人员选拔、调配、工作安排、业务培训等工作； ■ 负责直接下属的考核、奖惩及绩效奖金的分配； ■ 负责部门内所有使用资产的管理、维护和保养； ■ 负责部门内经费预算的制定和使用，以及各类财务开支审批。	✓ 管理权 ✓ 考核权 ✓ 审查权 ✓ 组织权
职责表述： 　　负责全院科研项目的组织、管理工作，搭建科研立项服务平台，提高医院科研质量和科研水平。 <div align="center">工作时间百分比：35%</div>		
工作内容	■ 组织建设医院科研服务平台服务流程和工作规范，协同人力资源处（原人事处）、医务处、护理部及各临床科室等部门，组织专业科研工作具体细则的培训； ■ 积极鼓励、帮助各部门申报科研课题，鼓励具有中医特色的新技术的研发、新项目的申报与评审等； ■ 对于临床科研课题的申报给予指导、帮助，协助其成功申报科研课题； ■ 组织院内重大学术交流活动，积极帮助各部门科研成果产出工作，提高科研工作的市场价值； ■ 负责监督管理各级科研项目经费的合理使用情况。	✓ 组织权 ✓ 监督指导权 ✓ 审批权
职责表述： 　　完成领导交办的其他任务。 <div align="center">工作时间百分比：10%</div>		✓ 执行权

三、负责起草或撰写的文字资料

■ 信函、汇报文件或报告、总结、医院文件、研究报告、合同或法律文件等

四、财务权限

　　当涉及_____元以上的费用支出或投资决定时，必须向上级主管申请批准。

五、工作汇报关系

汇报上级岗位	必须向上级主管汇报的事情（口头/书面）
科研副院长	科研项目的申报进度等（书面）； 有关科研项目的经费（书面或口头）。

六、工作协作关系

协调对象	密切协调关系的部门
院内	院内行政职能部门、各临床医技科室等部门
院外	卫生局、各大医学院校、其他医院等

七、任职资格

教育水平要求：博士研究生及以上学历　　专业要求：临床、临床基础

从业资格要求：中级专业技术职称及以上

培训经历：行政管理、科研流程管理、协调能力强化培训等

经　　验：5年以上医院相关专业经验，5年以上医院行政管理经验

知　　识：医院管理知识、科研知识、科研管理知识、临床知识等

能　　力：协调能力、沟通能力、领导计划能力、规划决策能力、创新能力、协作能力等

八、应知法律法规、核心制度

法律法规	《医疗机构临床实验室管理办法》、《医疗机构临床实验室管理办法与临床科研实践方案、检测技术及管理规范实用手册》、《经费管理制度》、《奖励制度》、《合同制度》、《保密制度》、《档案制度》等
核心制度	《医疗机构临床实验室管理办法与临床科研实践方案、检测技术及管理规范实用手册》等

九、工作特征

使用工具/设备	办公设备
工作环境	办公室、户外，舒适度一般
工作时间	正常工作日，经常出差

十、关键考核指标

备注：	

科研处顾问岗位说明书

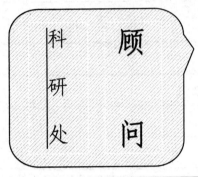

科
研
处

顾

问

一、岗位基本情况

岗位名称：顾问	所属部门：科研处
岗位编号：C-1-003	所属职族：行政基层人员
直接上级：科研处处长	所辖人数（数量）：
直接下级：	

二、岗位职责与权限

岗 位 目 的	在科研处处长的领导下，负责医院及本科室专业领域内的工作，保证医院及本科室工作目标更好的完成。	
岗位职责与工作内容表述		**权限**
职责表述： 　　协助处长完善医院科研工作各项相关制度和流程的制定，及科室内部分行政工作。 工作时间百分比：10%		✓ 监督权 ✓ 检查权 ✓ 参与权 ✓ 建议权
工 作 内 容	■ 贯彻执行医院的各项规章制度，按照医院管理要求规范自己的工作与行为； ■ 协助处长制定与完善本部门的工作计划、各项规章制度和技术操作流程； ■ 贯彻执行医院及科室的各项制度和实施计划，并督促检查制度的落实执行情况； ■ 协助处长主持本部门的常规工作会议。	
职责表述： 协助处长配合医院各部门科研工作的开展。 工作时间百分比：40%		
工 作 内 容	■ 协助处长做好全院科研规划的制定、实施及科研的总结工作，确保科研工作的计划性和常规性； ■ 负责处长决策所需数据的收集、整理工作，并统计分析撰写成报告上报； ■ 配合各科室科研项目的立项、评审鉴定、成果申报及相关文件、材料的撰写等工作； ■ 负责科研档案的管理工作，总结积累科研及科研管理的材料； ■ 负责科研经费的使用管理，并做好上报工作； ■ 收集整理全院职工对于科研工作的意见和建议，努力改进并促进医院科研工作。	✓ 代表权 ✓ 建议权 ✓ 评估权

职责表述： 　　协助处长负责本科室部分日常工作，保证科室目标的达成。 工作时间百分比：30%		
工作内容	■ 协助处长开展药理基地的协调管理工作； ■ 协助处长组织重点试验室的协调管理工作； ■ 建立与政府卫生行政部门、卫生局科研处及各相关单位的关系，争取有关部门的支持与协助，积极开发拓展医院的各种科研资源； ■ 注意科研动态及情报信息的收集与整理； ■ 积极开展对外学术与科研的交流与联络工作，促进科研与实践工作的联系； ■ 参加与相关单位的项目洽谈，签订各类协议，并督促执行。	✓ 代表权 ✓ 经费建议权 ✓ 督促权
职责表述： 　　积极配合医院内部和边际科室完成科研工作。 工作时间百分比：10%		✓ 执行权 ✓ 组织权
职责表述： 　　完成上级领导交代的其他任务。 工作时间百分比：10%		✓ 执行权

三、负责起草或撰写的文字资料

■ 通知、便笺、备忘录、汇报文件或报告、总结等

四、财务权限

无财务权限。

五、工作汇报关系

汇报上级岗位	必须向上级主管汇报的事情（口头/书面）
科研处处长	业务情况及工作进展（口头和书面）； 工作中超出职责权限的事件（口头、书面）。

六、工作协作关系

协调对象	密切协调关系的部门
院内	全院职工、计财处、其他临床科室等
院外	北京卫生局科教处、相关医院的部门等

七、任职资格

教育水平要求：本科及以上学历　　　　专业要求：医学管理、公共管理等相关专业

从业资格要求：

培训经历：	临床医学培训、医学管理、科研管理培训等
经　　验：	5 年以上相关工作经验
知　　识：	熟悉临床知识，精通医学管理知识，熟悉掌握公文写作，熟悉计算机等办公设备的应用知识，熟悉专业的外语知识等
能　　力：	较强的分析能力和执行力、良好的人际沟通能力和协调能力、一定的计划能力等

八．应知法律法规、核心制度

法律法规	《医院管理评价指南》、《综合医院建设标准》、《医疗机构评审办法》、《医疗机构基本标准》、《全国医院工作条例》、《突发公共卫生事件应急条例》、《中华人民共和国保密法》、《中华人民共和国档案法》、《医师执业注册暂行办法》、《护士执业注册暂行办法》、《卫生技术人员职称及晋升条例》、《卫生技术人员职务试行条例》等
核心制度	《科研教学部工作制度》、《科研管理制度》、《新技术应用制度》、《论文发表与奖励制度》、《院内学术会议与学术讲座管理制度》、《学科评审制度》等

九、工作特征

使用工具/设备	各种医疗设备、计算机、一般办公设备（电话、打印机）、文件柜等
工作环境	办公室、病房、门诊，舒适程度一般
工作时间	正常工作日，偶尔加班，偶尔出差

十、关键考核指标

备注：	

科研处科员岗位说明书

科
研
处
科
员

一、岗位基本情况

岗位名称：科员   所属部门：科研处

岗位编号：C-1-004   所属职族：行政管理基层人员

直接上级：科研处处长   所辖人数（数量）：

直接下级：

二、岗位职责与权限

岗位目的	在科研处处长的领导下，贯彻执行医院的科研计划，落实医院各项科研制度，配合全院的科研、学术发展的要求和各项规定并协助处长处理科研处的日常工作。

岗位职责与工作内容表述	权限
职责表述： 贯彻执行全院的科研发展计划及医院科研管理制度，并保证制度的落实。 工作时间百分比：30%	
工作内容 ■ 贯彻执行具有中医特色的医院科研发展计划及实施办法，并保证计划有效的贯彻执行； ■ 贯彻执行医院科研工作的各项规章制度及规范的工作流程； ■ 定期向上级汇报、反馈科室的工作情况及医院学术活动的落实执行情况，调整工作进度，保证科室工作发展目标的完成； ■ 组织安排医院相关科研档案、科技情报资料的收集与管理工作。	✓ 执行权 ✓ 反馈权
职责表述： 协助处长完成科室的日常工作。 工作时间百分比：15%	
工作内容 ■ 贯彻执行科室的工作计划与各项规章制度，并及时向上级汇报工作进度与工作情况； ■ 协助处长做好科室绩效管理，完善科室的考核制度，充分发挥工作的积极性与主动性； ■ 协助处长做好科室的其他日常工作及事务； ■ 负责科室财与物的记录与汇报，物品的申报要按照医院的规章制度避免铺张浪费； ■ 制定科室人员年度工作计划，并做好年度工作总结。	✓ 人员管理权 ✓ 考核权 ✓ 费用管理权 ✓ 人事推荐权 ✓ 财务审核权
职责表述： 负责与医院其他科室沟通协调。 工作时间百分比：45%	✓ 执行权 ✓ 建议权 ✓ 反馈权

工作内容	■ 根据科室的工作计划，与医院其他科室沟通协调，保证医院的科研计划以及科室的工作计划能够很好的完成； ■ 组织与协调科研方面的培训及工作具体事项； ■ 组织与配合各部门积极申报科研课题，配合各科室进行具有中医特色的新技术的研发、新项目的申报与评审等，并做好相关的文档整理等工作； ■ 组织安排临床科研课题的申报指导监督等培训，协助其成功申报科研课题。	✓ 协调权
职责表述： 　　完成领导交办的其他任务。 　　　　工作时间百分比：10%		✓ 执行权

三、负责起草或撰写的文字资料

■ 信函、汇报文件或报告、总结、研究报告等

四、财务权限

无财务权限。

五、工作汇报关系

汇报上级岗位	必须向上级主管汇报的事情（口头/书面）
科研处处长	科研项目的申报进度等（书面）； 科研文档整理中出现的问题（书面）； 有关科研项目的经费方面的工作（书面或口头）。

六、工作协作关系

协调对象	密切协调关系的部门
院内	院内行政职能部门、各临床医技科室等部门
院外	卫生局、各大医学院校等

七、任职资格

教育水平要求：大专及以上学历　　　　　　　专业要求：

从业资格要求：

培训经历：行政管理、科研流程管理、协调能力强化培训等

经　　验：2年以上医院行政工作经验。

知　　识：医院管理知识、科研知识、科研管理知识、临床知识等

能　　力：协调能力、沟通能力、领导计划能力、规划决策能力、创新能力、协作能力等

八、应知法律法规、核心制度

法律法规	《医疗机构临床实验室管理办法》、《医疗机构临床实验室管理办法与临床科研实践方案、检测技术及管理规范实用手册》、《经费管理制度》、《奖励制度》、《合同制度》、《保密制度》、《档案制度》等
核心制度	《医疗机构临床实验室管理办法与临床科研实践方案、检测技术及管理规范实用手册》等

九、工作特征

使用工具/设备	办公设备
工作环境	办公室,舒适程度一般
工作时间	正常工作日

十、关键考核指标

备注:	

重点实验室主任岗位说明书

重点实验室主任

一、岗位基本情况

岗位名称：主任		所属部门：重点实验室	
岗位编号：C-1-ZDSY-001		所属职族：业务中层管理人员	
直接上级：科研处处长		所辖人数（数量）：	
直接下级：重点学科实验室副主任、研究员			

二、岗位职责与权限

岗位目的	在科研处处长的领导下，贯彻执行医院的科研计划，执行医院各项科研制度并配合全院的科研、学术发展的要求，加强科研服务平台的建设，贯彻落实医、教、研三位一体的发展规划。

岗位职责与工作内容表述	权限
职责表述： 贯彻执行实验室工作的各项法律法规及各项规章制度。 工作时间百分比：30%	
工作内容 ■ 贯彻执行上级各部门及医院制定的有关科研工作的规章制度，制定实验室科研工作的规章制度； ■ 落实实验室管理规章制度与工作计划及标准操作规程等，严格按照制度与计划开展实验室工作； ■ 落实医院科研工作的质量控制标准与流程，严把科研工作质量关； ■ 负责向上级反馈科研工作计划及制度的执行情况，不断完善工作计划及制度，保证科研工作的顺利开展。	✓ 代表权 ✓ 报告撰写权 ✓ 测试权
职责表述： 完成本科室的科研任务，并配合临床科室进行临床基础实验研究工作。 工作时间百分比：20%	
工作内容 ■ 掌握国内、外中医临床基础实验的趋势及动态，贯彻具有中医特色的医院实验室工作发展计划及实施办法，并保证计划有效的贯彻执行； ■ 根据医院科研工作计划，配合临床进行科研工作，并保证承接科研工作的数量和质量； ■ 按年度、季度、月度分解实验室工作任务，并监督计划执行情况； ■ 负责制定并完善实验室工作的各项规章制度，保证医院的实验室工作有规范的工作流程； ■ 进行中医、中西医结合应用基础研究工作，并指导临床应用；	✓ 制定权 ✓ 监督权 ✓ 建议权

	■ 配合临床科室，按照实验室工作流程进行临床基础研究工作，促进医院整体科研水平的提高； ■ 定期向处长汇报、反馈医院实验室工作及学术活动的实施、执行情况，调整工作进度，保证医院整体临床基础实验发展目标的实现； ■ 组织医院相关临床基础实验档案、情报资料的收集与管理工作。	
职责表述： 　负责重点实验室的内部管理工作。 　　　　　工作时间百分比：20%		
工作内容	■ 负责直接下属的选拔、调配、工作安排等管理工作，督促和检查重点实验室各项规章制度的贯彻执行情况，定期总结重点实验室工作，开展评比活动； ■ 指导下属制定阶段性工作计划，监督执行，并给予指导，并协调科室人员做好科室的基础工作； ■ 负责对科室人员的工作质量和工作积极性等进行考核，负责考核、奖惩、绩效奖金分配等工作，提高科室人员的工作积极性； ■ 组织临床基础实验人员参加专业领域内讲座及培训，提高重点实验室技术人员的整体素质、业务能力与技术水平； ■ 负责部门内所有使用资产的管理、运行安全、维护和保养，并向上级汇报； ■ 负责部门内经费预算的制定和使用，以及各类财务开支审批； ■ 负责临床基础实验的质量控制工作，严把临床基础实验质量关。	✓ 管理权 ✓ 决定权 ✓ 反馈权 ✓ 考核权 ✓ 审查权 ✓ 组织权
职责表述： 　协调各科室的临床基础实验工作。 　　　　　工作时间百分比：20%		
工作内容	■ 协同人力资源处（原人事处）、医务处、护理部及各临床科室等部门组织专业的科研相关知识与流程的培训、指导； ■ 对于各部门的医疗科研课题申报，给予适当的培训与指导帮助，促进医院基础实验工作的发展； ■ 全力配合各部门积极申报科研课题，以及新技术的研发、新项目的申报与评审等工作； ■ 在认真完成实验教学、临床基础实验任务的前提下，积极做好协作任务，提高实验室工作仪器设备的利用率； ■ 负责重点学科实验室的建设工作，并增强与国内外其他实验室的学术技术合作关系，促进科研业务发展。	✓ 配合权 ✓ 决定权 ✓ 组织权
职责表述： 　完成领导交办的其他任务。 　　　　　工作时间百分比：10%		✓ 执行权

三、负责起草或撰写的文字资料

■ 简报、信函、汇报文件或报告、总结、医院文件、合同或法律文件等

四、财务权限

当涉及＿＿＿＿元以上的费用支出或投资决定时，必须向上级主管申请批准。

五、工作汇报关系

汇报上级岗位	必须向上级主管汇报的事情（口头/书面）
科研处处长	教育部大学的工作要求（口头和书面）； 实验室内发生的生物安全、人事关系（书面和口头）。

六、工作协作关系

协调对象	密切协调关系的部门
院内	临床各科室主任及各级医师、研究生及研究生处、计财处、人力资源处（原人事处）等
院外	各科研机构、各大医学院校、其他医院等

七、任职资格

教育水平要求：博士研究生及以上学历　　　　专业要求：临床、临床基础

从业资格要求：正高级专业技术职称及以上

培训经历：行政管理、科研流程管理、协调能力强化培训等

经　　验：5年以上临床研究经验，5年以上科研管理经验

知　　识：医学研究、管理知识、科研知识、科研管理知识、临床知识等

能　　力：判断决策能力、领导组织能力、计划协调能力、分析创新能力、奉献精神、合作精神、培养人才、学习能力等

八、应知法律法规、核心制度

法律法规	《医疗机构临床实验室管理办法》、《医疗机构临床实验室管理办法与临床科研实践方案、检测技术及管理规范实用手册》、《经费管理制度》、《奖励制度》、《合同制度》、《保密制度》、《档案制度》等
核心制度	《医疗机构临床实验室管理办法与临床科研实践方案、检测技术及管理规范实用手册》、《医院对研究工作的管理制度》等

九、工作特征

使用工具/设备	使用科研所需的设备
工作环境	办公室、实验室，舒适程度一般
工作时间	正常工作日，经常加班，经常出差

十、关键考核指标

备注：	

药理实验室副主任岗位说明书

一、岗位基本情况

药理实验室 副主任

岗位名称：副主任	所属部门：药理实验室
岗位编号：C-1-YLSY-002	所属职族：业务中层管理人员
直接上级：重点实验室主任	所辖人数（数量）：
直接下级：科员	

二、岗位职责与权限

岗位目的	在实验室主任的领导下，全面贯彻执行医院的科研计划，组织实践临床重大疾病的应用基础研究和培养创新型中医、中西医结合人才，并将应用基础性研究成果进行转化推广。

岗位职责与工作内容表述	权限
职责表述： 协助制定医院的科研计划与制度。 工作时间百分比：10%	
工作内容 ■ 贯彻执行上级各部门制定的有关科研工作的法律法规； ■ 贯彻执行医院科研工作管理规章制度与工作计划，制定科研工作标准操作规程等，并严格按照制度与计划开展科研工作； ■ 协助制定医院科研工作的质量控制标准与流程，严把科研工作质量关； ■ 负责向上级反馈科研工作计划及制度的执行情况，不断完善工作计划及制度，保证科研工作的进度。	✓ 参与权 ✓ 反馈权 ✓ 执行权
职责表述： 协助主任对药理实验室进行管理。 工作时间百分比：25%	
工作内容 ■ 协助主任负责药理实验室的管理，督促和检查实验室各项规章制度的贯彻执行情况，定期总结实验室工作并向上级汇报； ■ 协助主任组织科室人员培训，提高科室人员的整体素质和工作积极性，提高实验技术人员的业务能力与技术水平； ■ 协助主任实施经由学术委员会讨论的实验室学术、技术发展规划，负责全面贯彻和组织实施重点学科实验室发展方向和完成实验室的发展目标； ■ 协助主任负责药理实验室生物安全、运行安全和设备更新等工作； ■ 负责制定屏障环境动物室和国家中医药管理局三级实验室（中药药理学）的建设规划，并组织实施和检查执行情况。	✓ 制定权 ✓ 监督实施权 ✓ 修改权 ✓ 组织权 ✓ 推荐权

职责表述： 配合临床科研工作并组织实施药理实验等相关工作。 工作时间百分比：25%		
工作内容	■ 进行中医、中西医结合应用基础研究工作，并指导临床应用； ■ 建立自己明确、稳定的研究方向、研究领域，并保持与整个实验室研究方向和领域的一致性，并形成在该研究方向和研究领域之下的多项研究课题； ■ 负责国家中医药管理局三级实验室的实验室评估和动物室每年的抽查和年检工作； ■ 贯彻落实中医药药理实验室的规范管理，落实实验室各项规章制度，合理调配实验资源，提高实验教学质量，提高仪器设备的利用率和完好率； ■ 协助课题申报人完成课题申报，协助指导研究生完成课程，协助完成临床指标检测。	✓ 研究方案制定权 ✓ 项目负责权 ✓ 项目管理权 ✓ 执行权 ✓ 监督权
职责表述： 负责实验室基础工作，迎接上级检查。 工作时间百分比：15%		
工作内容	■ 组织屏障环境动物室工作人员学习新业务和新技术，提高业务水平，积极开展科研和教学改革，不断提高实验质量； ■ 负责屏障环境动物室和国家中医药管理局三级实验室的实验室中药药理学生物、化学、消防安全； ■ 负责屏障环境动物室和国家中医药管理局三级实验室的实验室中药药理学工作档案的建立和维护。	✓ 协调权 ✓ 建议权
职责表述： 协调各科室的药理研究工作。 工作时间百分比：15%		
工作内容	■ 协同人力资源处（原人事处）、医务处、护理部及各临床科室等部门组织专业的药理研究方面的培训； ■ 协助主任组织联络各临床科室，做好临床药理试验项目； ■ 在认真完成实验教学、科研任务的前提下，积极做好对外协作任务，提高仪器设备的利用率； ■ 协助主任规划药理实验室与国内外其他实验室的学术技术合作关系，促进科研业务发展。	✓ 决定权 ✓ 协助权
职责表述： 完成领导交办的其他任务。 工作时间百分比：10%		✓ 执行权

三、负责起草或撰写的文字资料

■ 通知、便笺、备忘录、简报、信函、汇报文件或报告、总结、研究报告、合同或法律文件等

四、财务权限

当涉及_____元以上的费用支出或投资决定时，必须向上级主管申请批准。

五、工作汇报关系

汇报上级岗位	必须向上级主管汇报的事情（口头/书面）
科研处处长 重点实验室主任	屏障环境动物的评估、年检、抽查（口头和书面）； 国家中医药管理向三级实验室评估、维护（口头和书面）； 实验室承担的日常工作（口头和书面）； 实验室规划（口头和书面）。

六、工作协作关系

协调对象	密切协调关系的部门
院内	临床各科室、研究生办、计财处、人力资源处（原人事处）等部门
院外	各科研机构、各大医学院校、其他医院、中医药大学、东方医院、中医研究院等

七、任职资格

教育水平要求：硕士研究生及以上学历　　专业要求：中药药理学、实验动物

从业资格要求：高级职称及以上

培训经历：实验动物饲养、实验室毒品管理、实验室生物安全、三级实验室管理、GCP 相关临床药理实验培训等

经　　　验：10年以上临床药理研究经验，5年以上管理经验

知　　　识：医学研究、管理知识、药理研究知识、科研管理知识、临床知识等

能　　　力：判断决策能力、写作能力、组织计划能力、主动性、奉献精神等

八．应知法律法规、核心制度

法律法规	《实验动物管理相关法律法规》、《北京市实验动物许可证管理办法》、《北京市实验动物从业人员健康体检管理办法》、《国家中医药管理局中医药标准化项目管理暂行办法》、《剧毒药品使用管理规定》、《中药药理室制度各类人员岗位责任制》、《屏障环境和普通环境动物室相关管理制度》等
核心制度	《北京市实验动物管理条例》、《教育部科学技术研究项目管理办法（修订）》、《实验室管理规章制度》等

九、工作特征

使用工具/设备	使用药理研究所需的设备
工作环境	实验室、办公室，环境舒适度中等
工作时间	正常工作日，偶尔加班，偶尔出差

十、关键考核指标

备注：	

基础科实验室研究员岗位说明书

基础科实验室 研究员

一、岗位基本情况

岗位名称：基础科实验室研究员	所属部门：药理实验室
岗位编号：C-1-YLSY-003	所属职族：业务中层管理人员
直接上级：副主任	所辖人数（数量）：
直接下级：	

二、岗位职责与权限

岗位目的	在副主任的领导下，全面贯彻执行医院的科研计划，参与实践临床重大疾病的应用基础研究和培养创新型中医、中西医结合人才，并将应用基础性研究成果进行转化推广。

岗位职责与工作内容表述		权限
职责表述： 贯彻执行医院的科研计划与制度。 工作时间百分比：20%		
工作内容	■ 贯彻执行上级各部门制定的有关科研工作的法律法规以及医院科研工作管理规章制度与工作计划； ■ 严格遵守科研工作标准操作规程等，开展基础实验研究工作； ■ 贯彻医院科研工作的质量控制标准与流程，严把科研工作质量关； ■ 负责向上级反馈科研工作的计划及制度的执行情况，不断完善工作计划及制度，保证科研工作的进度。	✓ 参与权 ✓ 反馈权 ✓ 执行权
职责表述： 参与实施科研及相关工作。 工作时间百分比：50%		✓ 研究方案制定权 ✓ 项目负责权 ✓ 项目管理权 ✓ 执行权 ✓ 监督权
工作内容	■ 进行中医、中西医结合应用基础研究工作，并指导临床应用； ■ 建立自己明确、稳定的研究方向和研究领域，并保持与整个实验室研究方向和领域的一致性，形成在该研究方向和研究领域之下的多项研究课题； ■ 参与组织屏障环境动物室和国家中医药管理局三级实验室的实验室中药药理学工作档案的建立和维护； ■ 参与屏障环境动物室和国家中医药管理局三级实验室的实验室中药药理学生物、化学、消防安全；	

	■ 贯彻落实中医药药理实验室的规范管理，落实实验室各项规章制度，合理调配实验资源，提高实验教学质量，提高仪器设备的利用率和完好率； ■ 参与组织屏障环境动物室工作人员学习新业务和新技术，提高业务水平，积极开展科研和教学改革，不断提高实验质量； ■ 协助课题申报人完成课题申报，协助指导研究生完成课程，协助完成临床指标检测。	
职责表述： 协调各科室的基础实验研究工作。 <div align="center">工作时间百分比：20%</div>	
工作内容	■ 配合人力资源处（原人事处）、医务处、护理部及各临床科室等部门组织专业的基础实验研究方面的培训； ■ 协助副主任或主任组织联络各临床科室，做好临床基础试验研究项目； ■ 在认真完成实验教学、科研任务的前提下，积极做好对外协作任务，提高仪器设备的利用率； ■ 协助副主任管理好重点学科实验室与国内外其他实验室的学术技术合作关系，促进科研业务发展。	✓ 决定权 ✓ 协助权
职责表述： 完成领导交办的其他任务。 <div align="center">工作时间百分比：10%</div>	✓ 执行权

三、负责起草或撰写的文字资料

■ 通知、便笺、备忘录、简报、信函、汇报文件或报告、总结、研究报告等

四、财务权限

无财务权限。

五、工作汇报关系

汇报上级岗位	必须向上级主管汇报的事情（口头/书面）
药理实验室副主任	屏障环境动物的评估、年检、抽查（口头和书面）； 国家中医药管理向三级实验室评估、维护（口头和书面）； 实验室承担的日常工作（口头和书面）； 实验室规划（口头和书面）。

六、工作协作关系

协调对象	密切协调关系的部门
院内	临床各科室、研究生办、计财处、人力资源处（原人事处）等部门
院外	各科研机构、各大医学院校、其他医院、中医药大学、东方医院、中医研究院等

七、任职资格

教育水平要求：硕士研究生及以上学历	专业要求：中药药理学、实验动物

从业资格要求：中级职称及以上

培训经历：实验动物饲养、实验室毒品管理、实验室生物安全、GCP 相关临床药理实验培训等

经　　验：具有3年以上临床药理研究经验

知　　识：医学研究、管理知识、药理研究知识、科研管理知识、临床知识

能　　力：判断决策能力、写作能力、组织计划能力、主动性、奉献精神等

八、应知法律法规、核心制度

法律法规	《实验动物管理相关法律法规》、《北京市实验动物许可证管理办法》、《北京市实验动物从业人员健康体检管理办法》、《国家中医药管理局中医药标准化项目管理暂行办法》、《易燃，易爆，有毒、放射，危险品管理制度》、《剧毒药品使用管理规定》、《中药药理室制度各类人员岗位责任制》、《屏障环境和普通环境动物室相关管理制度》等
核心制度	《北京市实验动物管理条例》、《教育部科学技术研究项目管理办法（修订）》、《实验室管理规章制度》等

九、工作特征

使用工具/设备	使用药理研究所需的设备，基本安全，操作难度适中
工作环境	实验室、办公室，环境舒适度中等
工作时间	正常工作日，有时加班

十、关键考核指标

备注：	

药理基地科长岗位说明书

药理基地 科长

一、岗位基本情况

岗位名称：科长	所属部门：药理基地
岗位编号：C-1-YLJD-001	所属职族：业务中层管理人员
直接上级：科研处处长	所辖人数（数量）：
直接下级：科员	

二、岗位职责与权限

岗 位目 的	在科研处处长的直接领导下，按照医院计划，加强科研服务平台的建设，进行具有中医特色的药理研究，贯彻落实医、教、研三位一体的发展规划。

岗位职责与工作内容表述	权限
职责表述： 贯彻执行药理研究工作的各项法律法规及各项规章制度。 工作时间百分比：30%	
工作内容 ■ 按照有关法律法规，与药厂沟通，承接药理、药学及临床实验工作； ■ 贯彻执行国家药品食品监督管理局制定的各项规章制度，对开发的新药进行药学、药理和临床实验； ■ 在充分的药理实验基础上，对实验新药出具专业报告，对其上市给予决定性建议。	✓ 代表权 ✓ 报告撰写权 ✓ 测试权
职责表述： 负责制定药理研究计划及药理研究工作制度。 工作时间百分比：20%	
工作内容 ■ 掌握国内、外中医药理研究趋势及动态，负责制定具有中医特色的医院药理研究工作发展计划及实施办法，并保证计划有效的贯彻执行； ■ 根据药理研究工作计划，承接院外药理研究工作，并保证承接研究工作的数量和质量，保证新增实验项目按照固定比例增长； ■ 按年度、季度、月度分解药理研究工作任务，并监督计划执行情况； ■ 负责制定并完善药理研究工作的各项规章制度，保证医院的药理研究工作有规范的工作流程； ■ 定期向处长汇报、反馈医院药理研究工作及学术活动的实施、执行情况，调整工作进度，保证医院整体药理研究发展目标的实现；	✓ 制定权 ✓ 监督权 ✓ 建议权

	■ 组织医院相关药理研究档案、情报资料的收集与管理工作。	
职责表述： 负责科室及药理基地的内部管理工作。 工作时间百分比：20%		
工作内容	■ 负责直接下属的选拔、调配、工作安排等管理工作，督促和检查药理基地各项规章制度的贯彻执行情况，定期总结药理基地工作，开展评比活动； ■ 指导下属制定阶段性工作计划，监督执行，并给予指导，并协调科室人员做好科室的基础工作； ■ 负责对科室人员的工作质量和工作积极性等进行考核，负责考核、奖惩、绩效奖金分配等工作，提高科室人员的工作积极性； ■ 组织药理研究人员参加专业领域内的讲座及培训，提高药理基地技术人员的整体素质、业务能力与技术水平； ■ 负责部门内所有使用资产的管理、维护和保养，并向上级汇报； ■ 负责部门内经费预算的制定和使用，以及各类财务开支审批； ■ 负责药理研究的质量控制工作，严把药理研究质量关； ■ 负责机构认证等相关工作。	✓ 管理权 ✓ 决定权 ✓ 反馈权 ✓ 考核权 ✓ 审查权 ✓ 组织权
职责表述： 协调各科室的药理研究工作。 工作时间百分比：20%		
工作内容	■ 协同人力资源处（原人事处）、医务处、护理部及各临床科室等部门组织专业药理研究方面的培训； ■ 组织联络10个专业认证科室，做好临床药理试验项目，并给予适当的指导和帮助； ■ 在认真完成实验教学、药理研究任务的前提下，积极做好协作任务，提高药理研究工作仪器设备的利用率。	✓ 配合权 ✓ 决定权 ✓ 组织权
职责表述： 完成领导交办的其他任务。 工作时间百分比：10%		✓ 执行权

三、负责起草或撰写的文字资料

■ 通知、便笺、备忘录、简报、信函、汇报文件或报告、总结、研究报告、合同或法律文件等

四、财务权限

无财务权限。

五、工作汇报关系

汇报上级岗位	必须向上级主管汇报的事情（口头/书面）

科研处处长	专业与机构认证工作（书面）； 承接的药理研究工作各项重大事宜（书面）； 实验室等研究工作硬件设备的申请（书面）； 药理研究项目的数量和质量（口头）。

六、工作协作关系

协调对象	密切协调关系的部门
院内	医院行政职能部门、各科室主任、10个认证专业科室、各检验科室等
院外	SFDA、卫生局、各大医学院校、其他医院等

七、任职资格

教育水平要求：博士研究生及以上学历　　　　专业要求：临床药理

从业资格要求：副高级职称及以上，药师资格证

培训经历：临床药理学培训、行政管理、协调能力强化培训等

经　　验：5年以上医院药理工作经验，3年以上行政管理经验

知　　识：临床药理知识、管理知识、科研知识、临床知识等

能　　力：协调沟通能力、领导计划能力、规划决策能力、创新能力、协作能力等

八、应知法律法规、核心制度

法律法规	《医疗机构临床实验室管理办法》、《GCP》、《医疗机构临床实验室管理办法与临床科研实践方案、检测技术及管理规范实用手册》、《中药西药临床研究指导原则》、《经费管理制度》、《保密制度》、《药品注册管理办法》等
核心制度	《药品注册管理办法》、《GCP》、《中药临床研究指导原则》等

九、工作特征

使用工具/设备	使用药理研究所需的设备，基本安全
工作环境	办公室、药理研究室
工作时间	正常工作日，偶尔出差

十、关键考核指标

备注：	

教 育 部 门

教育处岗位说明书

教育处处长岗位说明书

教
育
处

处

长

一、岗位基本情况

岗位名称：处长	所属部门：教育处
岗位编号：D-1-01	所属职族：行政管理
直接上级：教学副院长	所辖人数（数量）：
直接下级：副处长、办公室主任、图书馆馆长、培训学校校长	

二、岗位职责与权限

岗位目的	在教学副院长的领导下，制定全院的教育发展规划，组织实施临床教学管理、教学课程安排及各项学生工作，全面提升医院教育水平。	
岗位职责与工作内容表述		权限
职责表述： 　　参与医院战略规划制定，并据此制定教育处发展规划并组织监督执行。 　　　　　　工作时间百分比：20%		
工作内容	■ 参与制定、调整医院中长期发展战略，从人才培养的角度为医院发展提供有力的参考； ■ 在大学相关部门的指导下，制定医院教育发展规划及相关的建章建制工作，监督制度的执行情况，针对实际情况对现有制度进行优化、改进和完善； ■ 调查研究、掌握学生的思想动态，为党委、院长办公室决策提供建设性意见，全面贯彻党委、院长办公室的各项决策； ■ 完成下属科室人员的考核和评价工作。	✓ 计划制定权 ✓ 监督权 ✓ 指导权 ✓ 考核权
职责表述： 　　参与制定并严格执行教育处年度工作计划及细分计划。 　　　　　　工作时间百分比：20%		✓ 参与权 ✓ 监督权 ✓ 建议权

工作内容	■ 在教学副院长的领导下，参与制定临床医学院的年度工作计划，并对年度工作计划进行细化和分解； ■ 具体执行上级下达的教学计划、教学科研计划和年度工作计划，跟踪、监督工作计划的执行情况，发现问题及时纠正解决，及时向上级汇报。	

职责表述：
　　负责教育处内部的各项管理工作。
工作时间百分比：20%

工作内容	■ 组织选拔、配备、评价下属人员，组织内部人员的培训； ■ 指导下属员工制定阶段工作计划并督促执行； ■ 本部门年度、季度、月度计划及总结； ■ 定期向直接上级汇报工作，接受检查和监督； ■ 负责内部人员工作的分配。	✓ 计划权 ✓ 指导权 ✓ 考核权 ✓ 监督权 ✓ 人员调配权

职责表述：
　　组织教育处下属各科室人员开展教育及相关工作。
工作时间百分比：20%

工作内容	■ 组织各科室开展学生管理工作，对各科室管理工作进行宏观指导、监督、检查和考核； ■ 指导各办公室对导师进行业务培训，并负责考核和奖惩工作； ■ 组织新生接待、入校教育、新生军训及毕业生离校工作，以及毕业生的鉴定和毕业证发放工作； ■ 组织各办公室开展学生及教师评选表彰和奖学金的管理、评定和发放工作； ■ 负责毕业生教育及毕业鉴定工作，并协助就业处做好毕业生就业教育、就业指导工作； ■ 负责学生教育管理和教学质量控制工作； ■ 组织相关科室制定学生行为规范，对违纪学生进行调查、处理，并解决申诉处理，通过与家长联系取得学生家长对学生教育和管理工作的支持； ■ 负责对在校学生的学籍、档案资料进行管理，负责学生学籍注册工作； ■ 负责接待和处理有关学生问题的来信和来访工作； ■ 负责组织、协调各系做好学生宿舍的管理工作； ■ 负责学生休学、退学等离校手续审批工作； ■ 配合保卫处做好学生安全保卫工作。	✓ 计划权 ✓ 执行权 ✓ 监督权 ✓ 指导权 ✓ 考核权 ✓ 处分权

职责表述：
　　负责教育处人才培训和人力资源开发的各项工作。
工作时间百分比：10%

工作内容	■ 配合人力资源处（原人事处），组织下属各科开展人员培训工作； ■ 制定科室人员接续计划，培养年轻管理人才，并对其职业发展进行辅导。	✓ 管理权 ✓ 人事调配权 ✓ 辅导权

职责表述:	
完成领导交办的其他工作。 工作时间百分比：10%	✓ 决策权 ✓ 处理权

三、负责起草或撰写的文字资料

■ 通知、便笺、备忘录、简报、信函、汇报文件或报告、总结、医院文件、研究报告等

四、财务权限

当涉及_____元以上的费用支出或投资决定时，必须向上级主管申请批准。

五、工作汇报关系

汇报上级岗位	必须向上级主管汇报的事情（口头/书面）
教学副院长	研究生招生、复试、毕业工作（书面）； 本科生工作安排、毕业考试、就业情况（书面）； 处理学生突发事件，以及处理结果（书面）； 医院安排的教学计划及其完成情况、教学规划（书面）； 教育处工作安排、预算、发展规划等（书面）。

六、工作协作关系

协调对象	密切协调关系的部门
院内	本院各教研室和临床科室等
院外	大学（教育处、研究生部、招生就业处、学工部、研工部）、其他医院、学生家长等

七、任职资格

教育水平要求：硕士研究生及以上学历　　　专业要求：医学、医院管理或心理学

从业资格要求：

培训经历：医院文化、工作职责、教学管理、教育学、心理学等

经　　验：5年以上医院工作经验，3年以上学生管理经验

知　　识：医院基础知识、中医基础知识、心理学知识、教育管理知识、本专业相关的外语知识等

能　　力：判断决策能力、领导能力、计划能力、分析能力、组织能力、创新能力等

八、应知法律法规、核心制度

法律法规	《医院管理评价指南》、《医疗机构管理条例》、《中华人民共和国学位条例》、《中华人民共和国高等教育法》、《高等学校实验室工作规程》、《学生伤害事故处理条例》等

核心制度	《教育处工作制度》、《办公室工作制度》、《会议制度》、《临床教研室工作制度》、《学生活动室使用规则》、《档案管理制度》等

九、工作特征

使用工具/设备	计算机、办公所需的基本工具及设备
工作环境	办公室，舒适程度一般
工作时间	正常工作日，必要时随叫随到

十、关键考核指标

备注：	

教育处图书馆馆长岗位说明书

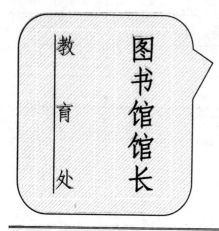

一、岗位基本情况

岗位名称：图书馆馆长　　所属部门：教育处

岗位编号：D-1-TSG-001　　所属职族：行管后勤中层管理人员

直接上级：教育处处长　　所辖人数（数量）：

直接下级：干事

二、岗位职责与权限

岗位目的	在教育处处长的领导下，为医院职工和学生提供信息服务，加强馆藏、数字化等建设，努力达到"三甲"医院图书馆应有水平。	
岗位职责与工作内容表述		权限
职责表述： 　　参与制定并执行医院和教育处的规章制度和整体规划，拟定图书馆年度计划。 工作时间百分比：20%		✓ 相关对象的绩效评价权 ✓ 科室事务参议权
工作内容	■ 严格执行医院的各项规章制度，按医院管理的要求组织图书馆建章建制工作； ■ 配合人力资源处（原人事处），完成图书馆绩效考核，具体操作上级领导交代的考评工作； ■ 参与教育处常规工作会议，讨论教育处工作计划及有效管理科室人力、物力和财力等方面的事项。	
职责表述： 带领科室人员建设和维护图书馆。 工作时间百分比：40%		✓ 图书管理权 ✓ 图书馆各项工作的监督权
工作内容	■ 督促做好医疗图书杂志的收集、采购、登记、分类和编目等工作，为医疗、教学、科研提供医疗情报信息的查询； ■ 督导全院图书的保管和借阅工作，对各类书刊的保管和外借情况进行检查，确保图书的完好齐全和图书室的准时开放； ■ 及时收集医护人员和学生的需求信息，有针对性地制定新书购进计划； ■ 督促图书室的卫生和消防安全工作，保持室内环境的适宜； ■ 督促下属做好安全防火、防潮、防电工作。	

职责表述：	
在本领域内从事科研工作。 工作时间百分比：10%	✓ 项目申请权
工作内容 ■组织科室人员开展图书馆建设方法及管理模式的创新； ■积极参与图书馆创新研究项目，撰写和发表学术论文。	✓ 组织权

职责表述：	
指导图书馆人员工作，实施培训，保证人才接续。 工作时间百分比：10%	✓ 监督权 ✓ 指导权
工作内容 ■ 指导图书馆工作人员、实习人员工作； ■ 配合人力资源处（原人事处）有计划地开展员工培训，尤其是新技术和新理念的培训。	✓ 人员调度权 ✓ 培训计划参议权

职责表述：	
与教育处其他办公室、边际科室和其他医院图书馆沟通充分，密切配合。 工作时间百分比：10%	✓ 代表权
工作内容 ■ 与信息中心、病案室、计财处及各临床科室保持联系，根据科室需求拟定新书采购计划，并在其支持下进行图书馆建设； ■ 向相关部门提供图书借阅、图书使用方面的最新信息； ■ 与其他医院图书馆定期交流，互通有无。	✓ 新书构买建议权

职责表述：	
完成科室相关的临时性任务和领导交办的其他工作。 工作时间百分比：10%	✓ 基本事务处理和决策权

三、负责起草或撰写的文字资料

■ 通知、信函、汇报文件或报告等

四、财务权限

无财务权限。

五、工作汇报关系

汇报上级岗位	必须向上级主管汇报的事情（口头/书面）
教育处处长	购置设备（书面）； 工作汇报（口头、书面）； 学习、培训事宜（书面）。

六、工作协作关系

协调对象	密切协调关系的部门

院内	服务对象（全院各科室和教研室）、信息中心、计财处等
院外	其他医院图书馆等

七、任职资格

教育水平要求：本科及以上学历　　　　专业要求：图书管理相关专业

从业资格要求：相关资格证书

培训经历：医院基本制度培训、图书馆管理专业技术培训

经　　　验：5年以上医院管理经验

知　　　识：医院管理知识、图书馆建设知识、电子信息化管理知识、中医理论知识

能　　　力：较强的创新能力、较强的合作精神，以及一定的主动性和服务精神

八、应知法律法规、核心制度

法律法规	《综合医院建设标准》、《医院管理评价指南》、《医疗机构管理条例》、《病历书写基本规范》、《医疗机构病历管理规定》、《医疗机构病历管理规定》、《中华人民共和国统计法》、《医院统计工作条例》、《全国卫生统计工作管理办法》、《中华人民共和国保密法》、《综合医院信息系统基本功能规范（试行）》、《互联网医疗卫生信息服务管理办法》、《互联网信息服务管理办法》等
核心制度	《图书馆制度》、《阅览室制度》、《图书馆电子阅览室管理制度》、《读者须知》、《图书馆馆长职责》、《采编职责》、《借阅职责》、《图书资料阅览室岗位职责》、《库管员职责》等

九、工作特征

使用工具/设备	计算机，装订、扫描、打印设备，图书馆管理卡
工作环境	室内，舒适程度偏低
工作时间	正常工作日

十、关键考核指标

备注：	

教育处图书馆管理员岗位说明书

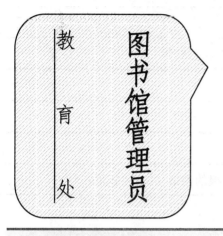

一、岗位基本情况

岗位名称：图书馆管理员　　　所属部门：教育处

岗位编号：D-1-TSG-003　　　所属职族：行政后勤基层人员

直接上级：图书馆馆长　　　所辖人数（数量）：

直接下级：

二、岗位职责与权限

岗 位 目 的	在教育处处长和办公室主任的领导下，为医院职工和学生提供信息服务，加强馆藏、数字化等建设，努力达到"三甲"医院图书馆应有水平。	
岗位职责与工作内容表述		权限
职责表述： 　　参与制定图书馆工作计划并严格遵照执行。 　　　　　　工作时间百分比：20%		✔ 计划建议权 ✔ 监督权 ✔ 参与权 ✔ 考核权
工作内容	■ 参与制定图书馆工作流程、工作制度、标准和规范； ■ 配合人力资源处（原人事处），参与办公室绩效考核工作； ■ 接受上级领导及相关部门的检查和监督，定期汇报工作。	
职责表述： 　　开展图书馆建设工作，为广大医护人员和学生服务。 　　　　　　工作时间百分比：70%		
工作内容	■ 做好医疗图书杂志的收集、采购、登记、分类和编目等工作，为医疗、教学、科研提供医疗情报信息的查询； ■ 负责全院图书的保管和借阅工作，对各类书刊的保管和外借情况进行检查，确保图书的完好齐全和图书室的准时开放； ■ 及时收集医护人员和学生的需求信息，有针对性地制定新书购进计划； ■ 做好图书室的卫生和消防安全工作，保持室内环境的适宜； ■ 做好安全防火、防潮、防电工作； ■ 与信息中心、病案室、计财处及各临床科室保持联系，根据科室需求拟定新书采购计划，并在其支持下进行图书馆建设； ■ 向相关部门提供图书借阅、图书使用方面的最新信息。	✔ 建议权 ✔ 图书管理权

职责表述:	✓ 决策权
完成领导交办的其他工作。 工作时间百分比: 10%	✓ 处理权

三、负责起草或撰写的文字资料

■ 通知、便笺、备忘录、简报、信函、汇报文件或报告、总结等

四、财务权限

无财务权限。

五、工作汇报关系

汇报上级岗位	必须向上级主管汇报的事情(口头/书面)
处长 主任	购置设备(书面); 工作汇报(口头、书面); 学习、培训事宜(书面)。

六、工作协作关系

协调对象	密切协调关系的部门
院内	服务对象(全院各科室和教研室)、信息中心、计财处等
院外	其他医院图书馆等

七、任职资格

教育水平要求: 大专及以上	专业要求: 图书馆专业

从业资格要求:

培训经历: 医院文化、文化工作职责、交流沟通能力、教育管理相关知识等

经　　验: 一定的医院管理经验

知　　识: 精通医院基础知识、统计学知识,掌握本科生教学相关制度及惯例,了解一定的心理学知识等

能　　力: 较强的创新能力、一定的统计和信息管理能力,以及一定的合作精神和主动性等

八. 应知法律法规、核心制度

法律法规	《医院管理评价指南》、《医疗机构管理条例》、《中华人民共和国学位条例》、《中华人民共和国高等教育法》、《高等学校实验室工作规程》、《学生伤害事故处理条例》等
核心制度	《教育处工作制度》、《办公室工作制度》、《会议制度》、《临床教研室工作制度》、《学生活动室使用规则》、《档案管理制度》等

九、工作特征

使用工具/设备	计算机、办公室基本设备
工作环境	图书馆、资料室
工作时间	正常工作日，有时加班

十、关键考核指标

备注：	

教育处培训学校校长岗位说明书

教育处 培训学校校长

一、岗位基本情况

岗位名称：培训学校校长　　所属部门：教育处

岗位编号：D-1-PX-001　　所属职族：行政后勤中层管理人员

直接上级：教育处处长　　所辖人数（数量）：

直接下级：干事

二、岗位职责与权限

岗位目的	在教育处处长的带领下，配合医院做好社会培训工作，提高医院的知名度和社会公益形象。

岗位职责与工作内容表述	权限
职责表述： 　　参与制定教育处工作计划，据此制定本部门工作计划并督促科室人员实施。 工作时间百分比：20%	✔ 计划建议权 ✔ 部门计划制定权 ✔ 监督权 ✔ 参与权 ✔ 考核权
工作内容 ■ 参与制定教育处工作计划和目标，向办公室进行传达和宣导； ■ 组织制定本部门工作流程、工作制度、标准和规范； ■ 组织开展办公室绩效考核工作。	
职责表述： 组织科室人员开展招生和教学相关工作。 工作时间百分比：70%	✔ 计划权 ✔ 执行权 ✔ 审定权 ✔ 项目管理权 ✔ 处理权
工作内容 ■ 根据医院发展和人才培养工作需要，组织开展学校招生、培训工作； ■ 与相关单位进行联系和沟通，推广医院中医品牌； ■ 负责培训学校的各项日常管理工作。	
职责表述： 完成领导交办的其他工作。 工作时间百分比：10%	✔ 决策权 ✔ 处理权

三、负责起草或撰写的文字资料

■ 通知、便笺、备忘录、简报、信函、汇报文件或报告、总结等

四、财务权限

自负盈亏，独立核算。

五、工作汇报关系

汇报上级岗位	必须向上级主管汇报的事情（口头/书面）
教育处处长	培训学校重大对外合作事项（口头/书面）。

六、工作协作关系

协调对象	密切协调关系的部门及岗位
院内	医院各科室
院外	社会人士、其他医院等

七、任职资格

教育水平要求：大专及以上　　　　　　专业要求：中医医学

从业资格要求：

培训经历：医院文化、培训相关知识等

经　　验：10 年以上医院管理经验

知　　识：医院管理基础知识、相关知识培训、本专业相关的外语知识等

能　　力：较强的领导能力、一定的抗压能力和社会交往能力等

八、应知法律法规、核心制度

法律法规	《医院管理评价指南》、《医疗机构管理条例》、《中华人民共和国学位条例》、《中华人民共和国高等教育法》、《高等学校实验室工作规程》、《学生伤害事故处理条例》等
核心制度	《教育处工作制度》、《办公室工作制度》、《会议制度》、《临床教研室工作制度》、《学生活动室使用规则》、《档案管理制度》、《教育部十六号文件》、《普通高等学校学生管理规定》、《国家关于职业技能培训的有关规定》等

九、工作特征

使用工具/设备	计算机、其他办公用具
工作环境	室内，舒适程度一般
工作时间	正常工作日

十、关键考核指标

备注：	

教研室岗位说明书

中医内科教研室主任岗位说明书

中医内科教研室 主任	**一、岗位基本情况**	
	岗位名称：主任	所属部门：中医内科教研室
	岗位编号：C-2-ZN-001	所属职族：业务中层管理人员
	直接上级：教育处处长	所辖人数（数量）：
	直接下级：科秘	

二、岗位职责与权限

岗位目的	在教育处的领导下，组织中医教研室的教师执行教学计划、拟定教学大纲、选编教材、编制教学日历等。

岗位职责与工作内容表述	权限
职责表述： 组织制定中医内科教研室的教学计划和工作总结。 <div align="center">工作时间百分比：10%</div>	✓ 工作计划制定权 ✓ 工作计划执行监督权 ✓ 工作计划修订完善权 ✓ 工作总结上报权
工作内容 ■ 参与教育处年度工作计划的制定； ■ 根据教育处年度工作计划，制定中医教研室年度工作计划； ■ 对年度计划进行分解，制定月度工作计划； ■ 组织落实月度工作计划，并监督执行； ■ 根据计划的实际执行情况和外部环境的变化，当计划需要改变时，按计划管理的相关制度和流程进行申报，得到允许后，进行相应的计划调整，并在计划主管部门进行备案； ■ 负责月度、年度工作总结及工作分析的编写，并上报。	
职责表述： 负责组织开展本室的教学工作。 <div align="center">工作时间百分比：30%</div>	✓ 教学大纲拟定权 ✓ 教材的编写与选择权 ✓ 教学质量检查权 ✓ 师资培训权 ✓ 学生成绩检查权
工作内容 ■ 负责组织拟定教学大纲； ■ 负责组织对教材的编写与选择； ■ 负责组织编写教学日历； ■ 负责领导与组织本室教师进行讲课、实习、课堂讨论及辅导工作，并对每个教学环节的质量经常进行检查； ■ 建立检查性听课制度，定期进行检查听课，并组织教师观摩教	

学，改进教学方法； ■ 组织交流教学经验，提高教学质量； ■ 负责制定师资培训计划，审查教师的教案，检查青年教师的讲稿，有计划地指导青年教师进行培养性讲课； ■ 组织研究生的培养工作，落实培养计划； ■ 组织本室的课程考试，检查学生的学习成绩。	

职责表述： 指导、组织对外学术会议和学术交流活动。 工作时间百分比：20%		✓ 学术交流制定权 ✓ 学术交流指导权
工作内容	■ 组织制订学术交流内容和形式方面的计划； ■ 指导、组织各种不同层次和领域的学术交流； ■ 协同医务科，组织安排院内人员参加学术交流，同时进行规范管理。	
职责表述： 负责中医内科教研室的内部管理工作。 工作时间百分比：20%		✓ 例会召开组织权 ✓ 信息收集汇总整理权 ✓ 工作指导权 ✓ 财务开支审批权 ✓ 信息上报权
工作内容	■ 负责组织召开本室的例会工作； ■ 负责本室人员的思想教育工作； ■ 指导下属制定阶段性工作计划，监督执行，对其日常工作给予指导； ■ 负责部门内经费预算的制定和使用，以及各类财务开支审批； ■ 负责组织相关信息资料的收集、汇总和整理； ■ 负责定期向直接上级汇报工作，接受检查和监督。	
职责表述： 负责协调本科室与其他科室、单位的工作及信息沟通。 工作时间百分比：10%		✓ 信息沟通权
职责表述： 完成上级领导交办的其他临时性工作。 工作时间百分比：10%		✓ 执行决策权

三、负责起草或撰写的文字资料

■ 通知、便笺、备忘录、简报、信函、汇报文件或报告、总结等

四、财务权限

无财务权限。

五、工作汇报关系

汇报上级岗位	必须向上级主管汇报的事情（口头/书面）
教育处处长	教材的选用（书面）； 教学工作安排（口头）； 教学研究学科建设等方案（书面）。

六、工作协作关系

协调对象	密切协调关系的部门
院内	教育处、医务科、人力资源处（原人事处）、临床和医技科室、计财处等
院外	卫生局科教处、中医管理局、北京市科委、国家和市药监局、北大医学部及其附属医院科教部门等

七、任职资格

教育水平要求：研究生及以上学历　　　　专业要求：中医内科专业、卫生管理专业

从业资格要求：教授

培训经历：有医院科教管理知识、人力资源管理知识培训等

经　　验：10年以上临床工作经验，5年以上医务管理经验

知　　识：医院管理知识，具备丰富的临床经验及精通专业外语等

能　　力：判断决策能力、领导能力、计划能力、分析能力、组织能力、奉献精神、服务精神、培养人才等

八、应知法律法规、核心制度

法律法规	《医院管理评价指南》、《综合医院建设标准》、《医疗机构评审办法》、《医疗机构基本标准》、《全国医院工作条例》、《突发公共卫生事件应急条例》、《中华人民共和国保密法》、《中华人民共和国档案法》、《医师资格考试暂行办法》、《医师执业注册暂行办法》、《护士执业注册暂行办法》、《卫生技术人员职称及晋升条例》、《卫生技术人员职务试行条例》等
核心制度	《科研教学部工作制度》、《科研管理制度》、《新技术应用制度》、《论文发表与奖励制度》、《院内学术会议与学术讲座管理制度》、《学科评审制度》等

九、工作特征

使用工具/设备	电话、电脑、其他办公设备等
工作环境	办公室，舒适度较好
工作时间	正常工作日，偶尔加班，偶尔出差

十、关键考核指标

备注：	

中医外科教研室主任岗位说明书

中医外科教研室 主任

一、岗位基本情况

岗位名称：主任	所属部门：中医外科教研室
岗位编号：C-2-ZW-001	所属职族：业务中层管理人员
直接上级：教育处处长	所辖人数（数量）：
直接下级：科秘	

二、岗位职责与权限

岗 位 目 的	在教育处的领导下，组织中医外科教研室的教师执行教学计划、拟定教学大纲、选编教材、编制教学日历等。	

岗位职责与工作内容表述	权限
职责表述： 组织制定中医外科教研室的教学计划和工作总结。 工作时间百分比：10%	✓ 工作计划制定权 ✓ 工作计划执行监督权 ✓ 工作计划修订完善权 ✓ 工作总结上报权
工作内容 ■ 参与教育处年度工作计划的制定； ■ 根据教育处年度工作计划，制定中医教研室年度工作计划； ■ 对年度计划进行分解，制定月度工作计划； ■ 组织落实月度工作计划，并监督执行； ■ 根据计划的实际执行情况和外部环境的变化，当计划需要改变时，按计划管理的相关制度和流程进行申报，得到允许后，进行相应的计划调整，并在计划主管部门进行备案； ■ 负责月度、年度工作总结及工作分析的编写，并上报。	
职责表述： 负责组织开展本室的教学工作。 工作时间百分比：30%	✓ 教学大纲拟定权 ✓ 教材的编写与选择权 ✓ 教学质量检查权 ✓ 师资培训权 ✓ 学生成绩检查权
工作内容 ■ 负责组织拟定教学大纲； ■ 负责组织对教材的编写与选择； ■ 负责组织编写教学日历； ■ 负责领导与组织本室教师进行讲课、实习、课堂讨论及辅导工作，并对每个教学环节的质量经常进行检查； ■ 建立检查性听课制度，定期进行检查听课，并组织教师观摩教学，改进教学方法； ■ 组织交流教学经验，提高教学质量；	

■ 负责制定师资培训计划，审查教师的教案，检查青年教师的讲稿，有计划地指导青年教师进行培养性讲课； ■ 组织研究生的培养工作，落实培养计划； ■ 组织本室的课程考试，检查学生的学习成绩。	

职责表述： 　　指导、组织对外学术会议和学术交流活动。 　　　　工作时间百分比：20%		✓ 学术交流制定权 ✓ 学术交流指导权
工作内容	■ 组织制定学术交流内容和形式方面的计划； ■ 指导、组织各种不同层次和领域的学术交流； ■ 协同医务科，组织安排院内人员参加学术交流，同时进行规范管理。	
职责表述： 　　负责中医外科教研室的内部管理工作。 　　　　工作时间百分比：10%		✓ 例会召开组织权 ✓ 信息收集汇总整理权 ✓ 工作指导权 ✓ 财务开支审批权 ✓ 信息上报权
工作内容	■ 负责组织召开本室的例会工作； ■ 负责本室人员的思想教育工作； ■ 指导下属制定阶段性工作计划，监督执行，对其日常工作给予指导； ■ 负责部门内经费预算的制定和使用，以及各类财务开支审批； ■ 负责组织相关信息资料的收集、汇总和整理； ■ 负责定期向直接上级汇报工作，接受检查和监督。	
职责表述： 　　负责协调本科室与其他科室、单位的工作及信息沟通。 　　　　工作时间百分比：10%		✓ 信息沟通权
职责表述： 　　完成上级领导交办的其他临时性工作。 　　　　工作时间百分比：10%		✓ 执行决策权

三、负责起草或撰写的文字资料

■ 通知、便笺、备忘录、简报、信函、汇报文件或报告、总结等

四、财务权限

无财务权限。

五、工作汇报关系

汇报上级岗位	必须向上级主管汇报的事情（口头/书面）
教育处处长	教材的选用（书面）； 教学工作安排（口头）； 教学研究学科建设等方案（书面）。

六、工作协作关系

协调对象	密切协调关系的部门
院内	教育处、医务科、人力资源处（原人事处）、临床和医技科室、计财处等
院外	卫生局科教处、中医管理局、北京市科委、国家和市药监局、北大医学部及其附属医院科教部门等

七、任职资格

教育水平要求：研究生及以上学历　　　专业要求：中医外科专业、卫生管理专业。

从业资格要求：教授

培训经历：有医院科教管理知识、人力资源管理知识培训等

经　　验：10 年以上临床工作经验，5 年以上医务管理经验

知　　识：医院管理知识，具备丰富的临床经验及精通专业外语等

能　　力：判断决策能力、领导能力、计划能力、分析能力、组织能力、奉献精神、服务精神、培养人才等

八、应知法律法规、核心制度

法律法规	《医院管理评价指南》、《综合医院建设标准》、《医疗机构评审办法》、《医疗机构基本标准》、《全国医院工作条例》、《突发公共卫生事件应急条例》、《中华人民共和国保密法》、《中华人民共和国档案法》、《医师资格考试暂行办法》、《医师执业注册暂行办法》、《护士执业注册暂行办法》、《卫生技术人员职称及晋升条例》、《卫生技术人员职务试行条例》等
核心制度	《科研教学部工作制度》、《科研管理制度》、《新技术应用制度》、《论文发表与奖励制度》、《院内学术会议与学术讲座管理制度》、《学科评审制度》等

九、工作特征

使用工具/设备	电话、电脑、其他办公设备等
工作环境	办公室，舒适度较好
工作时间	正常工作日，偶尔加班，偶尔出差

十、关键考核指标

备注：	

西医内科教研室主任岗位说明书

<table>
<tr><td colspan="2">一、岗位基本情况</td></tr>
<tr><td>岗位名称：主任</td><td>所属部门：西医内科教研室</td></tr>
<tr><td>岗位编号：C-2-XN-001</td><td>所属职族：业务中层管理人员</td></tr>
<tr><td>直接上级：教育处处长</td><td>所辖人数（数量）：</td></tr>
<tr><td colspan="2">直接下级：科秘</td></tr>
</table>

二、岗位职责与权限

岗位目的	在教育处的领导下，组织西医内科教研室的教师执行教学计划、拟定教学大纲、选编教材、编制教学日历等。

岗位职责与工作内容表述		权限
职责表述： 组织制订西医内科教研室的教学计划和工作总结。 工作时间百分比：10%		✔ 工作计划制定权 ✔ 工作计划执行监督权 ✔ 工作计划修订完善权 ✔ 工作总结上报权
工作内容	■ 参与教育处年度工作计划的制定； ■ 根据教育处年度工作计划，制定西医教研室年度工作计划； ■ 对年度计划进行分解，制定月度工作计划； ■ 组织落实月度工作计划，并监督执行； ■ 根据计划的实际执行情况和外部环境的变化，当计划需要改变时，按计划管理的相关制度和流程进行申报，得到允许后，进行相应的计划调整，并在计划主管部门进行备案； ■ 负责月度、年度工作总结及工作分析的编写，并上报。	
职责表述： 负责组织开展本室的教学工作。 工作时间百分比：30%		✔ 教学大纲拟定权 ✔ 教材的编写与选择权 ✔ 教学质量检查权 ✔ 师资培训权 ✔ 学生成绩检查权
工作内容	■ 负责组织拟定教学大纲； ■ 负责组织对教材的编写与选择； ■ 负责组织编写教学日历； ■ 负责领导与组织本室教师进行讲课、实习、课堂讨论及辅导工作，并对每个教学环节的质量经常进行检查； ■ 建立检查性听课制度，定期进行检查听课，并组织教师观摩教学，改进教学方法； ■ 组织交流教学经验，提高教学质量；	

■ 负责制定师资培训计划，审查教师的教案，检查青年教师的讲稿，有计划地指导青年教师进行培养性讲课； ■ 组织研究生的培养工作，落实培养计划； ■ 组织本室的课程考试，检查学生的学习成绩。	
职责表述： 　　指导、组织对外学术会议和学术交流活动。 　　　　　　工作时间百分比：20%	✓ 学术交流制定权 ✓ 学术交流指导权
工 作 内 容	■ 组织制定学术交流内容和形式方面的计划； ■ 指导、组织各种不同层次和领域的学术交流； ■ 协同医务科，组织安排院内人员参加学术交流，同时进行规范管理。
职责表述： 　　负责西医内科教研室的内部管理工作。 　　　　　　工作时间百分比：20%	✓ 例会召开组织权 ✓ 信息收集汇总整理权 ✓ 工作指导权 ✓ 财务开支审批权 ✓ 信息上报权
工 作 内 容	■ 负责组织召开本室的例会工作； ■ 负责本室人员的思想教育工作； ■ 指导下属制定阶段性工作计划，监督执行，对其日常工作给予指导； ■ 负责部门内经费预算的制定和使用，以及各类财务开支审批； ■ 负责组织相关信息资料的收集、汇总和整理； ■ 负责定期向直接上级汇报工作，接受检查和监督。
职责表述： 　　负责协调本科室与其他科室、单位的工作及信息沟通。 　　　　　　工作时间百分比：10%	✓ 信息沟通权
职责表述： 　　完成上级领导交办的其他临时性工作。 　　　　　　工作时间百分比：10%	✓ 执行决策权

三、负责起草或撰写的文字资料

■ 通知、便笺、备忘录、简报、信函、汇报文件或报告、总结等

四、财务权限

无财务权限。

五、工作汇报关系

汇报上级岗位	必须向上级主管汇报的事情（口头/书面）
教育处处长	教材的选用（书面）； 教学工作安排（口头）； 教学研究、学科建设等方案（书面）。

六、工作协作关系

协调对象	密切协调关系的部门
院内	教育处、医务科、人力资源处（原人事处）、临床和医技科室、计财处等。
院外	卫生局科教处、北京市科委、国家和市药监局、北大医学部及其附属医院科教部门等。

七、任职资格

教育水平要求：研究生及以上学历　　　　专业要求：西医内科专业、卫生管理专业

从业资格要求：教授

培训经历：有医院科教管理知识、人力资源管理知识培训等

经　　验：10年以上临床工作经验，5年以上医务管理经验

知　　识：医院管理知识，具备丰富的临床经验及精通专业外语等

能　　力：判断决策能力、领导能力、计划能力、分析能力、组织能力、奉献精神、服务精神、培养人才等

八、应知法律法规、核心制度

法律法规	《医院管理评价指南》、《综合医院建设标准》、《医疗机构评审办法》、《医疗机构基本标准》、《全国医院工作条例》、《突发公共卫生事件应急条例》、《中华人民共和国保密法》、《中华人民共和国档案法》、《医师资格考试暂行办法》、《医师执业注册暂行办法》、《护士执业注册暂行办法》、《卫生技术人员职称及晋升条例》、《卫生技术人员职务试行条例》等
核心制度	《科研教学部工作制度》、《科研管理制度》、《新技术应用制度》、《论文发表与奖励制度》、《院内学术会议与学术讲座管理制度》、《学科评审制度》等

九、工作特征

使用工具/设备	电话、电脑、其他办公设备等
工作环境	办公室，舒适度较好
工作时间	正常工作日，偶尔加班，偶尔出差

十、关键考核指标

备注：	

西医外科教研室主任岗位说明书

<table>
<tr><td colspan="4">一、岗位基本情况</td></tr>
<tr><td>岗位名称：主任</td><td></td><td>所属部门：西医外科教研室</td><td></td></tr>
<tr><td>岗位编号：C-Z-XW-001</td><td></td><td>所属职族：业务中层管理人员</td><td></td></tr>
<tr><td>直接上级：教育处处长</td><td></td><td>所辖人数（数量）：</td><td></td></tr>
<tr><td>直接下级：科秘</td><td></td><td></td><td></td></tr>
</table>

二、岗位职责与权限

岗位目的	在教育处长的领导下，组织西医外科教研室的教师执行教学计划、拟定教学大纲、选编教材、编制教学日历等。

岗位职责与工作内容表述	权限
职责表述： 组织制定西医外科教研室的教学计划和工作总结。 工作时间百分比：10%	✓ 工作计划制定权 ✓ 工作计划执行监督权 ✓ 工作计划修订完善权 ✓ 工作总结上报权
工作内容 ■ 参与教育处年度工作计划的制定； ■ 根据教育处年度工作计划，制定西医教研室年度工作计划； ■ 对年度计划进行分解，制定月度工作计划； ■ 组织落实月度工作计划，并监督执行； ■ 根据计划的实际执行情况和外部环境的变化，当计划需要改变时，按计划管理的相关制度和流程进行申报，得到允许后，进行相应的计划调整，并在计划主管部门进行备案； ■ 负责月度、年度工作总结及工作分析的编写，并上报。	
职责表述： 负责组织开展本室的教学工作。 工作时间百分比：30%	✓ 教学大纲拟定权 ✓ 教材的编写与选择权 ✓ 教学质量检查权 ✓ 师资培训权 ✓ 学生成绩检查权
工作内容 ■ 负责组织拟定教学大纲； ■ 负责组织对教材的编写与选择； ■ 负责组织编写教学日历； ■ 负责领导与组织本室教师进行讲课、实习、课堂讨论及辅导工作，并对每个教学环节的质量经常进行检查； ■ 建立检查性听课制度，定期进行检查听课，并组织教师观摩教学，改进教学方法； ■ 组织交流教学经验，提高教学质量；	

	■ 负责制定师资培训计划，审查教师的教案，检查青年教师的讲稿，有计划地指导青年教师进行培养性讲课； ■ 组织研究生的培养工作，落实培养计划； ■ 组织本室的课程考试，检查学生的学习成绩。	

职责表述： 　　指导、组织对外学术会议和学术交流活动。 工作时间百分比：20%		✓ 学术交流制定权 ✓ 学术交流指导权
工作内容	■ 组织制定学术交流内容和形式方面的计划； ■ 指导、组织各种不同层次和领域的学术交流； ■ 协同医务科，组织安排院内人员参加学术交流，同时进行规范管理。	

职责表述： 　　负责西医外科教研室的内部管理工作。 工作时间百分比：20%		✓ 例会召开组织权 ✓ 信息收集汇总整理权 ✓ 工作指导权 ✓ 财务开支审批权 ✓ 信息上报权
工作内容	■ 负责组织召开本室的例会工作； ■ 负责本室人员的思想教育工作； ■ 指导下属制定阶段性工作计划，监督执行，对其日常工作给予指导； ■ 负责部门内经费预算的制定和使用，以及各类财务开支审批； ■ 负责组织相关信息资料的收集、汇总和整理； ■ 负责定期向直接上级汇报工作，接受检查和监督。	

职责表述： 　　负责协调本科室与其他科室、单位的工作及信息沟通。 工作时间百分比：10%		✓ 信息沟通权

职责表述： 　　完成上级领导交办的其他临时性工作。 工作时间百分比：10%		✓ 执行决策权

三、负责起草或撰写的文字资料

■ 通知、便笺、备忘录、简报、信函、汇报文件或报告、总结等

四、财务权限

无财务权限。

五、工作汇报关系

汇报上级岗位	必须向上级主管汇报的事情（口头/书面）
教育处处长	教材的选用（书面）； 教学工作安排（口头）； 教学研究、学科建设等方案（书面）。

六、工作协作关系

协调对象	密切协调关系的部门
院内	教育处、医务科、人力资源处（原人事处）、临床和医技科室、计财处等
院外	卫生局科教处、北京市科委、国家及市药监局、北大医学部及其附属医院科教部门等

七、任职资格

教育水平要求：研究生及以上学历　　　　专业要求：西医外科专业、卫生管理专业

从业资格要求：教授

培训经历：有医院科教管理知识、人力资源管理知识培训等

经　　验：10年以上临床工作经验，5年以上医务管理经验

知　　识：医院管理知识，具备丰富的临床经验及精通专业外语等

能　　力：判断决策能力、领导能力、计划能力、分析能力、组织能力、奉献精神、服务精神、培养人才等

八、应知法律法规、核心制度

法律法规	《医院管理评价指南》、《综合医院建设标准》、《医疗机构评审办法》、《医疗机构基本标准》、《全国医院工作条例》、《突发公共卫生事件应急条例》、《中华人民共和国保密法》、《中华人民共和国档案法》、《医师资格考试暂行办法》、《医师执业注册暂行办法》、《护士执业注册暂行办法》、《卫生技术人员职称及晋升条例》、《卫生技术人员职务试行条例》等
核心制度	《科研教学部工作制度》、《科研管理制度》、《新技术应用制度》、《论文发表与奖励制度》、《院内学术会议与学术讲座管理制度》、《学科评审制度》等

九、工作特征

使用工具/设备	电话、电脑、其他办公设备等
工作环境	办公室，舒适度较好
工作时间	正常工作日，偶尔加班，偶尔出差

十、关键考核指标

备注：	

医 疗 部 门

临床科室岗位说明书

临床科室主任岗位说明书

临
床
科
室

主
任

一、岗位基本情况

岗位名称：主任		所属部门：临床科室	
岗位编号：B-1-LC-XNK-01		所属职族：业务中层管理人员	
直接上级：医务处处长		所辖人数（数量）	
直接下级：科室所辖医护人员			

二、岗位职责与权限

岗位目的	在主管院长和医务处处长的领导下，全面负责本科室的医疗、教学、科研及日常行政管理工作，代表医院对科室行使管理权力，确保完成医院下达的各项指标，打造一个具有专科特色，集预防、治疗、康复、研究于一体的临床医学中心。	
岗位职责与工作内容表述		权限
职责表述： 　　代表医院管理科室，承担科室的经营管理发展职责，完成医院下达的各项指标任务。 　　　　　　工作时间百分比：5%		
工作内容	■ 参加医院组织的各项会议，传达贯彻和监督实施相关会议精神和决议； ■ 负责科室日常运营，建立科室品牌形象，提高科室的美誉度，树立科室在行业内的优势地位； ■ 根据最新医疗政策，探索科室改革理念； ■ 探索科室发展中医特色的具体实现形式； ■ 负责保证科室各项工作的安全，力争零事故。	✓ 参与权 ✓ 科室管理权 ✓ 监督权 ✓ 传达权
职责表述： 　　参与医院发展战略规划，并据此制定科室年度、季度、月度计划和目标，保证贯彻落实。 　　　　　　工作时间百分比：5%		✓ 制定权 ✓ 组织权 ✓ 实施权 ✓ 监督权

工作内容	■ 参与制定医院发展战略及整体发展规划，立足科室发展和医院整体蓝图，提供准确的决策信息； ■ 参与制定医院年度计划，并据此分解，组织制定本科室的年度计划并细分至季度、月度计划，并监督实施，为计划完成结果负责； ■ 在计划制定的过程中广泛收集科室成员意见，为目标责任书、绩效考核方案的制定提供依据，并将结果向本科室成员宣导和沟通； ■ 根据本科室计划的实际执行情况和外部环境变化，当计划需要改变时，按计划的相关制度和流程进行申报，获得批准后可按要求进行修改及调整； ■ 负责科室月度、季度、年度工作总结的编写并上报。	✓ 检查权 ✓ 建议权 ✓ 总结权
职责表述： 负责科室的各项规章制度的制定和完善。 工作时间百分比：5%		
工作内容	■ 在医院管理规范的指导下，组织制定本部门的各项规章制度、工作流程、作业规范、质量标准等； ■ 负责监督和实施各项规章制度，并在执行过程中及时进行修改和完善； ■ 落实人力资源处（原人事处）制定的人员考核指标和标准，制定科室绩效考核制度，监督制度实施情况，严格把关。	✓ 制定权 ✓ 监督权 ✓ 修改权
职责表述： 带领科室人员按照任务要求和质量标准，开展本科室的医疗工作。 工作时间百分比：35%		
工作内容	■ 组织本科室医疗护理人员开展业务工作，完成医疗任务； ■ 组织科室人员查房，进行病房巡视，并随时巡视危重、疑难和大手术后的病人； ■ 负责科室的医疗护理质量控制工作，检查质控管理记录；及时总结医疗质量经验，杜绝医疗事故； ■ 组织参加临床门诊、会诊抢救和手术，完成医疗任务； ■ 组织研讨和解决本科室复杂疑难专业技术问题，提高医疗、护理技术； ■ 组织参加重大抢救和组织死亡病例讨论； ■ 负责处理本科室发生的医疗纠纷和事件，并深入分析和查明原因，提出改进方案； ■ 负责各级医师值班、会诊、出诊、手术等时间安排； ■ 组织本科室参与医院的公众卫生医疗事件的处理工作； ■ 负责组织开展医师诊断、医疗的指导，医疗文件书写的指导，医疗操作技术的指导工作； ■ 接受医务人员的调度安排，完成指派的医疗任务。	✓ 管理权 ✓ 组织权 ✓ 指挥权 ✓ 调配权 ✓ 处方权 ✓ 医嘱权 ✓ 诊断权

	职责表述：	
	组织本科室人员开展科研工作，并推动科研成果的应用。	
	工作时间百分比：10%	
工作内容	■ 根据科室发展的整体规划，并配合医院的整体科研发展规划，制定科室的科研计划，并监督实施； ■ 对于科室人员的科研完成情况，及时总结归纳，向上级主管汇报； ■ 组织科室人员学习和运用国内外的先进经验，开展新技术、新疗法的科学研究； ■ 组织管理本科室的临床药物实验工作； ■ 组织对科研课题的申报、管理、实施和保障，定期对科研成果论文数进行统计、督导； ■ 组织本科室科研成果的鉴定、报奖和推广应用工作，进行年终科研总结。	✓ 领导权 ✓ 计划权 ✓ 监督权 ✓ 考核权 ✓ 申报权 ✓ 保密权
	职责表述：	
	组织本科室的教学工作，完成科室的教学任务。	
	工作时间百分比：10%	
工作内容	■ 组织和管理科室人员完成教学任务，承担医疗人员的实习、进修任务； ■ 制定教学、实习、进修计划，分配教学任务，安排代教人员； ■ 负责监督教学质量，提高教学水平； ■ 按要求完成教学相关的学生培养、项目申请、学生考核等工作，积极配合教育处，提供本科室教学所需的临床资源； ■ 组织阶段考核及出科考试，确保教学质量。	✓ 组织权 ✓ 管理权 ✓ 考核权 ✓ 监督权 ✓ 申请权 ✓ 指导权
	职责表述：	
	组织本科室的学科建设和人才培养工作。	
	工作时间百分比：5%	
工作内容	■ 在医院整体人才规划和科研计划的指导下，制定本科的学科建设与人才培养工作计划，并组织实施，督促检查； ■ 积极开发以优势技术为基础的精品课程，将医疗技术和管理方法向全国推广； ■ 负责组织本科室关注相关专业的国内外学术动态，积极学习新技术、新疗法； ■ 创造公平、公正、竞争、和谐的学术氛围和工作环境，强化竞争机制，促进拔尖人才的成长； ■ 负责组织开展医师的业务指导、医疗文件书写的指导、医疗操作技术的指导工作； ■ 组织开展本科室内的业务培训及参加医院组织的业务培训活动； ■ 根据学科发展需要，吸引国内外优秀人才，建立合理学科梯队。	✓ 计划权 ✓ 管理权 ✓ 组织权 ✓ 监督权 ✓ 指导权

职责表述： 　　负责本科室的日常管理工作。 <div align="center">工作时间百分比：10%</div>		
工作内容	■ 指导下属制定阶段性工作计划，监督执行，对其日常工作给予指导； ■ 组织和参与科室人员的绩效考核工作，负责直接下属的考核、奖惩及绩效奖金的分配； ■ 负责科室内人员选拔、调配、工作安排、业务培训及科内员工关系管理； ■ 负责科室内经费预算的制定和使用，以及各类财务开支审批； ■ 掌握科室内各项运营成本，并制定、规范各项成本支出；掌握科室每月收入、支出状况，降低成本费用，定期对科室的收支、成本、利润进行总结分析。	✓ 管理权 ✓ 审核权 ✓ 考核权 ✓ 审批权 ✓ 分配权
职责表述： 　　带领科室人员自主学习和创新，不断提高科室管理水平、医疗护理技术水平。 <div align="center">工作时间百分比：5%</div>		
工作内容	■ 在科室管理、医疗技术、科研方法及教学方法等各方面发挥创新能力，努力提高科室人员的积极性； ■ 积极组织多学科技术交流，创新跨学科新技术、新疗法； ■ 探索中医特色在本科室的发展方向，定期组织全科人员学习先进经验，开展新技术、新疗法，进行科研工作及时总结经验，不断提高科室的医疗护理水平，培养技术骨干及新生力军； ■ 组织探索医患双赢的优势病种经营模式，创新科室管理模式，提高科室运营效率。	✓ 组织权 ✓ 管理权
职责表述： 　　负责本科室与其他科室、周边单位的协调沟通工作。 <div align="center">工作时间百分比：5%</div>		
工作内容	■ 配合医院各部门工作，形成合力，共同提升医院发展水平； ■ 参与其他医院相关科室的病例讨论，加强与其他医院相关科室的交流，提高医疗技术； ■ 参加各类会议、活动，加强国内外学科、技术方面的合作和交流。	✓ 代表权 ✓ 参与权
职责表述： 　　完成领导交办的其他工作。 <div align="center">工作时间百分比：5%</div>		✓ 执行权

三、负责起草或撰写的文字资料

■ 通知、便笺、备忘录、简报、信函、汇报文件或报告、总结、医院文件、研究报告等

四、财务权限

当涉及_____元以上的费用支出或投资决定时，必须向上级主管申请批准。

五、工作汇报关系

汇报上级岗位	必须向上级主管汇报的事情（口头/书面）
医疗副院长 医务处处长	医疗纠纷、医疗事故的发生，院感及其他突发事件（书面）； 对科室发展的新计划和想法，以及新技术的开展（书面）； 医疗仪器设备的淘汰与新购置（书面）； 科室人员的增减及重大调整（书面）； 离院参加会议、交流等（口头和书面）。

六、工作协作关系

协调对象	密切协调关系的部门
院内	手术室、医技科室、病理科、护理部、教育处、党院办、科研处等
院外	卫生局、中华医学会、患者及家属、其他医院相关科室等

七、任职资格

教育水平要求：硕士研究生及以上学历　　　　　专业要求：心血管专业

从业资格要求：正高职称，医师执业资格证

培训经历：管理基础知识和管理能力培训，医院管理培训，临床新技术、新方法培训，专业外语知识培训，人力资源管理知识培训等

经　　验：15年以上临床经验，10年以上医务管理经验

知　　识：精通临床知识，掌握医疗管理知识，熟悉计算机等办公设备的应用知识，熟悉相关专业的外语知识等

能　　力：较强的坚韧性和领导能力，良好的沟通能力、判断决策能力、计划能力和执行能力，一定的监控能力和学习能力，一定的外语阅读能力和交流能力等

八、应知法律法规、核心制度

法律法规	《中华人民共和国执业医师法》、《中华人民共和国传染病防治法》、《中华人民共和国药品管理法》、《医疗机构管理条例》、《医疗事故处理条例》、《麻醉药品管理办法》、《突发公共卫生事件应急条例》、《处方管理办法》、《病历书写基本规范》、《医师外出会诊管理暂行规定》、《医院感染管理办法》、《医院消毒隔离办法》、《医疗卫生机构医疗废物管理办法》、《医疗机构临床用血管理办法》、《重大医疗过失行为和医疗事故报告制度的规定》、《抗菌药物临床应用指导原则》等

核心制度	《科室主任制度》、《首诊负责制度》、《三级查房制度》、《疑难、危重病例讨论制度》、《会诊制度》、《危重病人抢救制度》、《死亡病例讨论制度》、《查对制度》、《病历书写基本规范与管理制度》、《值班、交接班制度》、《输血审核制度》、《安全医疗警讯事件报告制度》等

九、工作特征

使用工具/设备	专业医疗设备、计算机、一般办公设备（电话、打印机、传真机、网络设备）、文件柜等
工作环境	办公室、病房、门诊、手术室等
工作时间	正常工作日，经常加班，偶尔出差

十、关键考核指标

备注：	

临床科室副主任岗位说明书

一、岗位基本情况

岗位名称：副主任	所属部门：临床科室
岗位编号：B-1-LC-XNK-02	所属职族：业务中层管理人员
直接上级：科主任	所辖人数（数量）：
直接下级：科室所辖医护人员	

二、岗位职责与权限

岗 位 目 的	在科主任的领导下，协助科主任组织科室医护人员开展医疗、教学、科研等工作，确保完成医院下达的各项指标，提升科室发展水平。

岗位职责与工作内容表述		权限
职责表述： 协助科主任制定科室的各项规章制度、工作流程及工作目标，并监督执行。 工作时间百分比：10%		
工 作 内 容	■ 协助科主任组织制定科室内部及与工作相关的各项规章制度和工作流程，并根据需要进行修订和完善； ■ 协助科主任监督执行各项规章制度，按照要求对科室人员进行考核； ■ 参与本科室主诊医生常规工作会议，讨论本科室计划及有效管理科室人力、物力和财力等方面的事项； ■ 参与制定科室年度目标，并参与目标分解、目标宣导和计划沟通等工作。	✓ 制定权 ✓ 监督权 ✓ 考核权 ✓ 修订权
职责表述： 协助科主任组织开展本科室的医疗工作，并做好分管专业的医疗工作。 工作时间百分比：40%		
工 作 内 容	■ 协助科主任组织本科室医疗护理人员开展业务工作，完成医疗任务； ■ 协助科主任组织查房，进行病房巡视，并随时巡视危重、疑难和大手术后的病人； ■ 协助科主任负责科室的医疗护理质量控制工作，检查质控管理记录，及时总结医疗质量经验，杜绝医疗事故； ■ 协助科主任组织科室人员参与门诊、会诊、手术等工作，参加重大抢救和组织死亡病例讨论；	✓ 人员调度权 ✓ 参与权 ✓ 组织权 ✓ 监督权 ✓ 处理权

■ 组织研讨和解决本科室复杂疑难专业技术问题，提高医疗、护理技术； ■ 处理本科室发生的医疗纠纷和事件，并进行深入分析和调查，遇到重大事项须及时汇报科主任； ■ 组织本科室参与医院的公众卫生事件的处理工作； ■ 组织开展医师诊断、医疗文件书写、医疗操作技术的指导工作。	
职责表述： 　　协助科主任开展本科室的教学工作，并做好分管专业的教学工作。 　　　　　　　工作时间百分比：15%	✓ 参与权 ✓ 计划制定权
工作内容 ■ 协助科主任做好教学工作，并承担相应的教学任务； ■ 制定分管专业治疗人员的实习、进修计划，组织专业医疗人员的实习、进修工作，安排专人带教； ■ 组织分管专业医疗人员阶段考核及考试，组织分管专业住院医师的培训、考核； ■ 组织科室人员不断改进教学方法，提高教学质量。	✓ 考核权 ✓ 指导权 ✓ 检查权
职责表述： 　　协助科主任开展科研工作，并做好分管专业的科研工作。 　　　　　　　工作时间百分比：15%	✓ 参与权 ✓ 规划权
工作内容 ■ 协助科主任做好科研工作，承担相应的科研任务； ■ 制定分管专业的科研规划、年度计划； ■ 协助科主任制定科研课题的规划，组织课题的申报、管理、实施和保障； ■ 定期对分管专业科研成果、论文数等进行统计，定期对科研课题进展情况进行督导和检查； ■ 检查科研项目的成果，总结经验。	✓ 课题申报权 ✓ 检查权 ✓ 监督权
职责表述： 　　协助科主任与其他科室和周边单位充分沟通、密切配合。 　　　　　　　工作时间百分比：10%	✓ 代表权 ✓ 协调权
工作内容 ■ 加强与边际科室的合作，对科室间配合程度进行评估，并提出流程优化建议； ■ 与医院其他科室进行信息共享，互通有无； ■ 向其他医院学习先进的专业技术和管理理念，定期沟通； ■ 组织参加学术交流和学术活动，加强与国内外科学技术的合作和交流。	✓ 参与权
职责表述： 　　完成领导交办的其他任务。 　　　　　　　工作时间百分比：10%	✓ 执行权

三、负责起草或撰写的文字资料

■ 通知、简报、信函、汇报文件或报告、总结、医院文件、研究报告、合同或法律文件等

四、财务权限

无财务权限。

五、工作汇报关系

汇报上级岗位	必须向上级主管汇报的事情（口头/书面）
科主任	仪器设备的购置（书面）； 发现重大的传染病（书面）； 安全隐患（书面）； 突发事件（书面）； 离院参加会议、交流（书面）。

六、工作协作关系

协调对象	密切协调关系的部门
院内	药学部、病理科、护理部、教育处、科研处、后勤保障处、病案室、质控中心等
院外	卫生局、中华医学会、患者及家属、其他医院相关科室等

七、任职资格

教育水平要求：硕士研究生及以上学历　　　　专业要求：相关专业

从业资格要求：副高以上职称、医师执业资格证

培训经历：临床新技术、新方法培训，管理基础知识和管理能力培训，医院管理培训，专业外语知识培训，人力资源管理知识培训等

经　　验：10年以上临床经验，3年以上医务管理经验。

知　　识：精通临床知识，掌握医疗管理知识，熟悉计算机等办公设备的应用知识，熟悉相关专业的外语知识等

能　　力：具备良好的领导能力、人际沟通能力、较强的计划制定和执行能力，熟练使用各种办公软件，具有一定的外语阅读和交流能力等

八、应知法律法规、核心制度

法律法规	《中华人民共和国执业医师法》、《中华人民共和国中医药条例》、《中医、中西医结合病的书写基本规范》、《综合医院建设标准》、《医院管理评价指南》、《中华人民共和国药品管理法》、《中华人民共和国传染病防治法》、《医疗机构管理条例》、《医疗事故处理条例》、《麻醉药品管理办法》、《突发公共卫生事件应急条例》、《处方管理办法》、《病历书写基本规范》、《医师外出会诊管理暂行规定》、《医院感染管理办法》、《医院消毒隔离办法》、《医疗卫生机构医疗废物管理办法》、《医疗机构临床用血管理办法》、《重大医疗过失行为和医疗事故报告制度的规定》、《抗菌药物临床应用指导原则》、《中华人民共和国母婴保护法》等

核心制度	《科室主任制度》、《首诊负责制度》、《三级查房制度》、《疑难/危重病例讨论制度》、《会诊制度》、《危重病人抢救制度》、《死亡病例讨论制度》、《查对制度》、《病历书写基本规范与管理制度》、《值班/交接班制度》、《输血审核制度》、《血液制品管理条例》、《医疗纠纷管理条例》、《安全医疗警讯事件报告制度》等

九、工作特征

使用工具/设备	各种专业医疗设备、计算机、一般办公设备（电话、打印机）等
工作环境	办公室、病房、手术室，舒适度一般
工作时间	正常工作日，偶尔加班，偶尔出差

十、关键考核指标

备注：	

临床科室主任医师岗位说明书

临床科室 主任医师

一、岗位基本情况

岗位名称：主任医师　　　　　　所属部门：临床科室

岗位编号：B-1-LC-XNK-101　　　所属职族：医疗人员

直接上级：科主任　　　　　　　所辖人数（数量）：

直接下级：

二、岗位职责与权限

岗 位 目 的	在科主任的领导下，负责本科室指定范围内的医疗、教学、科研工作，按要求完成上级布置的其他任务，以提高科室整体发展水平。

岗位职责与工作内容表述	权限
职责表述： 参与制定并严格遵守医院及科室制定的规章制度、工作目标和标准。 工作时间百分比：10%	
工作内容 ■ 严格执行医院的各项规章制度，按医院管理要求规范自己的行为； ■ 参与科室的绩效考核，具体执行上级领导及医师交代的考评工作； ■ 参与本科室主诊医生常规工作会议，讨论本科室计划及有效管理科室人力、物力和财力等方面的事项； ■ 督促下级医师认真贯彻执行各项规章制度和医疗操作规程。	✓ 评价权 ✓ 参与权 ✓ 指导权
职责表述： 完成上级下达的医疗任务，并指导下级医师的诊疗工作。 工作时间百分比：40%	
工作内容 ■ 按医院和科室要求参加门诊、病房工作，并根据工作需要参加值班、会诊、病人管理以及带教等工作； ■ 监督并督促下级医师执行各项医疗制度及技术操作常规，观察并及时听取本组下级医师关于患者每日的病情和体征变化，充分了解所管患者的医疗、护理记录和实验室检查结果； ■ 定期查房，并亲自参加指导危重症的抢救处理、疑难病例的会诊和死亡病例的讨论； ■ 参加临床病例讨论及会诊，及实施相应的救治工作； ■ 解决科室的复杂、疑难技术问题，并审签特殊检查及麻醉药品处方； ■ 经常进行医疗质量和医疗隐患自查自纠，确保医疗安全，对可能引发医疗纠纷的事件进行妥善处理和及时汇报；	✓ 管理权 ✓ 处方权 ✓ 审定权 ✓ 指导权 ✓ 指挥权 ✓ 调配权 ✓ 处方权 ✓ 医嘱权 ✓ 诊断权

	■ 签署住院病历首页、住院病历、首次病程记录、重要专科操作记录、重要病程记录等； ■ 指导本科下级医师做好各项医疗工作，有计划地开展"三基"训练； ■ 协助、配合科主任解决本科的医疗纠纷、投诉等事宜，并及时进行分析总结，提出改进意见； ■ 参与医院的公共卫生医疗事件处理工作。	
职责表述： 　　在本领域内从事科研工作，并推动科研成果的应用。 工作时间百分比：15%		
工 作 内 容	■ 学习行业内的先进经验，运用先进医学技术开展新技术、新疗法的研究； ■ 主持或参与医疗科研项目，积极撰写和发表学术论文； ■ 申请各级科研课题，指导下级医师完成科研项目的实施； ■ 负责科研资料的积累和经验的总结工作； ■ 结合中医理念，发挥中医特色，探索科室专业的提升空间和突破口； ■ 参加学术交流和学术活动，加强与国内外科学技术的合作和交流。	✓ 组织权 ✓ 申报权 ✓ 审核权 ✓ 参与权
职责表述： 　　完成教学任务，并指导下级医师开展基本功训练。 工作时间百分比：15%		
工 作 内 容	■ 完成教育处下达的教学任务，培养本科生、研究生学习，指导学生论文； ■ 根据教学工作的需要，利用各种机会对下级医师和进修、实习人员进行教学和培训，有计划地开展基本功训练； ■ 负责交流人员和进修人员、实习人员的培训工作，负责实习、进修医师的考核、考试和鉴定； ■ 负责监督教学质量，提高教学水平； ■ 按要求完成学生考核等工作； ■ 配合教育处，提供教学所需的临床资源。	✓ 组织权 ✓ 指导权 ✓ 监督权 ✓ 考核权
职责表述： 　　负责与其他科室和周边单位充分沟通，密切配合。 工作时间百分比：10%		✓ 代表权 ✓ 协调权 ✓ 参与权
工 作 内 容	■ 与科研处、医技科室和管理科室等积极沟通，以便信息及时传递； ■ 与护理人员配合，共同完成医疗和手术任务； ■ 向其他医院学习先进的专业技术和管理理念，定期沟通。	
职责表述： 　　完成领导交办的其他任务。 工作时间百分比：10%		✓ 执行权

三、负责起草或撰写的文字资料

■ 通知、便笺、备忘录、汇报文件、报告、总结等

四、财务权限

无财务权限。

五、工作汇报关系

汇报上级岗位	必须向上级主管汇报的事情（口头/书面）
科主任	仪器设备的购置（书面）； 发现重大的传染病（书面）； 安全隐患（书面）； 突发事件（书面）； 工作总结（书面）； 离院参加会议、交流（书面）。

六、工作协作关系

协调对象	密切协调关系的部门
院内	手术室、医技科室、病理科、护理部、教育处、党院办、科研处等
院外	卫生局、中华医学会、患者及家属、其他医院相关科室等

七、任职资格

教育水平要求：博士研究生及以上学历　　　专业要求：心血管专业

从业资格要求：医师执业资格证书

培训经历：医院基本制度培训，专业技术培训，新方法、新技术培训，其他培训等

经　　　验：10年以上临床专业经验

知　　　识：精通临床知识、本专业疑难病诊治知识，掌握中医知识，熟悉计算机等办公设备的应用知识，熟悉相关专业的外语知识等

能　　　力：较强的判断能力，良好的沟通能力、计划能力和执行能力，一定的监控能力，一定的外语阅读和交流能力等

八、应知法律法规、核心制度

法律法规	《中华人民共和国执业医师法》、《中华人民共和国传染病防治法》、《中华人民共和国药品管理法》、《医疗机构管理条例》、《医疗事故处理条例》、《麻醉药品管理办法》、《突发公共卫生事件应急条例》、《处方管理办法》、《病历书写基本规范》、《医师外出会诊管理暂行规定》、《医院感染管理办法》、《医院消毒隔离办法》、《医疗卫生机构医疗废物管理办法》、《医疗机构临床用血管理办法》、《重大医疗过失行为和医疗事故报告制度的规定》、《抗菌药物临床应用指导原则》等

核心制度	《首诊负责制度》、《三级查房制度》、《疑难、危重病例讨论制度》、《会诊制度》、《危重病人抢救制度》、《死亡病例讨论制度》、《查对制度》、《病历书写基本规范与管理制度》、《值班、交接班制度》、《输血审核制度》、《安全医疗警讯事件报告制度》等

九、工作特征

使用工具/设备	专业医疗设备、计算机、一般办公设备（电话、打印机、传真机、网络设备）、文件柜等
工作环境	办公室、病房、门诊、手术室等，舒适程度一般
工作时间	正常工作日，经常加班

十、关键考核指标

备注：	

临床科室副主任医师岗位说明书

临床科室 副主任医师

一、岗位基本情况

岗位名称：副主任医师		所属部门：临床科室	
岗位编号：B-1-LC-XNK-102		所属职族：医疗人员	
直接上级：科主任		所辖人数（数量）：	
直接下级：			

二、岗位职责与权限

岗位目的	在科主任的领导下，协助上级医师，负责本科室指定范围内的医疗、教学、科研等工作，按要求完成上级布置的其他任务，以提高科室整体发展水平。	
岗位职责与工作内容表述		**权限**
职责表述： 参与制定并严格遵守医院及科室制定的规章制度、工作目标和标准。 工作时间百分比：10%		✓ 评价权 ✓ 参与权 ✓ 建议权 ✓ 指导权
工作内容	■ 严格执行医院的各项规章制度，按医院管理要求规范自己的行为； ■ 参与科室的绩效考核，具体执行上级领导及医师交代的考评工作； ■ 参与本科室主诊医生常规工作会议，讨论本科室计划及有效管理科室人力、物力和财力等方面的事项； ■ 督促下级医师认真贯彻执行各项规章制度和医疗操作规程。	
职责表述： 按要求完成医疗任务，并指导下级医师的诊疗工作。 工作时间百分比：40%		✓ 处方权 ✓ 审定权 ✓ 指导权 ✓ 处方权 ✓ 医嘱权 ✓ 诊断权
工作内容	■ 按医院和科室要求参加门诊、病房工作，并根据工作需要参加值班、会诊、病人管理及带教等工作； ■ 监督并督促下级医师执行各项医疗制度及技术操作常规，观察并及时听取本科下级医师关于患者每日的病情和体征变化，充分了解所管患者的医疗、护理记录和实验室检查结果； ■ 定期查房，参加指导危重症的抢救处理、疑难病例的会诊和死亡病例的讨论； ■ 参加临床病例讨论及会诊，实施相应的救治工作； ■ 经常进行医疗质量和医疗隐患自查自纠，确保医疗安全，对可能引发医疗纠纷的事件进行妥善处理和及时汇报； ■ 签署住院病历首页、住院病历、首次病程记录、重要专科操作记录、重要病程记录等；	

	■ 指导本科下级医师做好各项医疗工作，有计划地开展"三基"训练； ■ 参与医院的公共卫生医疗事件处理工作。	
职责表述： 在本领域内从事科研工作，并促进科研成果的应用。 工作时间百分比：15%		✓ 组织权
工作内容	■ 学习行业内的先进经验，运用先进医学技术，开展新技术、新疗法的研究； ■ 主持或参与医疗科研项目，积极撰写和发表学术论文； ■ 申请各级科研课题，指导下级医师完成科研项目的实施； ■ 结合中医理念，发挥中医特色，探索科室专业的提升空间和突破口； ■ 参加学术交流和学术活动，加强与国内外科学技术的合作和交流。	✓ 申报权 ✓ 审核权 ✓ 参与权
职责表述： 完成教学任务，并指导下级医师开展基本功训练。 工作时间百分比：15%		✓ 组织权
工作内容	■ 完成上级部门下达的教学任务，培养本科生、研究生，指导学生撰写论文； ■ 根据教学工作的需要，利用各种机会对下级医师和进修、实习人员进行教学和培训，有计划地开展基本功训练； ■ 负责交流人员和进修人员、实习人员的培训工作，负责实习、进修医师的考核、考试和鉴定； ■ 负责监督教学质量，提高教学水平； ■ 按要求完成学生考核等工作。	✓ 指导权 ✓ 监督权 ✓ 考核权
职责表述： 与本科室医护人员、其他科室充分沟通，密切配合。 工作时间百分比：10%		✓ 代表权
工作内容	■ 与科研处、医技科室和医辅科室等积极沟通，以便信息及时传递； ■ 与护理人员配合，共同完成医疗和手术任务； ■ 向其他医院学习先进的专业技术和管理理念，定期沟通。	✓ 协调权 ✓ 参与权
职责表述： 完成科室相关的临时性任务和领导交办的其他工作。 工作时间百分比：10%		✓ 执行权

三、负责起草或撰写的文字资料

■ 通知、便笺、备忘录、汇报文件或报告、总结等

四、财务权限

无财务权限。

五、工作汇报关系

汇报上级岗位	必须向上级主管汇报的事情（口头/书面）
科主任	仪器设备运维情况（书面）； 发现重大的传染病（书面）； 安全隐患（书面）； 突发事件（书面）。

六、工作协作关系

协调对象	密切协调关系的部门
院内	手术室、医技科室、病理科、护理部、教育处、党院办、科研处等
院外	卫生局、中华医学会、患者及家属、其他医院相关科室等。

七、任职资格

教育水平要求：硕士研究生及以上学历　　　　专业要求：心血管专业

从业资格要求：医师执业资格证书

培训经历：医院基本制度培训、专业技术培训、新方法和新技术培训等

经　　验：8 年以上临床专业经验

知　　识：精通本专业诊疗知识，掌握中医理论知识，具备本专业疑难病诊治知识等

能　　力：较强的判断能力、良好的沟通合作能力、一定的监控能力、一定的外语阅读和交流能力等

八、应知法律法规、核心制度

法律法规	《中华人民共和国执业医师法》、《中华人民共和国传染病防治法》、《中华人民共和国药品管理法》、《医疗机构管理条例》、《医疗事故处理条例》、《麻醉药品管理办法》、《突发公共卫生事件应急条例》、《处方管理办法》、《病历书写基本规范》、《医师外出会诊管理暂行规定》、《医院感染管理办法》、《医院消毒隔离办法》、《医疗卫生机构医疗废物管理办法》、《医疗机构临床用血管理办法》、《重大医疗过失行为和医疗事故报告制度的规定》、《抗菌药物临床应用指导原则》等
核心制度	《首诊负责制度》、《三级查房制度》、《疑难、危重病例讨论制度》、《会诊制度》、《危重病人抢救制度》、《死亡病例讨论制度》、《查对制度》、《病历书写基本规范与管理制度》、《值班、交接班制度》、《输血审核制度》、《安全医疗警讯事件报告制度》等

九、工作特征

使用工具/设备	专业医疗设备、计算机、一般办公设备（电话、打印机、传真机、网络设备）、文件柜等
工作环境	办公室、病房、门诊、手术室等，舒适度一般

工作时间	正常工作日，经常加班

十、关键考核指标

备注：	

临床科室主治医师岗位说明书

临床科室 主治医师

一、岗位基本情况

岗位名称：主治医师　　　　　所属部门：临床科室

岗位编号：B-1-LC-XNK-103　　所属职族：医疗人员

直接上级：科主任　　　　　　所辖人数（数量）：

直接下级：

二、岗位职责与权限

岗位目的	在科主任的领导下，协助上级医师负责本科室指定范围内的医疗、教学、科研等工作，按要求完成上级布置的其他任务，以提高科室整体发展水平。

岗位职责与工作内容表述	权限
职责表述： 　　参与制定并严格遵守医院及科室制定的规章制度、工作目标和标准。 工作时间百分比：10%	✓ 评价权
工作内容 ■ 严格执行医院的各项规章制度，按医院管理要求规范自己的行为； ■ 参与科室的绩效考核，具体执行上级领导及医师交代的考评工作； ■ 参与本科室主诊医生常规工作会议，讨论本科室计划及有效管理科室人力、物力和财力等方面的事项； ■ 督促下级医师认真贯彻执行各项规章制度和医疗操作规程。	✓ 评价权 ✓ 参与权 ✓ 建议权 ✓ 指导权
职责表述： 　　按要求完成医疗任务，并指导下级医师的诊疗工作。 工作时间百分比：40%	
工作内容 ■ 按医院和科室要求参加门诊、病房工作，并根据工作需要参加值班、会诊、病人管理以及带教等工作； ■ 监督并督促下级医师执行各项医疗制度及技术操作常规，观察并及时听取本科下级医师关于患者每日的病情和体征变化，充分了解所管患者的医疗、护理记录和实验室检查结果； ■ 定期查房，参加指导危重症的抢救处理、疑难病例的会诊和死亡病例的讨论； ■ 参加临床病例讨论及会诊，及实施相应的诊疗工作； ■ 经常进行医疗质量和医疗隐患自查自纠，确保医疗安全，对可能引发医疗纠纷的事件进行妥善处理和及时汇报； ■ 签署住院病历首页、住院病历、首次病程记录、重要专科操作记录、重要病程记录等；	✓ 管理权 ✓ 处方权 ✓ 审定权 ✓ 指导权 ✓ 指挥权 ✓ 调配权 ✓ 处方权 ✓ 医嘱权 ✓ 诊断权

	■ 指导本科下级医师做好各项医疗工作，有计划地开展"三基"训练；	
	■ 参与医院的公共卫生医疗事件处理工作。	
职责表述： 在本领域内从事科研工作，促进科研成果的应用。 <div align="center">工作时间百分比：15%</div>		
工作内容	■ 学习行业内的先进经验，运用先进医学技术，开展新技术、新疗法的研究； ■ 主持或参与医疗科研项目，积极撰写和发表学术论文； ■ 申请各级科研课题，指导下级医师完成科研项目的实施； ■ 结合中医理念，发挥中医特色，探索科室专业的提升空间和突破口； ■ 参加学术交流和学术活动，加强与国内外科学技术的合作和交流。	✓ 组织权 ✓ 申报权 ✓ 审核权 ✓ 参与权
职责表述： 完成教学任务，并指导下级医师开展基本功训练。 <div align="center">工作时间百分比：15%</div>		
工作内容	■ 完成上级部门下达的教学任务，根据教学工作的需要，利用各种机会对下级医师和进修、实习人员进行教学和培训，有计划地开展基本功训练； ■ 负责交流人员和进修人员、实习人员的培训工作，负责实习、进修医师的考核、考试和鉴定； ■ 负责监督教学质量，提高教学水平； ■ 按要求完成学生考核等工作。	✓ 组织权 ✓ 指导权 ✓ 监督权 ✓ 考核权
职责表述： 与本科室医护人员、其他科室充分沟通，密切配合。 <div align="center">工作时间百分比：10%</div>		
工作内容	■ 与科研处、医技科室和管理科室等积极沟通，以便信息及时传递； ■ 与护理人员配合，共同完成医疗和手术任务； ■ 向其他医院学习先进的专业技术和管理理念，定期沟通。	✓ 代表权 ✓ 协调权 ✓ 参与权
职责表述： 完成领导交办的其他工作。 <div align="center">工作时间百分比：10%</div>		✓ 执行权

三、负责起草或撰写的文字资料

■ 通知、便笺、备忘录、汇报文件或报告、总结等

四、财务权限

无财务权限。

五、工作汇报关系

汇报上级岗位	必须向上级主管汇报的事情（口头/书面）
科主任	发现重大的传染病（书面）； 安全隐患（书面）； 突发事件、医患纠纷及医疗事故（书面）。

六、工作协作关系

协调对象	密切协调关系的部门
院内	手术室、医技科室、病理科、护理部、教育处、党院办、科研处等
院外	卫生局、中华医学会、患者及家属、其他医院相关科室等

七、任职资格

教育水平要求：本科及以上学历　　　　　专业要求：心血管或临床医学专业

从业资格要求：医师执业资格证书

培训经历：医院基本制度培训、专业技术培训、新方法和新技术培训等

经　　验：5年以上临床专业经验

知　　识：精通本专业知识，掌握中医理论知识，具备本专业疑难病诊治知识等

能　　力：较强的判断能力、良好的沟通合作能力、一定的监控能力、一定的外语阅读和交流能力等

八、应知法律法规、核心制度

法律法规	《中华人民共和国执业医师法》、《中华人民共和国传染病防治法》、《中华人民共和国药品管理法》、《医疗机构管理条例》、《医疗事故处理条例》、《麻醉药品管理办法》、《突发公共卫生事件应急条例》、《处方管理办法》、《病历书写基本规范》、《医师外出会诊管理暂行规定》、《医院感染管理办法》、《医院消毒隔离办法》、《医疗卫生机构医疗废物管理办法》、《医疗机构临床用血管理办法》、《重大医疗过失行为和医疗事故报告制度的规定》、《抗菌药物临床应用指导原则》等
核心制度	《首诊负责制度》、《三级查房制度》、《疑难、危重病例讨论制度》、《会诊制度》、《危重病人抢救制度》、《死亡病例讨论制度》、《查对制度》、《病历书写基本规范与管理制度》、《值班、交接班制度》、《输血审核制度》、《安全医疗警讯事件报告制度》等

九、工作特征

使用工具/设备	专业医疗设备、计算机、一般办公设备（电话、打印机、传真机、网络设备）、文件柜等
工作环境	办公室、病房、门诊、手术室等，舒适度一般

工作时间	正常工作日，经常加班

十、关键考核指标

备注：	

临床科室住院医师岗位说明书

一、岗位基本情况

岗位名称：住院医师		所属部门：临床科室	
岗位编号：B-1-LC-XNK-104		所属职族：医疗人员	
直接上级：科主任		所辖人数（数量）：	
直接下级：			

（左侧图形框内文字）临床科室 住院医师

二、岗位职责与权限

岗位目的	在科主任的领导下，协助上级医师负责本科室指定范围内的医疗、教学、科研等工作，按要求完成上级布置的其他任务，以提高科室整体发展水平。

岗位职责与工作内容表述	权限
职责表述： 参与制定并严格遵守医院及科室制定的规章制度、工作目标和标准。 <div align="center">工作时间百分比：10%</div>	✓ 评价权 ✓ 参与权 ✓ 建议权
工作内容 ■ 严格执行医院的各项规章制度，按医院管理要求规范自己的行为； ■ 参与科室的绩效考核，具体执行上级领导及医师交代的考评工作； ■ 参与本科室主诊医生常规工作会议，讨论本科室计划及有效管理科室人力、物力和财力等方面的事项。	
职责表述： 按要求完成指定范围内的医疗工作。 <div align="center">工作时间百分比：40%</div>	✓ 管理权 ✓ 处方权 ✓ 医嘱权 ✓ 处理权
工作内容 ■ 运用中、西医方法，诊治病人，开写医嘱，并检查执行情况； ■ 在上级领导下，负责住院、门诊、急诊的值班工作，实行 24 小时住院医师负责制； ■ 书写病历，检查和改正实习医师的病历记录，并负责患者住院期间的病程记录和病案小结； ■ 向上级医师及时报告诊断、治疗上的困难以及病员病情的变化，决定病员出院，审签出（转）院病历； ■ 对所管患者全面负责，做好交接班工作； ■ 参加科内查房（巡诊），及时了解或汇报患者的病情和诊疗意见； ■ 随时了解患者的思想、生活情况，征求患者对医疗护理工作的意见。	
职责表述： 在本领域内从事科研工作，并促进科研成果的应用。 <div align="center">工作时间百分比：15%</div>	✓ 审核权 ✓ 参与权

工作内容	■ 学习行业内的先进经验，吸收先进技术，积极开展新技术、新疗法的研究； ■ 参与医疗科研项目，积极撰写和发表学术论文； ■ 结合中医理念，发挥中医特色，探索科室专业的提升空间和突破口； ■ 参加学术交流和学术活动，加强与国内外的科学与技术合作和交流。	

职责表述： 按要求完成指定范围内的教学任务。 工作时间百分比：15%		✓ 指导权 ✓ 监督权
工作内容	■ 完成上级下达的教学任务，承担本岗位带教责任； ■ 对进修、实习人员进行教学和培训，有计划地开展基本功训练； ■ 承担交流人员和进修人员、实习人员的培训工作； ■ 监督教学质量，提高教学水平。	

职责表述： 与本科室医护人员、其他科室充分沟通，密切配合。 工作时间百分比：10%		✓ 代表权 ✓ 协调权 ✓ 参与权
工作内容	■ 与科研处、医技科室和管理科室等积极沟通，以便信息及时传递； ■ 与护理人员配合，共同完成医疗和手术任务。	

职责表述： 完成领导交办的其他工作。 工作时间百分比：10%	✓ 执行权

三、负责起草或撰写的文字资料

■ 通知、便笺、备忘录、汇报文件或报告、总结等

四、财务权限

无财务权限。

五、工作汇报关系

汇报上级岗位	必须向上级主管汇报的事情（口头/书面）
科主任	发现重大的传染病（书面）； 安全隐患（书面）； 突发事件、纠纷和事故（书面）； 每日查房发现的特殊情况（口头）。

六、工作协作关系

协调对象	密切协调关系的部门
院内	手术室、医技科室、病理科、护理部、教育处、党院办、科研处等
院外	卫生局、中华医学会、患者及家属、其他医院相关科室等

七、任职资格

教育水平要求：本科及以上学历	专业要求：心血管专业

从业资格要求：医师执业资格证书

培训经历：医院基本制度培训、专业技术培训、新方法和新技术培训等

经　　验：1年以上临床经验

知　　识：具备本专业知识、掌握中医理论知识等

能　　力：较强的抗压能力、学习能力，良好的沟通协调及合作能力，一定的监控能力等

八、应知法律法规、核心制度

法律法规	《中华人民共和国执业医师法》、《中华人民共和国中医药条例》、《中医、中西医结合病的书写基本规范》、《综合医院建设标准》、《医院管理评价指南》、《中华人民共和国药品管理法》、《中华人民共和国传染病防治法》、《医疗机构管理条例》、《医疗事故处理条例》、《麻醉药品管理办法》、《突发公共卫生事件应急条例》、《处方管理办法》、《病历书写基本规范》、《医师外出会诊管理暂行规定》、《医院感染管理办法》、《医院消毒隔离办法》、《医疗卫生机构医疗废物管理办法》、《医疗机构临床用血管理办法》、《重大医疗过失行为和医疗事故报告制度的规定》、《抗菌药物临床应用指导原则》、《中华人民共和国母婴保护法》等
核心制度	《科室主任制度》、《首诊负责制度》、《三级查房制度》、《疑难/危重病例讨论制度》、《会诊制度》、《危重病人抢救制度》、《死亡病例讨论制度》、《查对制度》、《病历书写基本规范与管理制度》、《值班/交接班制度》、《输血审核制度》、《血液制品管理条例》、《医疗纠纷管理条例》、《安全医疗警讯事件报告制度》等

九、工作特征

使用工具/设备	专业医疗设备、计算机、一般办公设备（电话、打印机、传真机、网络设备）、文件柜等
工作环境	办公室、病房、门诊、手术室等，舒适度一般
工作时间	正常工作日，参加夜班和值班，经常加班

十、关键考核指标

备注：	

临床科室护士长岗位说明书

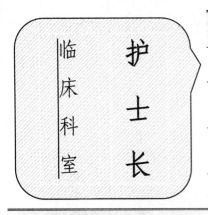

临床科室 护士长

一、岗位基本情况

岗位名称：护士长	所属部门：临床科室
岗位编号：B-1-LC-XNK-05	所属职族：业务中层管理人员
直接上级：科主任、护理部督导	所辖人数（数量）：
直接下级：所辖范围内的护理人员	

二、岗位职责与权限

岗 位 目 的	在科主任和护理部的领导下，负责本科室护理工作的管理、督导、教学和科研工作，并完成上级布置的其他任务。

岗位职责与工作内容表述	权限
职责表述： 　　参与制定医院护理规章制度，并据此制定本科室相应的规章制度和工作目标，保证贯彻落实。 　　　　　　　工作时间百分比：10%	✓ 参与权 ✓ 起草权 ✓ 检查权
工作内容 ■ 参与制定医院的护理规章制度，立足科室发展和医院整体蓝图，提供可行性建议； ■ 严格遵守医院护理的各项规章制度，并据此制定本科室的护理规章制度、工作流程和质量标准，贯彻并落实； ■ 根据护理部和本科室护理工作质量标准、总体工作计划，负责制定本科室具体的工作计划，并组织实施、检查与总结。	
职责表述： 　　负责管理本科室的护理工作。 　　　　　　　工作时间百分比：20%	
工作内容 ■ 严格执行医院的各项规章制度，按照护理要求组织开展护理工作； ■ 督促护理人员严格执行各项规章制度、职业道德规范和技术操作规程，加强护理安全管理； ■ 定期召开座谈会，认真听取护理工作意见，改进护理工作质量； ■ 合理利用护理人力资源，负责安排本科护士进行轮换和临床调配； ■ 制定并落实科室护理人员培养计划，组织本科护理人员认真学习护理业务技术，注重护士素质的培养，从"三基"、"三严"	✓ 督促权 ✓ 组织权 ✓ 调配权 ✓ 考核权

	做起，定期对本科护理人员进行考察； ■ 负责对全科护理人员进行工作绩效评价； ■ 做好病房管理工作，包括人员分工、各类仪器设备、药品的管理，合理利用资源，减少材料的浪费。	
职责表述： 按照任务要求和质量标准，开展本科室的护理工作。 <div align="center">工作时间百分比：30%</div>		
工 作 内 容	■ 负责检查本科室的护理工作，按要求巡视病房，如发现问题，及时汇报； ■ 深入本科病区参加晨会、交接班，检查危重患者护理，并作具体指导，对复杂的护理技术或新开展的护理业务，要亲自参加实践； ■ 参加并指导危重抢救病人、大手术病人的护理及复杂技术操作，并做好传、帮、带工作； ■ 随同科主任查房，了解护理工作中存在的问题，并加强医护关系； ■ 了解本科患者的病情、思想及生活情况； ■ 对病房发生的护理差错和事故进行分析和鉴定，并提出防范措施，积极防范差错事故的发生，一旦发生应及时汇报并作出相应的处理； ■ 定期做护理工作总结，并向护理部汇报科室护理工作情况。	✓ 检查权 ✓ 指导权 ✓ 参与权 ✓ 处理权
职责表述： 组织本科室护理人员开展专项科研工作。 <div align="center">工作时间百分比：15%</div>		
工 作 内 容	■ 拟定护理科研计划，督促检查计划执行情况，及时总结护理经验； ■ 注重护理人员科研意识的培养，营造学术氛围，积极撰写和发表学术论文； ■ 参加学术交流和学术活动，加强与国内外科学技术的合作和交流。	✓ 起草权 ✓ 督促权 ✓ 检查权
职责表述： 组织本科室护理人员，开展教学工作。 <div align="center">工作时间百分比：15%</div>		
工 作 内 容	■ 负责护士业务学习和护理学生的临床教学，不断提高护理业务水平和临床带教质量； ■ 督促落实、妥善安排培训、进修、实习、见习人员的临床教学工作，并督促检查带教工作，落实教学计划，进行有关护理程序知识和技能的培训； ■ 组织对培训人员、实习和进修人员进行考核。	✓ 检查权 ✓ 组织权 ✓ 考核权
职责表述： 积极配合科室内部和边际科室完成工作。 <div align="center">工作时间百分比：5%</div>		✓ 代表权 ✓ 协调权

工作内容	■ 配合医院各部门工作，形成合力，共同提升医院发展水平； ■ 密切配合医疗人员，共同完成医疗和手术任务； ■ 参与其他医院相关科室的病例讨论，加强与其他医院相关科室的交流，提高护理水平。	
职责表述： 完成上级领导交代的其他任务。 工作时间百分比：5%		✓ 执行权

三、负责起草或撰写的文字资料

■ 通知、便笺、备忘录、医院文件（科室文件）、工作总结等

四、财务权限

无财务权限。

五、工作汇报关系

汇报上级岗位	必须向上级主管汇报的事情（口头/书面）
科主任 护理部督导	护理缺陷差错事故、医疗纠纷和重大突发事件（口头/书面）； 护理人员的增减及调整（书面）； 医疗仪器设备的淘汰与购置（书面）； 近期工作状况（口头）。

六、工作协作关系

协调对象	密切协调关系的部门
院内	计财处、人力资源处（原人事处）、其他临床科室、后勤科室、医技科室等
院外	患者及其家属、医疗器械厂家、其他医院相关的部门等

七、任职资格

教育水平要求：大专及以上　　　　　　　　专业要求：护理专业

从业资格要求：主管护师及以上，护士执业资格证书

培训经历：行政管理培训、护理管理培训、医院基本制度培训等

经　　验：10年以上护理工作经验，3年以上护理管理经验

知　　识：熟悉临床护理指导，精通护理管理知识，熟悉计算机等办公设备的应用知识，熟悉护理专业的外语知识等

能　　力：较强的亲和力和理解他人的能力、良好的坚韧性和奉献精神、一定的主动性和服务精神等

八、应知法律法规、核心制度

法律法规	《医院管理评价指南》、《中华人民共和国护士管理办法》、《护士条例》、《中华人民共和国传染病防治法》、《医疗机构管理条例》、《医疗事故处理条例》、《医院消毒卫生标准》、《医疗卫生机构医疗废物管理办法》、《护士执业注册管理办法》、《护理文书书写规范与管理规定》、《突发公共卫生事件应急条例》、《医院感染管理办法》等
核心制度	《护理交接班制度》、《护理查对制度》、《护理工作制度》、《护理差错事故管理制度》、《探视陪伴制度》、《病房药品、物品、器械管理制度》、《饮食管理制度》、《病员管理制度》、《病人入、出院管理制度》等

九、工作特征

使用工具/设备	各种医疗设备、计算机、一般办公设备（电话、打印机）、文件柜等
工作环境	办公室、病房、门诊，一般环境
工作时间	长期倒班，必要时随叫随到，偶尔加班，偶尔出差

十、关键考核指标

备注：	

临床科室主管护师岗位说明书

一、岗位基本情况

岗位名称：主管护师		所属部门：临床科室	
岗位编号：B-1-LC-XNK-107		所属职族：护理人员	
直接上级：护士长		所辖人数（数量）：	
直接下级：			

二、岗位职责与权限

岗 位 目 的	在科主任的领导和护士长的业务指导下，组织本科的护理、教学和科研工作，并进行管理和督导。	
岗位职责与工作内容表述		**权限**
职责表述： 　　参与制定医院护理规章制度，并据此制定本科室相应的规章制度和工作目标，保证贯彻落实。 工作时间百分比：10%		
工 作 内 容	■ 参与制定医院的护理规章制度，立足科室发展和医院整体蓝图，提供可行性建议； ■ 严格遵守医院护理的各项规章制度，参与制定本科室的护理规章制度、工作流程和质量标准，协助护士长做好科室持续质量控制，修改完善护理工作流程； ■ 协助护士长做好护理人员的行政管理和队伍建设工作。	✓ 参与权 ✓ 建议权
职责表述： 　　负责本科室指定范围内的护理工作。 工作时间百分比：40%		
工 作 内 容	■ 认真执行各项规章制度和技术操作常规，严格执行制度，严防差错事故； ■ 树立全心全意为患者服务的思想，认真做好护理工作，热情接待患者； ■ 了解本专业各种治疗的适应症、禁忌症，熟练掌握各种技术操作，观察治疗反应，正确执行医嘱，完成各治疗室的治疗任务； ■ 负责解决护理业务上的疑难问题，指导危重、疑难病人护理计划的制定和实施； ■ 配合医师检诊及重大治疗操作，开展专科护理； ■ 负责病房护理文书的书写，指导和检查护士的书写质量，并对存	✓ 检查权 ✓ 指导权 ✓ 督促权

	在的问题及时进行修改； ■ 检查督促护理人员严格执行消毒、隔离制度，预防医源性感染； ■ 负责指导本病区的护理查房和护理会诊，对护理业务给予具体指导； ■ 对各病房发生的护理差错、事故进行分析、鉴定，并提出防范措施。	
职责表述： 协助护士长组织下级护理人员开展专项科研工作。 工作时间百分比：20%		✓ 组织权 ✓ 参与权
工作 内容	■ 制定本科室护理科研和技术革新计划，并组织实施； ■ 积极开展新业务、新技术的推广和应用； ■ 参与审定、评价护理论文和科研、技术革新成果。	
职责表述： 协助护士长组织本科室的教学工作，并指导下级护理人员工作。 工作时间百分比：20%		✓ 指导权 ✓ 组织权 ✓ 考核权
工 作 内 容	■ 协助护士长组织下级护士进行业务学习，以及开展本病房的临床教学工作，完成教学计划； ■ 负责对培训人员、实习和进修人员进行有关护理程序知识和技能的培训； ■ 协助上级护师组织对规培人员、实习和进修人员进行考核。	
职责表述： 积极配合科室内部和边际科室工作。 工作时间百分比：5%		✓ 协调权 ✓ 代表权
工 作 内 容	■ 配合医院各部门工作，形成合力，共同提升医院发展水平； ■ 密切配合医疗人员，共同完成医疗和手术任务； ■ 参与其他医院相关科室的病例讨论，加强与其他医院相关科室的交流，提高护理水平。	
职责表述： 完成上级领导交代的其他任务。 工作时间百分比：5%		✓ 执行权

三、负责起草或撰写的文字资料

■ 通知、便笺、备忘录、汇报文件或报告、总结等

四、财务权限

无财务权限。

五、工作汇报关系

汇报上级岗位	必须向上级主管汇报的事情（口头/书面）
护士长	护理缺陷差错事故、医疗纠纷和重大突发事件（口头/书面）； 仪器设备运维事项（口头）； 近期的护理工作状况（口头）。

六、工作协作关系

协调对象	密切协调关系的部门
院内	计财处、药房、化验室、供应室、后勤部门等
院外	患者及其家属、医疗器械厂家、其他医院相关的部门等

七、任职资格

教育水平要求：大专及以上　　　　　　专业要求：护理专业

从业资格要求：护师及以上，护士执业资格证书

培训经历：护理新技术、新方案的培训，医学基本知识培训等

经　　　验：5年以上护理工作经验

知　　　识：精通护理知识，熟悉计算机等办公设备的应用知识，熟悉护理专业的外语知识等

能　　　力：较强的亲和力和理解他人的能力、良好的坚韧性和奉献精神、一定的主动性和服务精神等

八、应知法律法规、核心制度

法律法规	《医院管理评价指南》、《中华人民共和国护士管理办法》、《护士条例》、《中华人民共和国传染病防治法》、《医疗机构管理条例》、《医疗事故处理条例》、《医院消毒卫生标准》、《医疗卫生机构医疗废物管理办法》、《护士执业注册管理办法》、《护理文书书写规范与管理规定》、《突发公共卫生事件应急条例》、《医院感染管理办法》等
核心制度	《护理交接班制度》、《护理查对制度》、《护理工作制度》、《护理差错事故管理制度》、《探视陪伴制度》、《病房药品》、《物品、器械管理制度》、《饮食管理制度》、《病员管理制度》、《病人入、出院管理制度》等

九、工作特征

使用工具/设备	各种医疗设备、计算机、一般办公设备（电话、打印机）、文件柜等
工作环境	办公室、病房、门诊，一般环境
工作时间	长期倒班，必要时随叫随到，偶尔加班，偶尔出差

十、关键考核指标

　　备注：

临床科室护师岗位说明书

临床科室 护师	**一、岗位基本情况**

一、岗位基本情况

岗位名称：护师	所属部门：临床科室
岗位编号：B-1-LC-XNK-108	所属职族：护理人员
直接上级：护士长	所辖人数（数量）：

直接下级：

二、岗位职责与权限

岗 位 目 的	在护士长的领导和上级护师的指导下，负责本科日常护理、教学、科研的具体工作。	
岗位职责与工作内容表述		**权限**
职责表述： 遵守医院各项相关制度和工作流程。 工作时间百分比：10%		
工作内容	■ 严格执行医院的各项规章制度，按照医院的管理要求规范自己的行为； ■ 参与护理人员的绩效考核，具体执行上级领导及医师交代的考评工作； ■ 参与本科室的常规工作会议，讨论本科室的护理工作，并提出可行性建议。	✓ 参与权 ✓ 建议权
职责表述： 负责本科室指定范围内的护理工作。 工作时间百分比：40%		
工作内容	■ 严格遵守护理人员职业道德规范和语言行为规范，为病人提供优质护理服务； ■ 在上级护师指导下，分管一定床位的病人，按照护理工作流程、护理工作标准和技术规范、常规等，熟练完成各项护理工作； ■ 落实分级护理、基础护理和生活护理，随时巡视病房，了解病人病情、心态变化，及时满足病人所提出的合理需求； ■ 参加病房护理工作，按要求实施基础护理及专科护理，并根据工作需要参加值班等工作； ■ 参与本科主任护师、主管护师组织的护理查房、会诊和病例讨论； ■ 协助医生进行各种诊疗工作，协助上级护师完成危重、大手术和特殊病人的护理工作；	✓ 执行权 ✓ 参与权 ✓ 建议权

	■ 主动向上级护师汇报病人的情况变化和工作完成情况，遇疑难问题随时向上级护师和护士长汇报，获得支持、指导； ■ 做好病人的入院宣教和出院指导，组织病人学习与疾病相关的知识； ■ 在护士长领导下，做好消毒隔离、物资、药品、器械等保管工作； ■ 负责办理入院、出院、转科手续相关的登记工作，以及病房护理文书的书写工作； ■ 正确执行医嘱，准确及时地完成各项护理工作，严格执行查对交接班制度，防止缺陷事故的发生； ■ 对病房发生的护理差错、事故提出防范措施建议。	
职责表述： 负责指定范围内的科研工作。 <div align="center">工作时间百分比：20%</div>		✓ 参与权 ✓ 指导权
工作内容	■ 协助护士长及上级护师积极开展新业务、新技术的推广和应用，并随时总结经验，加以改进； ■ 参与护理的科研项目，积极撰写和发表学术论文。	
职责表述： 负责指定范围内的教学工作。 <div align="center">工作时间百分比：20%</div>		✓ 考核权 ✓ 组织权 ✓ 指导权
工作内容	■ 协助护士长负责本病区护士和进修护士的业务培训，制定学习计划，组织编写教材并承担讲课任务； ■ 参加护理临床教学工作，负责对培训人员、实习和进修人员进行有关护理程序知识和技能的培训； ■ 协助上级护师对规培人员、实习和进修人员进行出科考核。	
职责表述： 积极配合科室内部和边际科室工作。 <div align="center">工作时间百分比：5%</div>		✓ 代表权 ✓ 协调权
工作内容	■ 配合医院各部门工作，形成合力，共同提升医院发展水平； ■ 密切配合医疗人员，共同完成医疗和手术任务； ■ 参与其他医院相关科室的病例讨论，加强与其他医院相关科室的交流，提高护理水平。	
职责表述： 完成上级领导交代的其他任务。 <div align="center">工作时间百分比：5%</div>		✓ 执行权

三、负责起草或撰写的文字资料

■ 通知、便笺、备忘录、总结等

四、财务权限

无财务权限。

五、工作汇报关系

汇报上级岗位	必须向上级主管汇报的事情（口头/书面）
护士长	护理缺陷差错事故、医疗纠纷和重大突发事件（口头/书面）； 仪器设备运维事项（口头）； 近期护理工作状况（口头）。

六、工作协作关系

协调对象	密切协调关系的部门
院内	化验室、供应室、药房、医技科室等
院外	患者及其家属、医疗器械厂家、其他医院相关的部门等

七、任职资格

教育水平要求：大专及以上	专业要求：护理专业

从业资格要求：护士执业资格证书

培训经历：护理新技术、新方案的培训，医学基本知识培训等

经　　验：2 年以上护理工作经验

知　　识：精通护理知识和护理技术，熟悉计算机等办公设备的应用知识，熟悉护理专业的外语知识等

能　　力：较强的亲和力和理解他人的能力、良好的合作精神、一定的服务精神等

八、应知法律法规、核心制度

法律法规	《医院管理评价指南》、《中华人民共和国护士管理办法》、《护士条例》、《中华人民共和国传染病防治法》、《医疗机构管理条例》、《医疗事故处理条例》、《医院消毒卫生标准》、《医疗卫生机构医疗废物管理办法》、《护士执业注册管理办法》、《护理文书书写规范与管理规定》、《突发公共卫生事件应急条例》、《医院感染管理办法》等
核心制度	《护理交接班制度》、《护理查对制度》、《护理工作制度》、《护理差错事故管理制度》、《探视陪伴制度》、《病房药品》、《物品、器械管理制度》、《饮食管理制度》、《病员管理制度》、《病人入、出院管理制度》》等

九、工作特征

使用工具/设备	各种医疗设备、计算机、一般办公设备（电话、打印机）、文件柜等
工作环境	办公室、病房、门诊，一般环境
工作时间	长期倒班，偶尔加班，偶尔出差

十、关键考核指标

备注：	

临床科室护士岗位说明书

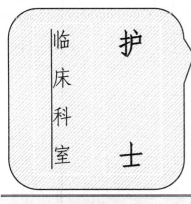

一、岗位基本情况

岗位名称：护士	所属部门：临床科室
岗位编号：B-1-LC-XNK-109	所属职族：护理人员
直接上级：护士长	所辖人数（数量）：
直接下级：	

二、岗位职责与权限

岗 位 目 的	在护士长的领导和上级护师的指导下，完成本岗位的护理常规技术工作。	

岗位职责与工作内容表述		权限
职责表述： 遵守医院各项相关制度和工作流程。 工作时间百分比：10%		
工作内容	■ 严格执行医院的各项规章制度，按照医院管理要求规范自己的行为； ■ 参与护理人员的绩效考核，具体执行上级领导及医师交代的考评工作； ■ 参与本科室的常规工作会议，讨论本科室的护理工作，并提出可行性建议。	✓ 参与权 ✓ 建议权 ✓ 考评权
职责表述： 负责病房护理工作和诊疗辅助工作。 工作时间百分比：50%		
工作内容	■ 严格遵守护理人员职业道德规范和语言行为规范，为病人提供优质护理服务； ■ 参加病房护理工作，按要求实施基础护理及专科护理，并根据工作需要参加值班等工作； ■ 在上级护师指导下，分管一定床位的病人，按照护理工作流程、护理工作标准和技术规范、常规等，熟练完成各项护理工作； ■ 落实分级护理、基础护理和生活护理，随时巡视病房，了解病人病情、心态变化，及时满足病人所提出的合理需求； ■ 协助上级护师完成危重、大手术和特殊病人的护理工作； ■ 在上级护师的指导下对病人实施健康教育，及时评价护理效果； ■ 主动向上级护师汇报病人的情况变化和工作完成情况，遇疑难	✓ 护理实施权 ✓ 健康教育宣传权

	问题随时向上级护师和护士长汇报，以获得支持、指导； ■ 协助医生进行各种诊疗工作，采集检验标本。		

职责表述：
负责办理入、出院及转科手续。
工作时间百分比：15%

工作内容	■ 负责为新病人安排床位，填写新病人资料（病人床头卡、一览表、做新病历、入院病人登记本），并通知医生； ■ 负责协助催费、缴费，督促结账等工作； ■ 负责办理出院结账手续，并对出院病人作出院指导； ■ 负责清点出院病人床单被服，检查病房设备完好情况。	✓ 护理实施权 ✓ 指导权

职责表述：
负责病房用品的管理和病房的消毒清理工作。
工作时间百分比：15%

工作内容	■ 负责领取、登记、保管各种病房所需药品、器械和其他物品； ■ 负责检查、补充和更换各种用品； ■ 负责隔离消毒工作，防止交叉感染； ■ 负责物品、器械及空气的消毒工作，定期进行细菌培养，鉴定消毒效果； ■ 负责保持治疗室和病房的整洁、安静，维持病房秩序。	✓ 物品管理权 ✓ 检查权

职责表述：
积极配合科室内部和边际科室完成工作。
工作时间百分比：5%

工作内容	■ 配合医院各部门工作，形成合力，共同提升医院发展水平； ■ 密切配合医疗人员，共同完成医疗和手术任务； ■ 参与其他医院相关科室的病例讨论，加强与其他医院相关科室的交流，提高护理水平。	✓ 执行权

职责表述：
完成上级领导交代的其他任务。
工作时间百分比：5%

✓ 执行权

三、负责起草或撰写的文字资料

■ 通知、便笺、备忘录、总结等

四、财务权限

无财务权限。

五、工作汇报关系

汇报上级岗位	必须向上级主管汇报的事情（口头/书面）
护士长	护理缺陷差错事故、医疗纠纷和重大突发事件（口头/书面）； 仪器设备运维事项（口头）； 近期护理工作状况（口头）。

六、工作协作关系

协调对象	密切协调关系的部门
院内	医务处、药房、供应室、医技科室等
院外	患者及其家属、医疗器械厂家、其他医院相关的部门等

七、任职资格

教育水平要求：大专及以上　　　　　　　专业要求：护理专业

从业资格要求：护士执业资格证书

培训经历：护理新技术、新方案的培训，医学基本知识培训等

经　　验：1年以上护理工作经验

知　　识：熟悉临床护理知识和技术操作，熟悉计算机等办公设备的应用知识等

能　　力：较强的亲和力和理解他人的能力、良好的合作精神、一定的服务精神等

八、应知法律法规、核心制度

法律法规	《医院管理评价指南》、《中华人民共和国护士管理办法》、《护士条例》、《中华人民共和国传染病防治法》、《医疗机构管理条例》、《医疗事故处理条例》、《医院消毒卫生标准》、《医疗卫生机构医疗废物管理办法》、《护士执业注册管理办法》、《护理文书书写规范与管理规定》、《突发公共卫生事件应急条例》、《医院感染管理办法》等
核心制度	《护理交接班制度》、《护理查对制度》、《护理工作制度》、《护理差错事故管理制度》、《探视陪伴制度》、《病房药品》、《物品、器械管理制度》、《饮食管理制度》、《病员管理制度》、《病人入、出院管理制度》等

九、工作特征

使用工具/设备	各种医疗设备、计算机、一般办公设备（电话、打印机）、文件柜等
工作环境	办公室、病房、门诊，一般环境
工作时间	长期倒班，偶尔加班，偶尔出差

十、关键考核指标

备注：	

医 技 部 门

检验科岗位说明书

检验科主任岗位说明书

<table>
<tr><td colspan="4">一、岗位基本情况</td></tr>
<tr><td>岗位名称：科主任</td><td></td><td>所属部门：检验科</td><td></td></tr>
<tr><td>岗位编号：B-1-YJ-JYK-01</td><td></td><td colspan="2">所属职族：业务中层管理人员</td></tr>
<tr><td>直接上级：医务处处长</td><td></td><td colspan="2">所辖人数（数量）：</td></tr>
<tr><td colspan="2">直接下级：科室所辖医技护人员</td><td></td><td></td></tr>
</table>

二、岗位职责与权限

岗位目的	在主管院长和医务处长的领导下，全面负责本科室的医疗、教学、科研及日常行政管理工作，代表医院对科室行使管理权力，确保完成医院下达的各项指标。

岗位职责与工作内容表述	权限
职责表述： 　代表医院管理科室，承担科室的经营管理发展职责，完成医院下达的各项指标任务。 　　　　　工作时间百分比：5%	✓ 参与权
工作内容 ■ 参加医院组织的各项会议，传达贯彻和监督实施相关会议精神和决议； ■ 负责科室日常运营，建立科室品牌形象，提高科室的美誉度，树立科室在行业内的优势地位； ■ 根据最新医疗政策，探索科室改革理念； ■ 探索科室发展中医特色的具体实现形式； ■ 负责保证科室各项工作的安全，力争零事故。	✓ 参与权 ✓ 科室管理权 ✓ 监督权 ✓ 传达权
职责表述： 　参与医院发展战略规划，并据此制定科室年度、季度、月度计划和目标，保证贯彻落实。 　　　　　工作时间百分比：5%	✓ 制定权 ✓ 组织权 ✓ 实施权 ✓ 监督权

工作内容	■ 参与制定医院发展战略及整体发展规划,立足科室发展和医院整体蓝图,提供准确的决策信息; ■ 参与制定医院年度计划,并据此分解,组织制定本科室的年度计划并细分至季度、月度计划,并监督实施,为计划完成结果负责; ■ 在计划制定的过程中广泛收集科室成员意见,为目标责任书、绩效考核方案的制定提供依据,并将结果向本科室成员宣导和沟通; ■ 根据本科室计划的实际执行情况和外部环境变化,当计划需要改变时,按计划的相关制度和流程进行申报,获得批准后可按要求进行修改及调整; ■ 负责科室月度、季度、年度工作总结的编写并上报。	✔ 检查权 ✔ 建议权 ✔ 总结权

职责表述:

负责科室各项规章制度的制定和完善。

工作时间百分比:5%

工作内容	■ 在医院管理规范的指导下,组织制定本部门的各项规章制度、工作流程、作业规范、质量标准等; ■ 负责监督和实施各项规章制度,并在执行过程中及时进行修改和完善; ■ 落实人力资源处(原人事处)制定的人员考核指标和标准,制定科室绩效考核制度,监督制度实施情况,严格把关。	✔ 制定权 ✔ 监督权 ✔ 修改权

职责表述:

带领科室人员,按照任务要求和质量标准,开展本科室的医疗工作。

工作时间百分比:35%

工作内容	■ 组织本科室医疗护理人员开展检查工作,及时作出诊断; ■ 负责科室的检查质量控制工作,检查质控管理记录,及时总结医疗质量经验,杜绝医疗事故; ■ 组织参加临床门诊,主持每日晨会,审签重要的检查诊断报告单; ■ 督促做好检验登记、统计和消毒隔离工作,正确使用菌种、剧毒药品和器材; ■ 组织研讨和解决本科室复杂疑难的专业技术问题,提高检查的技术; ■ 参加临床会诊和疑难病例的诊疗处理,为临床科室提供支持; ■ 负责处理本科室发生的医疗纠纷和事件,并进行深入分析和查明原因,提出改进方案; ■ 负责各级医师值班、会诊、出诊等时间安排; ■ 组织本科室参与医院公众卫生医疗事件的处理工作; ■ 负责组织开展医师诊断的指导、医疗文件书写的指导、医疗操作技术的指导工作; ■ 接受医务人员的调度安排,完成指派的医疗任务。	✔ 管理权 ✔ 组织权 ✔ 指挥权 ✔ 调配权 ✔ 处方权 ✔ 医嘱权 ✔ 诊断权

职责表述: 组织本科室人员开展科研工作,并推动科研成果的应用。 工作时间百分比:10%	✔ 领导权 ✔ 计划权 ✔ 监督权

工作内容	■ 根据科室发展的整体规划，并配合医院整体科研发展规划，制定科室的科研计划，并监督实施； ■ 对于科室人员的科研完成情况，及时总结归纳，向上级主管汇报； ■ 组织科室人员学习和运用国内外的先进经验，开展新技术、新疗法的科学研究； ■ 组织管理本科室的临床药物实验工作； ■ 组织对科研课题的申报、管理、实施和保障，定期对科研成果论文数进行统计、督导； ■ 组织本科室科研成果的鉴定、报奖和推广应用工作，进行年终科研总结。	✓ 考核权 ✓ 申报权 ✓ 保密权

职责表述：

　　组织本科室的教学工作，完成科室的教学任务。

工作时间百分比：10%

工作内容	■ 组织和管理科室人员完成教学任务，承担医疗人员的实习、进修任务； ■ 制定教学、实习、进修计划，分配教学任务，安排代教人员； ■ 负责监督教学质量，提高教学水平； ■ 按要求完成与教学相关的学生培养、项目申请、学生考核等工作，积极配合教育处，提供本科室教学所需的临床资源； ■ 组织阶段考核及出科考试，确保教学质量。	✓ 组织权 ✓ 管理权 ✓ 考核权 ✓ 监督权 ✓ 申请权 ✓ 指导权

职责表述：

　　组织本科室的学科建设和人才培养工作。

工作时间百分比：5%

工作内容	■ 在医院整体人才规划和科研计划的指导下，制定本科的学科建设与人才培养工作计划，组织实施，督促检查； ■ 积极开发以优势技术为基础的精品课程，将业务技术和管理方法向全国推广； ■ 负责组织本科室关注相关专业国内外学术动态，积极学习新技术、新疗法； ■ 创造公平、公正、竞争、和谐的学术氛围和工作环境、强化竞争机制，促进拔尖人才的成长； ■ 负责组织开展医师的业务指导、医疗文件书写的指导、业务操作技术的指导工作； ■ 组织开展本科室内的业务培训及参加医院组织的业务培训活动； ■ 根据学科发展需要，吸引国内外优秀人才，建立合理学科梯队。	✓ 计划权 ✓ 管理权 ✓ 组织权 ✓ 监督权 ✓ 指导权

职责表述：

　　负责本科室的日常管理工作。

工作时间百分比：10%

　　　　　　　　　　　　　　　　　　　　　　　　✓ 管理权
　　　　　　　　　　　　　　　　　　　　　　　　✓ 审核权
　　　　　　　　　　　　　　　　　　　　　　　　✓ 考核权

工作内容	■ 指导下属制定阶段性工作计划，监督执行，对其日常工作给予指导； ■ 组织和参与科室人员的绩效考核工作，负责直接下属的考核、奖惩及绩效奖金的分配； ■ 负责科室内人员选拔、调配、工作安排、业务培训及科内员工关系管理； ■ 负责科室内经费预算的制定和使用，以及各类财务开支审批； ■ 掌握科室内各项运营成本，并制定、规范各项成本支出；掌握科室每月收入、支出状况，降低成本费用，定期对科室的收支、成本、利润进行总结分析。	✓ 审批权 ✓ 分配权

职责表述：
带领科室人员自主学习和创新，不断提高科室管理水平、医疗护理技术水平。

工作时间百分比：5%

工作内容	■ 在科室管理、医疗技术、科研方法及教学方法等各方面发挥创新能力，努力提高科室人员的积极性； ■ 积极组织多学科技术交流，创新跨学科新技术、新疗法； ■ 定期组织全科人员学习先进经验，开展新技术，进行科研工作及时总结经验，不断提高科室的医疗护理水平，培养技术骨干及新生力军； ■ 组织探索医患双赢的优势病种经营模式，创新科室管理模式，提高科室运营效率。	✓ 组织权 ✓ 管理权

职责表述：
负责本科室与其他科室、周边单位的协调沟通工作。

工作时间百分比：5%

工作内容	■ 配合医院各部门工作，形成合力，共同提升医院发展水平； ■ 参与其他医院相关科室的病例讨论，加强与其他医院相关科室的交流，提高医疗技术； ■ 参加各类会议、活动，加强国内外学科、技术方面的合作和交流。	✓ 代表权 ✓ 参与权

职责表述：
完成领导交办的其他工作。

工作时间百分比：5%

✓ 执行权

三、负责起草或撰写的文字资料

■ 通知、便笺、备忘录、简报、信函、汇报文件或报告、总结、医院文件、研究报告等

四、财务权限

无财务权限。

五、工作汇报关系

汇报上级岗位	必须向上级主管汇报的事情（口头/书面）
医疗副院长 医务处处长	医疗纠纷、医疗事故的发生，院感及其他突发事件（书面）； 对科室发展的新计划和新想法，及新技术的开展（书面）； 医疗仪器设备的淘汰与新购置（书面）； 科室人员的增减及重大调整（书面）； 离院参加会议、交流等（口头和书面）。

六、工作协作关系

协调对象	密切协调关系的部门及岗位
院内	全院各科室门诊、住院处、护理部、科研处、后勤保障处等
院外	卫生局、中华医学会、患者及家属、其他医院相关科室等

七、任职资格

教育水平要求：硕士研究生及以上学历　　　　专业要求：临床医学、检验专业

从业资格要求：正高职称，医师执业资格证

培训经历：管理基础知识和管理能力培训，医院管理培训，临床检验新技术、新方法培训，大型医疗设备上岗培训，专业外语知识培训，人力资源管理知识培训等

经　　验：15 年以上临床经验，10 年以上医务管理经验

知　　识：精通检验知识，掌握检验的操作技术，熟悉计算机等办公设备的应用知识，熟悉相关专业的外语知识等

能　　力：较强的坚韧性和领导能力，良好的沟通能力、判断决策能力、计划能力和执行能力，一定的监控能力和学习能力，一定的外语阅读能力和交流能力等

八、应知法律法规、核心制度

法律法规	《中华人民共和国执业医师法》、《中华人民共和国中医药条例》、《中医、中西医结合病的书写基本规范》、《综合医院建设标准》、《医院管理评价指南》、《中华人民共和国药品管理法》、《中华人民共和国传染病防治法》、《医疗机构管理条例》、《医疗事故处理条例》、《麻醉药品管理办法》、《突发公共卫生事件应急条例》、《病历书写基本规范》、《医师外出会诊管理暂行规定》、《医院消毒隔离办法》、《医疗卫生机构医疗废物管理办法》、《医疗机构临床用血管理办法》、《重大医疗过失行为和医疗事故报告制度的规定》等

核心制度	《科室主任制度》、《检验报告单管理制度》、《检验质量控制规程》、《检验科仪器设备管理规程》、《检验科安全管理制度》、《实验室感染性及危险性材料处理规程》、《检验科试剂管理制度》、《检验标本采集运送工作规程》、《检验标本处理管埋制度》、《检验用品清洁、消毒规程》、《免疫室工作规程》、《生化室工作规程》、《细菌室工作规程》、《血库工作规程》、《体液室工作规程》、《血液室工作规程》、《血液及血制品发放规程》、《临床用血管理制度》、《血液和血制品保管制度》、《检验科的感染管制政策》、《检验科外部检验结果质量控制规程》、《医院微危险物品及废物计划》等

九、工作特征

使用工具/设备	专业医疗设备、计算机、一般办公设备（电话、打印机、传真机、网络设备）、文件柜等
工作环境	办公室、门诊等
工作时间	正常工作日，经常加班，偶尔出差

十、关键考核指标

备注:	

检验科主管检查师岗位说明书

检验科 主管检查师

一、岗位基本情况

岗位名称：主管检查师		所属部门：检验科	
岗位编号：B-1-YJ-JYK-109		所属职族：医技人员	
直接上级：科主任		所辖人数（数量）：	
直接下级：			

二、岗位职责与权限

岗 位 目 的	在科主任的领导下，负责本科检验、教学和科研的具体工作，并完成上级布置的其他任务。

岗位职责与工作内容表述	权限
职责表述： 遵守医院各项相关制度和工作流程。 <center>工作时间百分比：10%</center>	✓ 执行权 ✓ 参与权
工作内容 ■ 严格执行医院的各项规章制度，按照医院管理要求规范自己的行为； ■ 参与科室的绩效考核，具体操作上级领导及医师交代的考评工作； ■ 参与本科室主诊医生常规工作会议，讨论本科室计划及有效管理科室方面的事宜。	✓ 执行权 ✓ 参与权
职责表述： 负责完成指定范围内的检查任务。 <center>工作时间百分比：40%</center>	✓ 疑难病症诊疗方案的建议权 ✓ 督促权 ✓ 指导权 ✓ 设备管理权
工作内容 ■ 严格遵守并督促检查各项规章制度和技术操作规程，严防差错事故，发现问题及时报告； ■ 参与并指导下级检查人员完成日常诊疗检查任务，并为临床提供支持； ■ 熟悉各种仪器的原理、性能和使用方法，协同科主任制定技术操作规程和质量控制措施，负责仪器的调试、鉴定、操作和维修保养，解决复杂、疑难的技术问题，参加相应的诊疗工作； ■ 参加操作并管理高精密度医疗设备。对日常工作中难度较大和较复杂的技术操作，有责任给予帮助和指导； ■ 负责接受临床医师对异常检验结果的咨询，负责检验结果的临床解释，必要时向临床提出诊断和治疗建议； ■ 参加部门检验工作，并检查科内的检验质量，解决业务上的复杂疑难问题。	✓ 疑难病症诊疗方案的建议权 ✓ 督促权 ✓ 指导权 ✓ 设备管理权

职责表述： 　　负责在本领域内的科研工作。 　　　　　　　　工作时间百分比：20%		✓　组织权 ✓　参与权
工 作 内 容	■ 主持和参与医疗科研项目，积极撰写和发表学术论文； ■ 申报各级科研课题，完成科研项目的实施； ■ 组织本科技师学习与运用先进医学科学技术，开展新技术、新疗法，进行科研工作，做好资料积累工作，及时总结经验。	
职责表述： 　　负责完成指定范围内的教学任务。 　　　　　　　　工作时间百分比：20%		✓　指导权 ✓　考核权
工 作 内 容	■ 制定本岗位带教人员的教学计划； ■ 指导下级检查人员做好各项医疗工作,有计划地开展基本功训练； ■ 担任适量的临床教学，指导实习、进修医师进行各种重要的检查和治疗； ■ 负责带教实习医师、进修医师的考核、考试、鉴定等工作。	
职责表述： 　　积极配合科室内部和边际科室完成工作。 　　　　　　　　工作时间百分比：5%		✓　执行权
工 作 内 容	■ 配合医院各部门工作，形成合力，共同提升医院发展水平； ■ 密切配合医护人员，共同完成医疗任务； ■ 参与其他医院相关科室的病例讨论，加强与其他医院相关科室的交流，提高业务水平。	
职责表述： 　　完成上级领导交代的其他任务。 　　　　　　　　工作时间百分比：5%		✓　执行权

三、负责起草或撰写的文字资料

■ 通知、便笺、备忘录、汇报文件或报告、总结、医院文件、研究报告、科研标书等

四、财务权限

无财务权限。

五、工作汇报关系

汇报上级岗位	必须向上级主管汇报的事情（口头/书面）
科主任	近期业务情况（口头和书面）； 仪器设备运维事项（口头/书面）； 科研项目的进展（书面）； 教学任务的进展（书面）。

六、工作协作关系

协调对象	密切协调关系的部门
院内	各临床科室、后勤保障处、计财处等
院外	患者及其家属、仪器设备供应商、仪器维修相关部门等

七、任职资格

教育水平要求：本科及以上学历　　　　　　专业要求：医学检验等相关专业

从业资格要求：技师执业资格证书

培训经历：临床检验新技术、新方法培训，实验室管理知识培训等

经　　　验：5年以上相关岗位工作经验

知　　　识：熟悉掌握临床检验知识，精通实验室管理知识，熟悉计算机等办公设备的应用知识，熟悉相关的外语知识等

能　　　力：较强的学习能力、合作和服务精神，良好的坚韧性和协调能力，一定的计划能力和分析能力等

八、应知法律法规、核心制度

法律法规	《中华人民共和国执业医师法》、《中华人民共和国中医药条例》、《中医、中西医结合病的书写基本规范》、《综合医院建设标准》、《医院管理评价指南》、《中华人民共和国药品管理法》、《中华人民共和国传染病防治法》、《医疗机构管理条例》、《医疗事故处理条例》、《麻醉药品管理办法》、《突发公共卫生事件应急条例》、《医师外出会诊管理暂行规定》、《医院消毒隔离办法》、《医疗卫生机构医疗废物管理办法》、《医疗机构临床用血管理办法》、《重大医疗过失行为和医疗事故报告制度的规定》等
核心制度	《检验报告单管理制度》、《检验质量控制规程》、《检验科仪器设备管理规程》、《检验科安全管理制度》、《实验室感染性及危险性材料处理规程》、《检验科试剂管理制度》、《检验标本采集运送工作规程》、《检验标本处理管理制度》、《检验用品清洁、消毒规程》、《免疫室工作规程》、《生化室工作规程》、《细菌室工作规程》、《血库工作规程》、《体液室工作规程》、《血液室工作规程》、《血液及血制品发放规程》、《临床用血管理制度》、《血液和血制品保管制度》、《检验科的感染管制政策》、《检验科外部检验结果质量控制规程》、《医院微危险物品及废物计划》等

九、工作特征

使用工具/设备	各种医疗设备、计算机、一般办公设备（电话、打印机）、文件柜等
工作环境	办公室、检验室，舒适程度一般
工作时间	正常工作日，偶尔加班，偶尔出差

十、关键考核指标

备注：	

检验科检查师岗位说明书

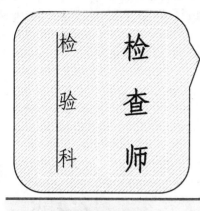

一、岗位基本情况

岗位名称：检查师		所属部门：检验科	
岗位编号：B-1-YJ-JYK-120		所属职族：医技人员	
直接上级：科主任		所辖人数（数量）：	
直接下级：			

二、岗位职责与权限

岗位目的	在科主任的领导和上级技师的指导下，负责本科检验、教学和科研的具体工作，并完成上级布置的其他任务。	
岗位职责与工作内容表述		**权限**

	岗位职责与工作内容表述	权限
	职责表述： 遵守医院各项相关制度和工作流程。 工作时间百分比：10%	
工作内容	■ 严格执行医院的各项规章制度，按照医院管理要求规范自己的行为； ■ 参与科室的绩效考核，具体操作上级领导及医师交代的考评工作； ■ 参与本科室主诊医生常规工作会议，讨论本科室计划及有效管理科室方面的事宜。	✓ 执行权 ✓ 参与权
	职责表述： 负责完成指定范围内的检查任务。 工作时间百分比：40%	
工作内容	■ 严格遵守并督促检查各项规章制度和技术操作规程，严防差错事故，发现问题及时报告； ■ 参加部门检验工作，并检查科内的检验质量，解决业务上的复杂疑难问题； ■ 熟悉各种仪器的原理、性能和使用方法，协同科主任制定技术操作规程和质量控制措施，负责仪器的调试、鉴定、操作和维修保养，解决复杂、疑难的技术问题，参加相应的诊疗工作； ■ 参加操作并管理高精密度医疗设备，对日常工作中难度较大和较复杂的技术操作，有责任给予帮助和指导；	✓ 疑难病症诊疗方案的建议权 ✓ 督促权 ✓ 指导权 ✓ 设备管理权

	■ 负责接受临床医师对异常检验结果的咨询，负责检验结果的临床解释，必要时向临床提出诊断和治疗建议； ■ 参加检验并指导检验员进行工作，核对检验结果，负责特殊检验的技术操作和特殊试剂的配制、鉴定、检查，定期校正检验试剂、仪器； ■ 负责菌种、毒株、剧毒药品、贵重器材的管理和检验材料的请领、报销等工作； ■ 审查室内质量控制数据与空间质评回报结果，如有异常应立即向上级汇报。	
职责表述： 负责在本领域内的科研工作。 工作时间百分比：20%		
工作内容	■ 参与医疗科研项目，积极撰写和发表学术论文； ■ 申报各级科研课题，完成科研项目的实施； ■ 组织本科技师学习与运用先进医学科学技术，开展新技术、新疗法，进行科研工作，做好资料积累工作，及时总结经验。	✓ 参与权
职责表述： 负责完成指定范围内的教学任务。 工作时间百分比：20%		
工作内容	■ 制定本岗位带教人员的教学计划； ■ 指导下级检查人员做好各项工作，有计划地开展基本功训练； ■ 担任适量的临床教学，指导实习、进修医师进行各种重要的检查和治疗； ■ 负责带教实习医师、进修医师的考核、考试、鉴定等工作。	✓ 指导权 ✓ 考核权
职责表述： 积极配合科室内部和边际科室完成工作。 工作时间百分比：5%		
工作内容	■ 配合医院各部门工作，形成合力，共同提升医院发展水平； ■ 密切配合医护人员，共同完成医疗任务； ■ 参与其他医院相关科室的病例讨论，加强与其他医院相关科室的交流，提高业务水平。	✓ 执行权
职责表述： 完成上级领导交代的其他任务。 工作时间百分比：5%		✓ 执行权

三、负责起草或撰写的文字资料

■ 通知、便笺、备忘录、汇报文件或报告、总结、医院文件、研究报告、科研标书等

四、财务权限

无财务权限。

五、工作汇报关系

汇报上级岗位	必须向上级主管汇报的事情（口头/书面）
科主任	近期业务情况（口头和书面）； 仪器设备运维事项（口头/书面）； 科研项目的进展（书面）； 教学任务的进展（书面）。

六、工作协作关系

协调对象	密切协调关系的部门
院内	各临床科室、后勤保障处、计财处等
院外	患者及其家属、仪器设备供应商、仪器维修相关部门等

七、任职资格

教育水平要求：本科及以上学历　　　　专业要求：医学检验等相关专业

从业资格要求：技师执业资格证书

培训经历：临床检验新技术、新方法培训，实验室管理知识培训等

经　　验：2年以上相关岗位工作经验

知　　识：熟悉掌握临床检验知识，精通实验室管理知识，熟悉计算机等办公设备的应用知识，熟悉相关的外语知识

能　　力：较强的学习能力、合作和服务精神，良好的坚韧性和协调能力，一定的计划能力和分析能力等

八、应知法律法规、核心制度

法律法规	《中华人民共和国执业医师法》、《中华人民共和国中医药条例》、《中医、中西医结合病的书写基本规范》、《综合医院建设标准》、《医院管理评价指南》、《中华人民共和国药品管理法》、《中华人民共和国传染病防治法》、《医疗机构管理条例》、《医疗事故处理条例》、《麻醉药品管理办法》、《突发公共卫生事件应急条例》、《医师外出会诊管理暂行规定》、《医院消毒隔离办法》、《医疗卫生机构医疗废物管理办法》、《医疗机构临床用血管理办法》、《重大医疗过失行为和医疗事故报告制度的规定》等

| 核心制度 | 《检验报告单管理制度》、《检验质量控制规程》、《检验科仪器设备管理规程》、《检验科安全管理制度》、《实验室感染性及危险性材料处理规程》、《检验科试剂管理制度》、《检验标本采集运送工作规程》、《检验标本处理管理制度》、《检验用品清洁、消毒规程》、《免疫室工作规程》、《生化室工作规程》、《细菌室工作规程》、《血库工作规程》、《体液室工作规程》、《血液室工作规程》、《血液及血制品发放规程》、《临床用血管理制度》、《血液和血制品保管制度》、《检验科的感染管制政策》、《检验科外部检验结果质量控制规程》、《医院微危险物品及废物计划》等 |

九、工作特征

使用工具/设备	各种医疗设备、计算机、一般办公设备（电话、打印机）、文件柜等
工作环境	办公室、检验室，舒适程度一般
工作时间	正常工作日，偶尔加班，偶尔出差

十、关键考核指标

备注：	

检验科检查士岗位说明书

<table>
<tr><td colspan="2">

检

验

科

检

查

士

</td><td colspan="2">

一、岗位基本情况

</td></tr>
<tr><td colspan="2"></td><td>岗位名称：检查士</td><td>所属部门：检验科</td></tr>
<tr><td colspan="2"></td><td>岗位编号：B-1-YJ-JYK-121</td><td>所属职族：医技人员</td></tr>
<tr><td colspan="2"></td><td>直接上级：科主任</td><td>所辖人数（数量）：</td></tr>
<tr><td colspan="2"></td><td colspan="2">直接下级：</td></tr>
</table>

二、岗位职责与权限

岗 位 目 的	在科主任的领导和上级技师的指导下，负责一般的检验工作及担任本科的统计工作，并完成上级布置的其他任务。	
岗位职责与工作内容表述		权限
职责表述： 遵守医院各项相关制度和工作流程。 工作时间百分比：10%		
工作内容	■ 严格执行医院的各项规章制度，按照医院管理要求规范自己的行为； ■ 参与科室的绩效考核，具体操作上级领导及医师交代的考评工作； ■ 参与本科室主诊医生常规工作会议，讨论本科室计划及有效管理科室方面的事宜。	✓ 执行权 ✓ 参与权
职责表述： 负责完成指定范围内的检查任务。 工作时间百分比：40%		
工作内容	■ 严格遵守并督促检查各项规章制度和技术操作规程，严防差错事故，发现问题及时报告； ■ 负责接受临床医师对异常检验结果的咨询，负责检验结果的临床解释，必要时向临床提出诊断和治疗建议； ■ 收集和采集检验标本，发送检验报告单，在检验师的指导下进行特殊检验； ■ 负责检验药品、器材的请领、保管和检验试剂配制、培养基的制备，并做好登记统计工作； ■ 担任一定的检验器材清洗工作，并做好消毒隔离工作； ■ 负责深入临床收集标本及有关的联系工作； ■ 承担仪器的维修、保养工作。	✓ 检验权 ✓ 材料保管权

职责表述：负责在本领域内的科研工作。 工作时间百分比：20%		✓ 参与权
工作内容	■ 参与医疗科研项目，积极撰写和发表学术论文； ■ 参与申报各级科研课题，完成科研项目的实施； ■ 参加本科技师学习与运用先进医学科学技术，开展新技术、新疗法，进行科研工作，做好资料积累工作，及时总结经验。	
职责表述：负责完成指定范围内的教学任务。 工作时间百分比：20%		✓ 指导权 ✓ 考核权
工作内容	■ 制定本岗位带教人员的教学计划； ■ 协助上级检查人员做好各项工作，有计划地开展基本功训练； ■ 担任适量的临床教学工作，指导实习、进修医师进行各种重要的检查和治疗； ■ 负责带教实习医师、进修医师的考核、考试、鉴定等工作。	
职责表述：积极配合科室内部和边际科室完成工作。 工作时间百分比：5%		✓ 执行权
工作内容	■ 配合医院各部门工作，形成合力，共同提升医院发展水平； ■ 密切配合医护人员，共同完成医疗任务； ■ 参与其他医院相关科室的病例讨论，加强与其他医院相关科室的交流，提高业务水平。	
职责表述：完成上级领导交代的其他任务。 工作时间百分比：5%		✓ 执行权

三、负责起草或撰写的文字资料

■ 通知、便笺、备忘录、汇报文件或报告、总结、医院文件、研究报告、科研标书等

四、财务权限

无财务权限。

五、工作汇报关系

汇报上级岗位	必须向上级主管汇报的事情（口头/书面）
科主任	近期业务情况（口头和书面）； 仪器设备运维事项（口头/书面）； 科研项目的进展（书面）； 教学任务的进展（书面）。

六、工作协作关系

协调对象	密切协调关系的部门
院内	各临床科室、后勤保障处、计财处等
院外	患者及其家属、仪器设备供应商、仪器维修相关部门等

七、任职资格

教育水平要求：本科及以上学历	专业要求：医学检验等相关专业

从业资格要求：技师执业资格证书

培训经历：临床检验新技术、新方法培训，实验室管理知识培训等

经　　验：1年以上相关岗位工作经验

知　　识：熟悉掌握临床检验知识，精通实验室管理知识，熟悉计算机等办公设备的应用知识，熟悉相关的外语知识

能　　力：较强的学习能力、合作和服务精神，良好的坚韧性和协调能力，一定的计划能力和分析能力等

八、应知法律法规、核心制度

法律法规	《中华人民共和国执业医师法》、《中华人民共和国中医药条例》、《中医、中西医结合病的书写基本规范》、《综合医院建设标准》、《医院管理评价指南》、《中华人民共和国药品管理法》、《中华人民共和国传染病防治法》、《医疗机构管理条例》、《医疗事故处理条例》、《麻醉药品管理办法》、《突发公共卫生事件应急条例》、《医师外出会诊管理暂行规定》、《医院消毒隔离办法》、《医疗卫生机构医疗废物管理办法》、《医疗机构临床用血管理办法》、《重大医疗过失行为和医疗事故报告制度的规定》等
核心制度	《检验报告单管理制度》、《检验质量控制规程》、《检验科仪器设备管理规程》、《检验科安全管理制度》、《实验室感染性及危险性材料处理规程》、《检验科试剂管理制度》、《检验标本采集运送工作规程》、《检验标本处理管理制度》、《检验用品清洁、消毒规程》、《免疫室工作规程》、《生化室工作规程》、《细菌室工作规程》、《血库工作规程》、《体液室工作规程》、《血液室工作规程》、《血液及血制品发放规程》、《临床用血管理制度》、《血液和血制品保管制度》、《检验科的感染管制政策》、《检验科外部检验结果质量控制规程》、《医院微危险物品及废物计划》等

九、工作特征

使用工具/设备	各种医疗设备、计算机、一般办公设备（电话、打印机）、文件柜等
工作环境	办公室、检验室，舒适程度一般
工作时间	正常工作日，偶尔加班，偶尔出差

十、关键考核指标

备注：	

放射科岗位说明书

放射科主任岗位说明书

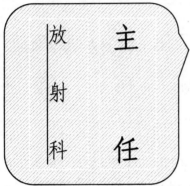

一、岗位基本情况

岗位名称：主任	所属部门：放射科
岗位编号：B-1-YJ-FSK-01	所属职族：业务中层管理人员
直接上级：医务处处长	所辖人数（数量）：
直接下级：科室所辖医技护人员	

二、岗位职责与权限

岗位目的	在主管院长和医务处处长的领导下，全面负责本科室的医疗、教学、科研及日常行政管理工作，代表医院对科室行使管理权力，确保完成医院下达的各项任务指标。

岗位职责与工作内容表述	权限
职责表述： 　　代表医院管理科室，承担科室的经营管理发展职责，完成医院下达的各项任务指标。 　　　　　　工作时间百分比：5%	✓ 参与权 ✓ 科室管理权 ✓ 监督权 ✓ 传达权
工作内容 　■ 参加医院组织的各项会议，传达贯彻和监督实施相关会议精神和决议； 　■ 负责科室日常运营，建立科室品牌形象，提高科室的美誉度，树立科室在行业内的优势地位； 　■ 根据最新医疗政策，探索科室改革理念； 　■ 探索科室发展中医特色的具体实现形式； 　■ 负责保证科室各项工作的安全，力争零事故。	
职责表述： 　　参与医院发展战略规划，并据此制定科室年度、季度、月度计划和目标，保证贯彻落实。 　　　　　　工作时间百分比：5%	✓ 制定权 ✓ 组织权 ✓ 实施权 ✓ 监督权 ✓ 检查权 ✓ 建议权 ✓ 总结权
工作内容 　■ 参与制定医院发展战略及整体发展规划，立足科室发展和医院整体蓝图，提供准确的决策信息； 　■ 参与制定医院年度计划，并据此分解，组织制定本科室的年度计划并细分至季度、月度计划，并监督实施，为计划完成结果负责；	

	■ 在计划制定的过程中广泛收集科室成员意见，为目标责任书、绩效考核方案的制定提供依据，并将结果向本科室成员宣导和沟通； ■ 根据本科室计划的实际执行情况和外部环境变化，当计划需要改变时，按计划的相关制度和流程进行申报，获得批准后可按要求进行修改及调整； ■ 负责科室月度、季度、年度工作总结的编写并上报。	
职责表述： 负责科室各项规章制度的制定和完善。 工作时间百分比：5%		✔ 制定权 ✔ 监督权 ✔ 修改权
工作内容	■ 在医院管理规范的指导下，组织制定本部门的各项规章制度、工作流程、作业规范、质量标准等； ■ 负责监督和实施各项规章制度，并在执行过程中及时进行修改和完善； ■ 落实人力资源处（原人事处）制定的人员考核指标和标准，制定科室绩效考核制度，监督制度实施情况，严格把关。	
职责表述： 带领科室人员，按照任务要求和质量标准，开展本科室的医疗工作。 工作时间百分比：35%		
工作内容	■ 组织本科室医疗护理人员开展放射检查工作，及时作出诊断； ■ 负责经常性检查放射诊断治疗和投照质量，使诊断符合率不小于90%，甲片率不小于50%； ■ 组织参加临床门诊，主持每日晨会、集体阅片，审签重要的检查诊断报告单； ■ 组织研讨和解决本科室复杂疑难专业技术问题，提高检查的技术； ■ 参加临床会诊和疑难病例的诊疗处理，为临床科室提供支持； ■ 负责处理本科室发生的医疗纠纷和事件，并进行深入分析和查明原因，提出改进方案； ■ 负责安排各级医师值班、会诊、出诊等； ■ 组织本科室参与医院的公众卫生医疗事件的处理工作； ■ 负责组织开展医师诊断的指导、医疗文件书写的指导、医疗操作技术的指导工作； ■ 接受医务人员的调度安排，完成指派的医疗任务。	✔ 管理权 ✔ 组织权 ✔ 指挥权 ✔ 调配权 ✔ 处方权 ✔ 医嘱权 ✔ 诊断权
职责表述： 组织本科室人员开展科研工作，并推动科研成果的应用。 工作时间百分比：10%		✔ 领导权 ✔ 计划权 ✔ 监督权
工作内容	■ 根据科室发展的整体规划，并配合医院整体科研发展规划，制定科室的科研计划，并监督实施； ■ 对于科室人员的科研完成情况，及时总结归纳，向上级主管汇报； ■ 组织科室人员学习和运用国内外的先进经验，开展新技术、新疗法的科学研究探索新知； ■ 组织管理本科室的临床药物实验工作； ■ 组织对科研课题的申报、管理、实施和保障，定期对科研成果论	✔ 考核权 ✔ 申报权 ✔ 保密权

	文数进行统计、督导； ■ 组织本科室科研成果的鉴定、报奖和推广应用工作，进行年终科研总结。	
职责表述： 组织本科室的教学工作，完成科室的教学任务。 工作时间百分比：10%		✓ 组织权
工 作 内 容	■ 组织和管理科室人员完成教学任务，承担医疗人员的实习、进修任务； ■ 制定教学、实习、进修计划，分配教学任务，安排代教人员； ■ 负责监督教学质量，提高教学水平； ■ 按要求完成与教学相关的学生培养、项目申请、学生考核等工作，积极配合教育处，提供本科室教学所需的临床资源； ■ 组织阶段考核及出科考试，确保教学质量。	✓ 管理权 ✓ 考核权 ✓ 监督权 ✓ 申请权 ✓ 指导权
职责表述： 组织本科室的学科建设和人才培养工作。 工作时间百分比：5%		
工 作 内 容	■ 在医院整体的人才规划和科研计划的指导下，制定本科的学科建设与人才培养工作计划，组织实施，督促检查； ■ 积极开发以优势技术为基础的精品课程，将业务技术和管理方法向全国推广； ■ 负责组织本科室关注相关专业的国内外学术动态，积极学习新技术、新疗法； ■ 创造公平、公正、竞争、和谐的学术氛围和工作环境，强化竞争机制，促进拔尖人才的成长； ■ 负责组织开展医师的业务指导、医疗文件书写的指导、业务操作技术的指导工作； ■ 组织开展本科室内的业务培训及参加医院组织的业务培训活动； ■ 根据学科发展需要，吸引国内外优秀人才，建立合理学科梯队。	✓ 计划权 ✓ 管理权 ✓ 组织权 ✓ 监督权 ✓ 指导权
职责表述： 负责本科室的日常管理工作。 工作时间百分比：10%		
工 作 内 容	■ 指导下属制定阶段性工作计划，监督执行，对其日常工作给予指导； ■ 组织和参与科室人员的绩效考核工作，负责直接下属的考核、奖惩及绩效奖金的分配； ■ 负责科室内人员选拔、调配、工作安排、业务培训及科内员工关系管理； ■ 负责科室内经费预算的制定和使用，以及各类财务开支审批； ■ 掌握科室内各项运营成本，并制定、规范各项成本支出；掌握科室每月收入、支出状况，降低成本费用，定期对科室的收支、成本、利润进行总结分析。	✓ 管理权 ✓ 审核权 ✓ 考核权 ✓ 审批权 ✓ 分配权

	职责表述： 　　带领科室人员自主学习和创新，不断提高科室管理水平、医疗护理技术水平。 工作时间百分比：5%	
工作内容	■ 在科室管理、医疗技术、科研方法及教学方法等各方面发挥创新能力，努力提高科室人员的积极性； ■ 积极组织多学科技术交流，创新跨学科新技术、新疗法； ■ 定期组织全科人员学习先进经验，开展新技术，进行科研工作，及时总结经验，不断提高科室的医疗护理水平，培养技术骨干及新生力军； ■ 组织探索医患双赢的优势病种经营模式，创新科室管理模式，提高科室运营效率。	✓ 组织权 ✓ 管理权
	职责表述： 　　负责本科室与其他科室、周边单位的协调沟通工作。 工作时间百分比：5%	
工作内容	■ 配合医院各部门工作，形成合力，共同提升医院发展水平； ■ 参与其他医院相关科室的病例讨论，加强与其他医院相关科室的交流，提高医疗技术； ■ 参加各类会议、活动，加强国内外学科、技术方面的合作和交流。	✓ 代表权 ✓ 参与权
	职责表述： 　　完成领导交办的其他工作。 工作时间百分比：5%	✓ 执行权

三、负责起草或撰写的文字资料

■ 通知、便笺、备忘录、简报、信函、汇报文件或报告、总结、医院文件、研究报告等

四、财务权限

无财务权限。

五、工作汇报关系

汇报上级岗位	必须向上级主管汇报的事情（口头/书面）
医疗副院长 医务处处长	医疗纠纷、医疗事故的发生，院感及其他突发事件（书面）； 对科室发展的新计划和想法，以及新技术的开展（书面）； 医疗仪器设备的淘汰与新购置（书面）； 科室人员的增减及重大调整（书面）； 离院参加会议、交流等（口头和书面）。

六、工作协作关系

协调对象	密切协调关系的部门
院内	全院各科室门诊、住院处、护理部、教育处、党院办、科研处、后勤保障处等

| 院外 | 卫生局、中华医学会、患者及家属、其他医院相关科室等 |

七、任职资格

| 教育水平要求：硕士研究生及以上学历 | 专业要求：影像医学、放射专业 |

从业资格要求：正高职称，医师执业资格证

培训经历：管理基础知识和管理能力培训，医院管理培训，放射新技术、新方法培训，大型医疗设备上岗培训，专业外语知识培训，人力资源管理知识培训等

经　　验：15年以上临床经验，10年以上医务管理经验

知　　识：精通影像诊断学知识，掌握影像检查操作常规，熟悉计算机等办公设备的应用知识，熟悉相关专业的外语知识等

能　　力：较强的坚韧性和领导能力，良好的沟通能力、判断决策能力、计划能力和执行能力，一定的监控能力和学习能力，一定的外语阅读能力和交流能力等

八、应知法律法规、核心制度

| 法律法规 | 《中华人民共和国执业医师法》、《综合医院建设标准》、《医院管理评价指南》、《中华人民共和国药品管理法》、《中华人民共和国传染病防治法》、《医疗机构管理条例》、《医疗事故处理条例》、《麻醉药品管理办法》、《突发公共卫生事件应急条例》、《病历书写基本规范》、《医师外出会诊管理暂行规定》、《医院消毒隔离办法》、《医疗卫生机构医疗废物管理办法》、《医疗机构临床用血管理办法》、《重大医疗过失行为和医疗事故报告制度的规定》等 |
| 核心制度 | 《科室主任制度》、《影像放射科人员上岗规程》、《影像放射人员培训制度》、《放射科急诊工作规程》、《放射科值班交班制度》、《放射科工作规程》、《放射科报告书写制度》、《放射科资料管理制度》、《影像放射科质量控制规程》、《放射科设备管理规程》、《放射科安全管理规程》、《放射科感染管理政策》、《放射科介入手术的感染管制政策》、《高危险性依赖仪器设备的使用及应急指南》、《危险性医疗设备操作培训考试制度》、《医院危险物品及废物计划》等 |

九、工作特征

使用工具/设备	专业医疗设备、计算机、一般办公设备（电话、打印机、传真机、网络设备）、文件柜等
工作环境	办公室、门诊等
工作时间	正常工作日，经常加班，偶尔出差

十、关键考核指标

| 备注： | |

放射科副主任岗位说明书

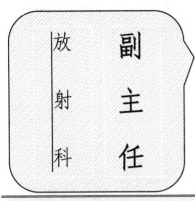

放
射
科

副
主
任

一、岗位基本情况

岗位名称：副主任		所属部门：放射科	
岗位编号：B-1-YJ-XFSK-02		所属职族：业务中层管理人员	
直接上级：科主任		所辖人数（数量）：	
直接下级：科室所辖医护人员			

二、岗位职责与权限

岗位目的	在科主任的领导下，协助科主任组织科室医护人员开展医疗、教学、科研等工作，确保完成医院下达的各项任务指标，提升科室发展水平。	
岗位职责与工作内容表述		**权限**
职责表述： 　　协助科主任制定科室的各项规章制度、工作流程及工作目标，并监督执行。 工作时间百分比：10%		
工作内容	■ 协助科主任组织制定科室内部及与工作相关的各项规章制度和工作流程，并根据需要进行修订和完善； ■ 协助科主任监督执行各项规章制度，按照要求对科室人员进行考核； ■ 参与本科室主诊医生常规工作会议，讨论本科室计划及有效管理科室人力、物力和财力等方面的事项； ■ 参与制定科室年度目标，并参与目标分解、目标宣导和计划沟通等工作。	✓ 制定权 ✓ 监督权 ✓ 考核权 ✓ 修订权
职责表述： 　　协助科主任组织开展本科室的放射检查工作，并做好分管专业的检查工作。 工作时间百分比：40%		
工作内容	■ 协助科主任组织本科室医技护理人员开展业务工作，及时作出诊断； ■ 协助科主任负责科室的医技护理质量控制工作，检查质控管理记录，及时总结质量经验，杜绝医疗事故； ■ 参与临床会诊和疑难病例的诊疗处理，为临床科室提供支持； ■ 协助科主任主持每日晨会、集体阅片，审签重要的检查诊断报告单；	✓ 人员调度权 ✓ 参与权 ✓ 组织权 ✓ 监督权 ✓ 处理权

	■ 协助科主任检查放射诊断治疗和投照质量，使诊断符合率不小于90%，甲片率不小于50%； ■ 组织研讨和解决本科室复杂疑难专业技术问题，提高医疗、护理技术； ■ 处理本科室发生的医疗纠纷和事件，并进行深入分析和调查，遇到重大事项须及时汇报科主任； ■ 组织本科室参与医院的公众卫生事件的处理工作； ■ 组织开展医师诊断、医疗文件书写、医疗操作技术的指导工作。	
职责表述： 　　协助科主任开展本科室的教学工作，并做好分管专业的教学工作。 工作时间百分比：15%		✓ 参与权
工作内容	■ 协助科主任做好教学工作，并承担相应的教学任务； ■ 制定分管专业人员的实习、进修计划，组织医疗人员的实习、进修工作，安排专人带教； ■ 组织分管专业医技人员阶段考核及考试，组织分管专业住院医师的培训、考核； ■ 组织科室人员不断改进教学方法，提高教学质量。	✓ 计划制定权 ✓ 考核权 ✓ 指导权 ✓ 检查权
职责表述： 　　协助科主任开展科研工作，并做好分管专业的科研工作。 工作时间百分比：15%		✓ 参与权
工作内容	■ 协助科主任做好科研工作，承担相应的科研任务； ■ 制定分管专业的科研规划、年度计划； ■ 协助科主任制定科研课题的规划，组织课题的申报、管理、实施和保障； ■ 定期对分管专业科研成果、论文数等进行统计，定期对科研课题进展情况进行督导和检查； ■ 检查科研项目的成果，总结经验。	✓ 规划权 ✓ 课题申报权 ✓ 检查权 ✓ 监督权
职责表述： 　　协助科主任与其他科室和周边单位充分沟通，密切配合。 工作时间百分比：10%		✓ 代表权
工作内容	■ 加强与边际科室的合作，对科室间配合程度进行评估，并提出流程优化建议； ■ 与医院其他科室进行信息共享，互通有无； ■ 向其他医院学习先进的专业技术和管理理念，定期沟通； ■ 组织参加学术交流和学术活动，加强与国内外科学技术的合作和交流。	✓ 协调权 ✓ 参与权
职责表述： 　　完成领导交办的其他任务。 工作时间百分比：10%		✓ 执行权

三、负责起草或撰写的文字资料

■ 通知、简报、信函、汇报文件或报告、总结、医院文件、研究报告、合同或法律文件等

四、财务权限

无财务权限。

五、工作汇报关系

汇报上级岗位	必须向上级主管汇报的事情（口头/书面）
科主任	仪器设备的购置（书面）； 发现重大的传染病（书面）； 安全隐患（书面）； 突发事件（书面）； 工作总结（书面）； 离院参加会议、交流（书面）。

六、工作协作关系

协调对象	密切协调关系的部门
院内	全院各临床科室、护理部、教育处、科研处、后勤保障处、病案室、质控中心等
院外	卫生局、中华医学会、患者及家属、其他医院相关科室等

七、任职资格

教育水平要求：硕士研究生及以上学历　　　专业要求：影像放射相关专业

从业资格要求：副高以上职称，医师执业资格证

培训经历：放射检查的新技术、新方法培训，大型医疗设备上岗培训，管理基础知识和管理能力培训，医院管理培训，专业外语知识培训，人力资源管理知识培训等

经　　验：10年以上临床经验，3年以上医务管理经验

知　　识：精通影像放射的知识，掌握放射检查的操作，熟悉计算机等办公设备的应用知识，熟悉相关专业的外语知识等

能　　力：具备良好的领导能力、人际沟通能力，较强的计划制定和执行能力，熟练使用各种办公软件，一定的外语阅读和交流能力等

八、应知法律法规、核心制度

法律法规	《中华人民共和国执业医师法》、《中华人民共和国中医药条例》、《中医、中西医结合病的书写基本规范》、《综合医院建设标准》、《医院管理评价指南》、《中华人民共和国药品管理法》、《中华人民共和国传染病防治法》、

	《医疗机构管理条例》、《医疗事故处理条例》、《麻醉药品管理办法》、《突发公共卫生事件应急条例》、《病历书写基本规范》、《医师外出会诊管理暂行规定》、《医院感染管理办法》、《医院消毒隔离办法》、《医疗卫生机构医疗废物管理办法》、《医疗机构临床用血管理办法》、《重大医疗过失行为和医疗事故报告制度的规定》等
核心制度	《影像放射科人员上岗规程》、《影像放射人员培训制度》、《放射科急诊工作规程》、《放射科值班交班制度》、《放射科工作规程》、《放射科报告书写制度》、《放射科资料管理制度》、《影像放射科质量控制规程》、《放射科设备管理规程》、《放射科安全管理规程》、《放射科的感染管理政策》、《放射科介入手术的感染管制政策》、《高危险性依赖仪器设备的使用及应急指南》、《危险性医疗设备操作培训考试制度》、《医院危险物品及废物计划》等

九、工作特征

使用工具/设备	各种专业医疗设备、计算机、一般办公设备（电话、打印机）等
工作环境	办公室、门诊，舒适度一般
工作时间	正常工作日，偶尔加班，偶尔出差

十、关键考核指标

备注：	

放射科主任医师岗位说明书

放射科主任医师

一、岗位基本情况

岗位名称：主任医师	所属部门：放射科
岗位编号：B-1-YJ-FSK-101	所属职族：医疗人员
直接上级：科主任	所辖人数（数量）：
直接下级：	

二、岗位职责与权限

岗 位 目 的	在科主任的领导下，负责本科室指定范围内的医疗、教学、科研工作，按要求完成上级布置的其他任务，以提高科室整体发展水平。

岗位职责与工作内容表述	权限
职责表述： 参与制定并严格遵守医院及科室制定的规章制度、工作目标和标准。 工作时间百分比：10%	
工作内容 ■ 严格执行医院的各项规章制度，按医院管理要求规范自己的行为； ■ 参与科室的绩效考核，具体执行上级领导及医师交代的考评工作； ■ 参与本科室主诊医生常规工作会议，讨论本科室计划及有效管理科室人力、物力和财力等方面的事项； ■ 督促下级医师认真贯彻执行各项规章制度和医疗操作规程。	✓ 评价权 ✓ 参与权 ✓ 指导权
职责表述： 完成上级下达的放射检查工作，并指导下级医师的工作。 工作时间百分比：40%	
工作内容 ■ 掌握先进精密仪器的使用，参加患者会诊、疑难病例和重大手术前讨论，与临床科室共同制定诊疗计划； ■ 参加本科室有关的医疗事故的分析、鉴定工作，并提出处理意见和改进措施； ■ 参加并指导晨会读片，审签重要的诊断报告，并解决本科复杂、疑难技术问题； ■ 负责帮助下级医师提高专业理论和专业技术水平，培养解决复杂、疑难技术问题的能力； ■ 协助科主任完成科室内初、中级医师培训工作，对下级医师理论水平、业务能力、工作业绩作出评定； ■ 负责主持集体阅片，指导复杂的特殊造影检查和介入治疗； ■ 负责指导下级医师做好各项诊治工作，完成各项任务。	✓ 审签权 ✓ 指导权 ✓ 指挥权 ✓ 调配权 ✓ 建议权 ✓ 诊断权

	职责表述： 在本领域内从事科研工作，并推动科研成果的应用。 工作时间百分比：15%	✔ 组织权 ✔ 申报权 ✔ 审核权 ✔ 参与权
工作内容	■ 学习行业内的先进经验，运用先进医学技术开展新技术、新疗法的研究； ■ 主持或参与医疗科研项目，积极撰写和发表学术论文； ■ 申请各级科研课题，指导下级医师完成科研项目的实施； ■ 负责科研资料积累和经验总结工作； ■ 参加学术交流和学术活动，加强与国内外科学技术的合作和交流。	

	职责表述： 完成教学任务，并指导下级医师开展基本功训练。 工作时间百分比：15%	✔ 组织权 ✔ 指导权 ✔ 监督权 ✔ 考核权
工作内容	■ 完成教育处下达的教学任务，培养本科生、研究生学习，指导学生论文； ■ 根据教学工作的需要，利用各种机会对下级医师和进修、实习人员进行教学和培训，有计划地开展基本功训练； ■ 负责交流人员和进修人员、实习人员的培训工作，负责实习、进修医师的考核、考试和鉴定； ■ 负责监督教学质量，提高教学水平； ■ 按要求完成学生考核等工作； ■ 配合教育处，提供教学所需的临床资源。	

	职责表述： 负责与其他科室和周边单位充分沟通，密切配合。 工作时间百分比：10%	✔ 代表权 ✔ 协调权 ✔ 参与权
工作内容	■ 与科研处、临床科室和管理科室等积极沟通，以便信息及时传递； ■ 与护理人员配合，共同完成医疗和手术任务； ■ 向其他医院学习先进的专业技术和管理理念，定期沟通。	

	职责表述： 完成领导交办的其他任务。 工作时间百分比：10%	✔ 执行权

三、负责起草或撰写的文字资料

■ 通知、便笺、备忘录、汇报文件、报告、总结等

四、财务权限

无财务权限。

五、工作汇报关系

汇报上级岗位	必须向上级主管汇报的事情（口头/书面）
科主任	仪器设备的购置（书面）； 发现重大的传染病（书面）； 安全隐患（书面）； 突发事件（书面）； 工作总结（书面）； 离院参加会议、交流（书面）。

六、工作协作关系

协调对象	密切协调关系的部门
院内	手术室、医技科室、病理科、护理部、教育处、党院办、科研处等
院外	卫生局、中华医学会、患者及家属、其他医院相关科室等

七、任职资格

教育水平要求：博士研究生及以上学历	专业要求：医学影像相关专业

从业资格要求：医师执业资格证书

培训经历：影像放射的新技术、新方法培训，大型医疗设备上岗培训，人力资源管理知识培训

经　　验：10 年以上临床专业经验

知　　识：熟悉影像放射的知识，精通放射检查的操作，熟悉计算机等办公设备的应用知识，熟悉放射专业的外语知识等

能　　力：较强的判断能力，良好的沟通能力、计划能力和执行能力，一定的监控能力，一定的外语阅读和交流能力等

八、应知法律法规、核心制度

法律法规	《中华人民共和国执业医师法》、《中华人民共和国中医药条例》、《中医、中西医结合病的书写基本规范》、《综合医院建设标准》、《医院管理评价指南》、《中华人民共和国药品管理法》、《中华人民共和国传染病防治法》、《医疗机构管理条例》、《医疗事故处理条例》、《麻醉药品管理办法》、《突发公共卫生事件应急条例》、《处方管理办法》、《病历书写基本规范》、《医师外出会诊管理暂行规定》、《医院感染管理办法》、《医院消毒隔离办法》、《医疗卫生机构医疗废物管理办法》、《医疗机构临床用血管理办法》、《重大医疗过失行为和医疗事故报告制度的规定》等
核心制度	《影像放射科人员上岗规程》、《影像放射人员培训制度》、《放射科急诊工作规程》、《放射科值班交班制度》、《放射科工作规程》、《放射科报告

	书写制度》、《放射科资料管理制度》、《影像放射科质量控制规程》、《放射科设备管理规程》、《放射科安全管理规程》、《放射科的感染管理政策》、《放射科介入手术的感染管制政策》、《高危险性依赖仪器设备的使用及应急指南》、《危险性医疗设备操作培训考试制度》、《医院危险物品及废物计划》等

九、工作特征

使用工具/设备	专业医疗设备、计算机、一般办公设备（电话、打印机、传真机、网络设备）、文件柜等
工作环境	办公室、门诊、检查室等，舒适程度一般
工作时间	正常工作日，经常加班

十、关键考核指标

备注：	

放射科主治医师岗位说明书

放射科主治医师

一、岗位基本情况

岗位名称：主治医师	所属部门：放射科
岗位编号：B-1-YJ-FSK-103	所属职族：医疗人员
直接上级：科主任	所辖人数（数量）：
直接下级：	

二、岗位职责与权限

岗位目的	在科主任的领导下，协助上级医师，负责本科室指定范围内的医疗、教学、科研等工作，按要求完成上级布置的其他任务，以提高科室整体发展水平。

岗位职责与工作内容表述	权限
职责表述： 　　参与制定并严格遵守医院及科室制定的规章制度、工作目标和标准。 　　　　　　　　工作时间百分比：10%	✔ 评价权
工作内容 ■ 严格执行医院的各项规章制度，按医院管理要求规范自己的行为； ■ 参与科室的绩效考核，具体执行上级领导及医师交代的考评工作； ■ 参与本科室主诊医生常规工作会议，讨论本科室计划及有效管理科室人力、物力和财力等方面的事项； ■ 督促下级医师认真贯彻执行各项规章制度和医疗操作规程。	✔ 评价权 ✔ 参与权 ✔ 建议权 ✔ 指导权
职责表述： 　　按要求完成医技任务，并指导下级医师的医技工作。 　　　　　　　　工作时间百分比：40%	
工作内容 ■ 负责本科室的日常诊断和治疗工作，及时完成诊断报告； ■ 参加院内外会诊和病例讨论，并承担部分对外会诊任务； ■ 指导下级医师工作和医疗技术操作规程； ■ 主持晨会读片，检查和审签下级医师诊断报告，亲自书写复杂报告，同时主持病案讨论及追踪读片会； ■ 协助下级医师解决工作中的难题，如不能解决时，应及时请示主任医师或科主任； ■ 参加临床病例讨论及会诊，为临床提供支持； ■ 经常进行医疗质量和医疗隐患自查自纠，确保医疗安全，对可能引发医疗纠纷的事件进行妥善处理和及时汇报； ■ 参与医院的公共卫生医疗事件处理工作。	✔ 管理权 ✔ 审定权 ✔ 指导权 ✔ 指挥权 ✔ 调配权 ✔ 诊断权

职责表述： 在本领域内从事科研工作，促进科研成果的应用。 工作时间百分比：15%		✓ 组织权
工作内容	■ 学习行业内的先进经验，运用先进医学技术，开展新技术、新疗法的研究； ■ 主持或参与医疗科研项目，积极撰写和发表学术论文； ■ 申请各级科研课题，指导下级医师完成科研项目的实施； ■ 参加学术交流和学术活动,加强与国内外科学技术的合作和交流。	✓ 组织权 ✓ 申报权 ✓ 审核权 ✓ 参与权
职责表述： 完成教学任务，并指导下级医师开展基本功训练。 工作时间百分比：15%		
工作内容	■ 完成上级部门下达的教学任务，根据教学工作的需要，利用各种机会对下级医师和进修、实习人员进行教学和培训，有计划地开展基本功训练； ■ 担任交流人员和进修人员、实习人员的培训工作，负责实习、进修医师的考核、考试和鉴定； ■ 负责监督教学质量，提高教学水平； ■ 按要求完成学生考核等工作。	✓ 组织权 ✓ 指导权 ✓ 监督权 ✓ 考核权
职责表述： 与本科室医护人员、其他科室充分沟通，密切配合。 工作时间百分比：10%		✓ 代表权 ✓ 协调权
工作内容	■ 与科研处、临床科室和管理科室等积极沟通，以便信息及时传递； ■ 向其他医院学习先进的专业技术和管理理念，定期沟通。	✓ 参与权
职责表述： 完成领导交办的其他工作。 工作时间百分比：10%		✓ 执行权

三、负责起草或撰写的文字资料

■ 通知、便笺、备忘录、汇报文件或报告、总结等

四、财务权限

无财务权限。

五、工作汇报关系

汇报上级岗位	必须向上级主管汇报的事情（口头/书面）
科主任	发现重大的传染病（书面）； 安全隐患（书面）； 突发事件、医患纠纷及医疗事故（书面）。

六、工作协作关系

协调对象	密切协调关系的部门
院内	手术室、各临床科室、病理科、护理部、教育处、党院办、科研处等
院外	卫生局、中华医学会、患者及家属、其他医院相关科室等

七、任职资格

教育水平要求：本科及以上学历	专业要求：影像医学相关专业

从业资格要求：医师执业资格证书

培训经历：医院基本制度培训、专业技术培训、新方法和新技术培训等

经　　验：5年以上临床专业经验

知　　识：熟悉影像医学的操作，精通放射的知识，熟悉计算机等办公设备的应用知识，熟悉影像专业的外语知识等

能　　力：较强的学习能力、合作和服务精神，良好的坚韧性和协调能力，一定的计划能力和分析能力等

八、应知法律法规、核心制度

法律法规	《中华人民共和国执业医师法》、《中华人民共和国中医药条例》、《中医、中西医结合病的书写基本规范》、《综合医院建设标准》、《医院管理评价指南》、《中华人民共和国药品管理法》、《中华人民共和国传染病防治法》、《医疗机构管理条例》、《医疗事故处理条例》、《麻醉药品管理办法》、《突发公共卫生事件应急条例》、《处方管理办法》、《病历书写基本规范》、《医师外出会诊管理暂行规定》、《医院感染管理办法》、《医院消毒隔离办法》、《医疗卫生机构医疗废物管理办法》、《医疗机构临床用血管理办法》、《重大医疗过失行为和医疗事故报告制度的规定》、《抗菌药物临床应用指导原则》、《中华人民共和国母婴保护法》等
核心制度	《影像放射科人员上岗规程》、《影像放射人员培训制度》、《放射科急诊工作规程》、《放射科值班交班制度》、《放射科工作规程》、《放射科报告书写制度》、《放射科资料管理制度》、《影像放射科质量控制规程》、《放射科设备管理规程》、《放射科安全管理规程》、《放射科的感染管理政策》、《放射科介入手术的感染管制政策》、《高危险性依赖仪器设备的使用及应急指南》、《危险性医疗设备操作培训考试制度》、《医院危险物品及废物计划》等

九、工作特征

使用工具/设备	专业医疗设备、计算机、一般办公设备（电话、打印机、传真机、网络设备）、文件柜等
工作环境	办公室、检查室等，舒适度一般
工作时间	正常工作日，经常加班

十、关键考核指标

备注：	

放射科主管技师岗位说明书

放 射 科 主 管 技 师

一、岗位基本情况

岗位名称：主管技师	所属部门：放射科
岗位编号：B-1-YJ-FSK-109	所属职族：医技人员
直接上级：科主任	所辖人数（数量）：
直接下级：	

二、岗位职责与权限

岗 位目 的	在科主任的领导下，负责安排和完成全科各医疗岗点有关机器操作和技术方面的具体工作，并完成上级布置的其他任务。

岗位职责与工作内容表述	权限
职责表述： 遵守医院各项相关制度和工作流程。 <center>工作时间百分比：10%</center>	
工作内容 ■ 严格执行医院的各项规章制度，按照医院管理要求规范自己的行为； ■ 参与科室的绩效考核，具体操作上级领导及医师交代的考评工作； ■ 参与本科室主诊医生常规工作会议，讨论本科室计划及有效管理科室方面的事宜。	✓ 执行权 ✓ 参与权
职责表述： 负责完成指定范围内的技术操作任务。 <center>工作时间百分比：40%</center>	
工作内容 ■ 严格遵守并督促检查各项规章制度、技术操作规程和 X 线防护保健条例的执行情况； ■ 参与并指导下级技术人员完成日常诊疗技术任务； ■ 按照质量管理要求和质量控制标准每日主持技术人员集体评片，并评价和改进照片质量； ■ 熟悉各种仪器的原理、性能和使用方法，协同科主任制定技术操作规程和质量控制措施，负责仪器的调试、鉴定、操作和维修保养，解决较复杂、疑难技术问题，参加相应的诊疗工作； ■ 参加操作并管理高精密度医疗设备，对下级技术人员日常工作中难度较大和较复杂的技术操作，有责任给予帮助和指导；	✓ 疑难病症诊疗方案的建议权 ✓ 督促权 ✓ 指导权 ✓ 设备管理权

	■ 具体负责有关医疗设备的安装、维修、保养、安全、防护等事务，并负责检查其工作效果； ■ 负责特殊部位的投照技术和特殊造影技术，负责照片质量的分析与评比； ■ 负责建立保管技术资料档案，发现紧急或重大问题，应立即向科主任汇报。	
职责表述： 负责在本领域内的科研工作。 <div align="center">工作时间百分比：20%</div>		✓ 组织权 ✓ 参与权
工作内容	■ 主持和参与医疗科研项目，积极撰写和发表学术论文； ■ 申报各级科研课题，完成科研项目的实施； ■ 组织本科技师学习与运用先进医学科学技术，开展新技术、新疗法，进行科研工作，做好资料积累工作，及时总结经验。	
职责表述： 负责完成指定范围内的教学任务。 <div align="center">工作时间百分比：20%</div>		✓ 指导权 ✓ 考核权
工作内容	■ 制定本岗位带教人员的教学计划； ■ 指导下级技术人员做好各项医疗工作，有计划地开展基本功训练； ■ 担任适量的临床教学，指导实习、进修医师进行各种重要的检查和治疗； ■ 负责带教实习医师、进修医师的考核、考试、鉴定等工作。	
职责表述： 积极配合科室内部和边际科室完成工作。 <div align="center">工作时间百分比：5%</div>		✓ 执行权
工作内容	■ 配合医院各部门工作，形成合力，共同提升医院发展水平； ■ 密切配合医护人员，共同完成医疗任务； ■ 参与其他医院相关科室的病例讨论，加强与其他医院相关科室的交流，提高医疗水平。	
职责表述： 完成上级领导交代的其他任务。 <div align="center">工作时间百分比：5%</div>		✓ 执行权

三、负责起草或撰写的文字资料

■ 通知、便笺、备忘录、汇报文件或报告、总结、医院文件、研究报告、科研标书等

四、财务权限

无财务权限。

五、工作汇报关系

汇报上级岗位	必须向上级主管汇报的事情（口头/书面）
科主任	近期医疗业务情况（口头和书面）； 仪器设备运维事项（口头/书面）； 科研项目的进展（书面）； 教学任务的进展（书面）。

六、工作协作关系

协调对象	密切协调关系的部门
院内	各临床科室、后勤保障处、计财处等
院外	患者及其家属、仪器设备供应商、仪器维修相关部门等

七、任职资格

教育水平要求：本科及以上学历　　　　　　专业要求：普放技术等相关专业

从业资格要求：技师执业资格证书

培训经历：放射新技术、新方法的培训，CT机、X光机、床旁机等设备等

经　　验：5年以上相关岗位工作经验

知　　识：熟悉掌握科室所有设备的使用、维护和维修知识，熟悉计算机等办公设备的应用知识，熟悉相关的外语知识等

能　　力：较强的学习能力、合作和服务精神，良好的坚韧性和协调能力，一定的计划能力和分析能力等

八．应知法律法规、核心制度

法律法规	《中华人民共和国执业医师法》、《中华人民共和国中医药条例》、《中医、中西医结合病的书写基本规范》、《综合医院建设标准》、《医院管理评价指南》、《中华人民共和国药品管理法》、《中华人民共和国传染病防治法》、《医疗机构管理条例》、《医疗事故处理条例》、《麻醉药品管理办法》、《突发公共卫生事件应急条例》、《处方管理办法》、《病历书写基本规范》、《医师外出会诊管理暂行规定》、《医院感染管理办法》、《医院消毒隔离办法》、《医疗卫生机构医疗废物管理办法》、《医疗机构临床用血管理办法》、《重大医疗过失行为和医疗事故报告制度的规定》、《抗菌药物临床应用指导原则》、《中华人民共和国母婴保护法》等

核心制度	《仪器设备安装、验收制度》、《仪器设备使用管理制度》、《医疗申报定期安全检查（测）制度》、《医疗设备维护保养制度》、《医疗设备损坏丢失赔偿制度》、《影像放射科人员上岗规程》、《影像放射人员培训制度》、《放射科急诊工作规程》、《放射科值班交班制度》、《放射科工作规程》、《放射科报告书写制度》、《放射科资料管理制度》、《影像放射科质量控制规程》、《放射科设备管理规程》、《放射科安全管理规程》、《放射科的感染管理政策》、《放射科介入手术的感染管制政策》、《高危险性依赖仪器设备的使用及应急指南》、《危险性医疗设备操作培训考试制度》、《医院危险物品及废物计划》等

九、工作特征

使用工具/设备	各种医疗设备、计算机、一般办公设备（电话、打印机）、文件柜等
工作环境	办公室、病房、门诊，舒适程度一般
工作时间	正常工作日，偶尔加班，偶尔出差

十、关键考核指标

备注：	

放射科技师岗位说明书

<table>
<tr><td rowspan="3">放射科技师</td><td colspan="2">一、岗位基本情况</td></tr>
<tr><td>岗位名称：技师</td><td>所属部门：放射科</td></tr>
<tr><td>岗位编号：B-1-YJ-FSK-120</td><td>所属职族：医技人员</td></tr>
</table>

岗位名称：技师　　　　　　　所属部门：放射科

岗位编号：B-1-YJ-FSK-120　　所属职族：医技人员

直接上级：科主任　　　　　　所辖人数（数量）：

直接下级：

二、岗位职责与权限

岗位目的	在科主任的领导和上级技师的指导下，负责常规投照工作及完成暗室操作任务，完成各类诊疗中有关的技术任务。

岗位职责与工作内容表述	权限
职责表述： 遵守医院各项相关制度和工作流程。 工作时间百分比：10%	
工作内容 ■ 严格执行医院的各项规章制度，按照医院管理要求规范自己的行为； ■ 参与科室的绩效考核，具体操作上级领导及医师交代的考评工作； ■ 参与本科室主诊医生常规工作会议，讨论本科室计划及有效管理科室方面的事宜。	✓ 执行权 ✓ 参与权
职责表述： 负责完成指定范围内的技术操作任务。 工作时间百分比：40%	
工作内容 ■ 严格遵守各项规章制度、技术操作规程和 X 线防护保健条例，严防差错事故； ■ 配合主管技术负责专业仪器、设备的安装、调试、鉴定、操作、检查、修配、保养、建档和维修，负责仪器零件和器材的请领、保管、建账，并做好各种专业资料的积累、保管以及登记、统计工作； ■ 经培训和考核合格后，参加高精密度医疗设备的管理和操作，参加介入性放射诊疗中的有关技术工作； ■ 参加上级技师布置的教学培训任务，对下级技术人员日常工作中遇到的困难进行帮助； ■ 参加值班，参加每日集体评片，提高照片质量，使 X 光摄片甲片率不小于 50%；	✓ 设备、物品保管权 ✓ 统计权 ✓ 监管权 ✓ 建议权

■ 参加科内设备的安装、维修、保养、管理、清洁、消毒等工作; ■ 分工负责设备、器材、家具的保管、清册和消耗账目。	

	职责表述: 负责在本领域内的科研工作。 工作时间百分比:20%	✓ 参与权 ✓ 监督权 ✓ 申请权
工 作 内 容	■ 参与科室内重要科研项目,积极撰写和发表学术论文; ■ 总结科研成果和经验,做好重要医学资料的积累和保管工作; ■ 申请各级科室科研课题,协助上级领导完成科研项目的实施; ■ 参加学术交流和学术活动,加强与国内外科学技术的合作和交流。	
	职责表述: 负责完成指定范围内的教学任务。 工作时间百分比:20%	✓ 指导权 ✓ 考核权
工 作 内 容	■ 负责实习、进修技术人员的培训和日常管理工作; ■ 担任适量的教学任务,指导和培养技师解决较疑难技术问题的能力; ■ 负责实习、进修医师的考核、考试和鉴定。	
	职责表述: 积极配合科室内部和边际科室完成工作。 工作时间百分比:5%	✓ 执行权
工 作 内 容	■ 配合医院各部门工作,形成合力,共同提升医院发展水平; ■ 密切配合医护人员,共同完成医疗任务; ■ 参与其他医院相关科室的病例讨论,加强与其他医院相关科室的交流,提高医疗水平。	
	职责表述: 完成上级领导交代的其他任务。 工作时间百分比:5%	✓ 执行权

三、负责起草或撰写的文字资料

■ 通知、便笺、备忘录、研究报告、科研标书等

四、财务权限

无财务权限。

五、工作汇报关系

汇报上级岗位	必须向上级主管汇报的事情(口头/书面)
科主任	近期医疗业务情况(口头和书面); 仪器设备运维事项(口头/书面); 科研项目的进展(书面); 教学任务的进展(书面)。

六、工作协作关系

协调对象	密切协调关系的部门
院内	医务处、护理部、全院的临床科室、后勤科室等
院外	患者及其家属、仪器设备供应商、仪器维修相关的部门等

七、任职资格

教育水平要求：本科及以上学历　　　　　　　专业要求：普放技术等相关专业

从业资格要求：技师执业资格证书

培训经历：放射新技术、新方法的培训，CT 机、X 光机、床旁机等设备的使用

经　　　验：3 年以上医技工作经验

知　　　识：熟悉掌握科室所有设备的使用、维护和维修知识，熟悉计算机等办公设备的应用知识，熟悉相关的外语知识

能　　　力：较强的学习能力、合作和服务精神，良好的坚韧性和协调能力，一定的计划能力和分析能力

八、应知法律法规、核心制度

法律法规	《中华人民共和国执业医师法》、《中华人民共和国中医药条例》、《中医、中西医结合病的书写基本规范》、《综合医院建设标准》、《医院管理评价指南》、《中华人民共和国药品管理法》、《中华人民共和国传染病防治法》、《医疗机构管理条例》、《医疗事故处理条例》、《麻醉药品管理办法》、《突发公共卫生事件应急条例》、《处方管理办法》、《病历书写基本规范》、《医师外出会诊管理暂行规定》、《医院感染管理办法》、《医院消毒隔离办法》、《医疗卫生机构医疗废物管理办法》、《医疗机构临床用血管理办法》、《重大医疗过失行为和医疗事故报告制度的规定》、《抗菌药物临床应用指导原则》、《中华人民共和国母婴保护法》等
核心制度	《影像放射科人员上岗规程》、《影像放射人员培训制度》、《放射科急诊工作规程》、《放射科值班交班制度》、《放射科工作规程》、《放射科报告书写制度》、《放射科资料管理制度》、《影像放射科质量控制规程》、《放射科设备管理规程》、《放射科安全管理规程》、《放射科的感染管理政策》、《放射科介入手术的感染管制政策》、《高危险性依赖仪器设备的使用及应急指南》、《危险性医疗设备操作培训考试制度》、《医院危险物品及废物计划》等

九、工作特征

使用工具/设备	各种医疗设备、计算机、一般办公设备（电话、打印机）、文件柜等
工作环境	办公室、病房、门诊，一般的工作环境
工作时间	正常工作日，偶尔加班，偶尔出差

十、关键考核指标

备注：	

放射科主管护师岗位说明书

放射科 主管护师

一、岗位基本情况

岗位名称：主管护师   所属部门：放射科

岗位编号：B-1-YJ-FSK-105   所属职族：护理人员

直接上级：科主任   所辖人数（数量）：

直接下级：

二、岗位职责与权限

岗 位 目 的	在科主任的领导下，组织放射科的护理、教学和科研工作，并进行管理和督导。	
岗位职责与工作内容表述		**权限**
职责表述： 　　参与制定医院护理规章制度，并据此制定本科室相应的规章制度和工作目标，保证贯彻落实。 工作时间百分比：10%		
工作内容	■ 参与制定医院的护理规章制度，立足科室发展和医院整体蓝图，提供可行性建议； ■ 严格遵守医院护理的各项规章制度，参与制定本科室的护理规章制度、工作流程和质量标准，协助护士长做好科室持续质量控制，修改完善护理工作流程； ■ 负责做好护理人员的行政管理和队伍建设工作。	✓ 参与权 ✓ 建议权
职责表述： 　　负责本科室指定范围内的护理工作。 工作时间百分比：40%		
工作内容	■ 认真执行各项规章制度和技术操作常规，严格查对制度； ■ 树立全心全意为患者服务的思想，认真做好护理工作，热情接待患者； ■ 了解本专业各种治疗的适应症、禁忌症，熟练掌握各种技术操作，观察治疗反应，正确执行医嘱，完成各治疗室的治疗任务； ■ 负责做好科室持续质量控制，修改完善护理工作流程； ■ 负责解决护理业务上的疑难问题，指导危重、疑难病人护理计划的制定和实施； ■ 配合医师进行各项诊疗工作，负责采集各种检查标本； ■ 对特殊检查，按要求准备好必备的药品、器械，协助医师作好各种检查；	✓ 检查权 ✓ 指导权 ✓ 督促权

	■ 负责病房护理文书的书写，指导和检查护士的书写质量，并对存在的问题及时进行修改； ■ 检查督促护理人员严格执行消毒、隔离制度，预防医源性感染； ■ 对各病房发生的护理差错、事故进行分析、鉴定，并提出防范措施。	
职责表述： 组织下级护理人员开展专项科研工作。 工作时间百分比：20%		✓ 组织权 ✓ 参与权
工作 内容	■ 制定本科室护理科研和技术革新计划，并组织实施； ■ 积极开展新业务、新技术的推广和应用； ■ 参与审定、评价护理论文和科研、技术革新成果。	
职责表述： 组织本科室的教学工作，并指导下级护理人员工作。 工作时间百分比：20%		✓ 指导权 ✓ 组织权 ✓ 考核权
工 作 内 容	■ 组织下级护士业务学习，及开展本病房的临床教学工作，完成教学计划； ■ 负责对培训人员、实习和进修人员进行有关护理程序知识和技能的培训； ■ 协助上级护师组织对规培人员、实习人员、进修人员进行考核。	
职责表述： 积极配合科室内部和边际科室工作。 工作时间百分比：5%		✓ 协调权 ✓ 代表权
工 作 内 容	■ 配合医院各部门工作，形成合力，共同提升医院发展水平； ■ 密切配合医疗人员，共同完成医疗和手术任务； ■ 参与其他医院相关科室的病例讨论，加强与其他医院相关科室的交流，提高护理水平。	
职责表述： 完成上级领导交代的其他任务。 工作时间百分比：5%		✓ 执行权

三、负责起草或撰写的文字资料

■ 通知、便笺、备忘录、汇报文件或报告、总结等

四、财务权限

无财务权限。

五、工作汇报关系

汇报上级岗位	必须向上级主管汇报的事情（口头/书面）
科主任	护理缺陷差错事故、医疗纠纷和重大突发事件（口头/书面）； 仪器设备运维事项（口头）； 近期的护理工作状况（口头）。

六、工作协作关系

协调对象	密切协调关系的部门
院内	计财处、各临床科室、药房、化验室、供应室、后勤保障处等
院外	患者及其家属、医疗器械厂家、其他医院相关的部门等

七、任职资格

教育水平要求：大专及以上　　　　　　　　专业要求：护理专业

从业资格要求：护师及以上，护士执业资格证书

培训经历：护理新技术、新方案的培训，医学基本知识培训等

经　　　验：5年以上护理工作经验

知　　　识：熟悉临床护理指导，精通护理管理知识，熟悉计算机等办公设备的应用知识，熟悉护理专业的外语知识

能　　　力：较强的亲和力和理解他人的能力、良好的坚韧性和奉献精神、一定的主动性和服务精神等

八、应知法律法规、核心制度

法律法规	《医院管理评价指南》、《中华人民共和国护士管理办法》、《护士条例》、《中华人民共和国传染病防治法》、《医疗机构管理条例》、《医疗事故处理条例》、《医院消毒卫生标准》、《医疗卫生机构医疗废物管理办法》、《护士执业注册管理办法》、《护理文书书写规范与管理规定》、《突发公共卫生事件应急条例》、《医院感染管理办法》等
核心制度	《护理交接班制度》、《护理查对制度》、《护理工作制度》、《护理差错事故管理制度》、《探视陪伴制度》、《病房药品》、《物品、器械管理制度》、《饮食管理制度》、《病员管理制度》、《病人入、出院管理制度》等

九、工作特征

使用工具/设备	各种医疗设备、计算机、一般办公设备（电话、打印机）、文件柜等
工作环境	办公室、病房、门诊，一般环境
工作时间	长期倒班，必要时随叫随到，偶尔加班，偶尔出差

十、关键考核指标

备注：	

放射科护师岗位说明书

<table>
<tr><td colspan="2">

放
射
科

护
师

</td><td colspan="2">

一、岗位基本情况

</td></tr>
</table>

<table>
<tr><td>岗位名称：护师</td><td>所属部门：放射科</td></tr>
<tr><td>岗位编号：B-1-YJ-FSK-106</td><td>所属职族：护理人员</td></tr>
<tr><td>直接上级：科主任</td><td>所辖人数（数量）：</td></tr>
<tr><td colspan="2">直接下级：</td></tr>
</table>

二、岗位职责与权限

岗位目的	在科主任的领导下，负责放射科日常护理、教学、科研的具体工作。	
岗位职责与工作内容表述		权限
职责表述： 遵守医院各项相关制度和工作流程。 工作时间百分比：10%		
工作内容	■ 严格执行医院的各项规章制度，按照医院管理要求规范自己的行为； ■ 参与护理人员的绩效考核，具体执行上级领导及医师交代的考评工作； ■ 参与本科室的常规工作会议，讨论本科室的护理工作，并提出可行性建议。	✔ 参与权 ✔ 建议权
职责表述： 负责本科室指定范围内的护理工作。 工作时间百分比：40%		
工作内容	■ 正确执行医嘱，准确及时地完成各项护理工作，严格执行查对交接班制度；防止缺陷事故的发生； ■ 认真执行各项规章制度和技术操作常规，严格查对制度，严防差错事故； ■ 树立全心全意为患者服务的思想，认真做好护理工作，热情接待患者； ■ 了解本专业各种治疗的适应症、禁忌症，熟练掌握各种技术操作，观察治疗反应，正确执行医嘱，完成各治疗室的治疗任务； ■ 配合医师进行各项诊疗工作，负责采集各种检查标本； ■ 对特殊检查，按要求准备好必备的药品、器械，协助医师做好各种检查； ■ 按要求实施基础护理及专科护理，并根据工作需要参加值班等；	✔ 执行权 ✔ 参与权 ✔ 建议权

	■ 参与本科主任、主管护师组织的会诊和病例讨论； ■ 参与危重、疑难患者的护理工作，以及难度较大的护理技术操作； ■ 参加护理临床实践，指导护士正确执行医嘱及各项护理技术操作规程，发现问题及时解决； ■ 对发生的护理差错、事故进行分析，提出防范措施。	
职责表述： 负责指定范围内的科研工作。 工作时间百分比：20%		✓ 参与权 ✓ 指导权
工作内容	■ 协助护士长及上级护师，积极开展新业务、新技术的推广和应用，并随时总结经验，加以改进； ■ 参与护理的科研项目，积极撰写和发表学术论文。	
职责表述： 负责指定范围内的教学工作。 工作时间百分比：20%		✓ 考核权 ✓ 组织权 ✓ 指导权
工作内容	■ 协助上级护理人员，负责本病区护士和进修护士的业务培训，制定学习计划，组织编写教材并担任讲课； ■ 参加护理临床教学工作，负责对培训人员、实习人员、进修人员进行有关护理程序知识和技能的培训； ■ 协助上级护师组织对规培人员、实习人员、进修人员进行出科考核。	
职责表述： 积极配合科室内部和边际科室工作。 工作时间百分比：5%		✓ 代表权 ✓ 协调权
工作内容	■ 配合医院各部门工作，形成合力，共同提升医院发展水平； ■ 密切配合医疗人员，共同完成医疗和手术任务； ■ 参与其他医院相关科室的病例讨论，加强与其他医院相关科室的交流，提高护理水平。	
职责表述： 完成上级领导交代的其他任务。 工作时间百分比：5%		✓ 执行权

三、负责起草或撰写的文字资料

■ 通知、便笺、备忘录、总结等

四、财务权限

无财务权限。

五、工作汇报关系

汇报上级岗位	必须向上级主管汇报的事情（口头/书面）
科主任	护理缺陷差错事故、医疗纠纷和重大突发事件（口头/书面）； 仪器设备运维事项（口头）；

近期护理工作状况（口头）。

六、工作协作关系

协调对象	密切协调关系的部门
院内	全院各临床科室、供应室、后勤保障处等
院外	患者及其家属、医疗器械厂家、其他医院相关的部门等

七、任职资格

教育水平要求：大专及以上　　　　　　专业要求：护理专业

从业资格要求：护士执业资格证书

培训经历：护理新技术、新方案的培训，医学基本知识培训等

经　　验：2 年以上护理工作经验

知　　识：精通护理知识和护理技术，熟悉计算机等办公设备的应用知识，熟悉护理专业的外语知识等

能　　力：较强的亲和力和理解他人的能力、良好的合作精神、一定的服务精神等

八、应知法律法规、核心制度

法律法规	《医院管理评价指南》、《中华人民共和国护士管理办法》、《护士条例》、《中华人民共和国传染病防治法》、《医疗机构管理条例》、《医疗事故处理条例》、《医院消毒卫生标准》、《医疗卫生机构医疗废物管理办法》、《护士执业注册管理办法》、《护理文书书写规范与管理规定》、《突发公共卫生事件应急条例》、《医院感染管理办法》等
核心制度	《护理交接班制度》、《护理查对制度》、《护理工作制度》、《护理差错事故管理制度》、《探视陪伴制度》、《病房药品》、《物品、器械管理制度》、《饮食管理制度》、《病员管理制度》、《病人入、出院管理制度》等

九、工作特征

使用工具/设备	各种医疗设备、计算机、一般办公设备（电话、打印机）、文件柜等
工作环境	办公室、门诊，一般环境
工作时间	正常工作日，偶尔加班，偶尔出差

十、关键考核指标

备注：	

功能科岗位说明书

功能科主任岗位说明书

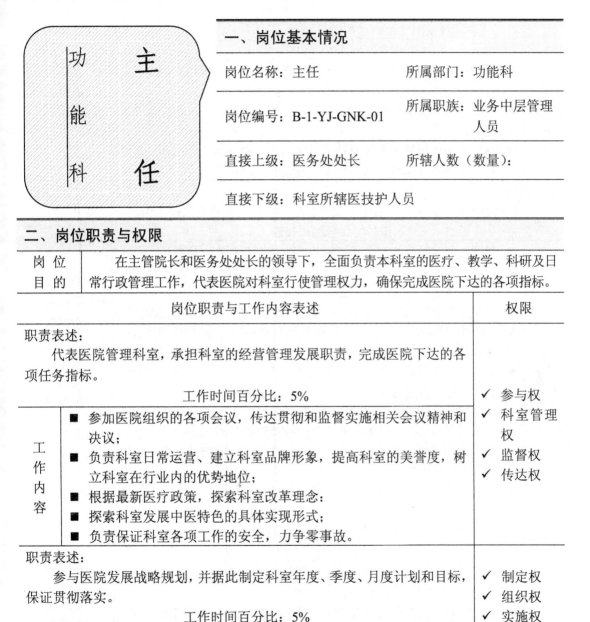

一、岗位基本情况

岗位名称：主任	所属部门：功能科
岗位编号：B-1-YJ-GNK-01	所属职族：业务中层管理人员
直接上级：医务处处长	所辖人数（数量）：
直接下级：科室所辖医技护人员	

二、岗位职责与权限

岗位目的	在主管院长和医务处处长的领导下，全面负责本科室的医疗、教学、科研及日常行政管理工作，代表医院对科室行使管理权力，确保完成医院下达的各项指标。	
	岗位职责与工作内容表述	权限
	职责表述： 　　代表医院管理科室，承担科室的经营管理发展职责，完成医院下达的各项任务指标。 　　　　　　　　　工作时间百分比：5%	✓ 参与权 ✓ 科室管理权 ✓ 监督权 ✓ 传达权
工作内容	■ 参加医院组织的各项会议，传达贯彻和监督实施相关会议精神和决议； ■ 负责科室日常运营、建立科室品牌形象，提高科室的美誉度，树立科室在行业内的优势地位； ■ 根据最新医疗政策，探索科室改革理念； ■ 探索科室发展中医特色的具体实现形式； ■ 负责保证科室各项工作的安全，力争零事故。	
	职责表述： 　　参与医院发展战略规划，并据此制定科室年度、季度、月度计划和目标，保证贯彻落实。 　　　　　　　　　工作时间百分比：5%	✓ 制定权 ✓ 组织权 ✓ 实施权 ✓ 监督权 ✓ 检查权 ✓ 建议权 ✓ 总结权
工作内容	■ 参与制定医院发展战略及整体发展规划，立足科室发展和医院整体蓝图，提供准确的决策信息； ■ 参与制定医院年度计划，并据此分解，组织制定本科室的年度计划并细分至季度、月度计划，并监督实施，为计划完成结果负责； ■ 在计划制定的过程中广泛收集科室成员意见，为目标责任书、绩	

	效考核方案的制定提供依据，并将结果向本科室成员宣导和沟通； ■ 根据本科室计划的实际执行情况和外部环境变化，当计划需要改变时，按计划的相关制度和流程进行申报，获得批准后可按要求进行修改及调整； ■ 负责科室月度、季度、年度工作总结的编写并上报。	
职责表述： 负责科室各项规章制度的制定和完善。 <div align="center">工作时间百分比：5%</div>		
工作内容	■ 在医院管理规范的指导下，组织制定本部门的各项规章制度、工作流程、作业规范、质量标准等； ■ 负责监督和实施各项规章制度，并在执行过程中及时进行修改和完善； ■ 落实人力资源处（原人事处）制定的人员考核指标和标准，制定科室绩效考核制度，监督制度实施情况，严格把关。	✓ 制定权 ✓ 监督权 ✓ 修改权
职责表述： 带领科室人员，按照任务要求和质量标准，开展本科室的医疗工作。 <div align="center">工作时间百分比：35%</div>		
工作内容	■ 组织本科室医疗护理人员开展检查工作，及时作出诊断； ■ 负责科室的医疗质量控制工作，检查质控管理记录，及时总结医疗质量经验，杜绝医疗事故； ■ 组织参加临床门诊，主持每日晨会，审签重要的检查诊断报告单； ■ 组织研讨和解决本科室复杂疑难专业技术问题，提高检查的技术； ■ 参加临床会诊和疑难病例的诊疗处理，为临床科室提供支持； ■ 负责处理本科室发生的医疗纠纷和事件，并进行深入分析和查明原因，提出改进方案； ■ 负责安排各级医师值班、会诊、出诊等； ■ 组织本科室参与医院的公众卫生医疗事件的处理工作； ■ 负责组织开展医师诊断的指导、医疗文件书写的指导、医疗操作技术的指导工作； ■ 接受医务人员的调度安排，完成指派的医疗任务。	✓ 管理权 ✓ 组织权 ✓ 指挥权 ✓ 调配权 ✓ 处方权 ✓ 医嘱权 ✓ 诊断权
职责表述： 组织本科室人员开展科研工作，并推动科研成果的应用。 <div align="center">工作时间百分比：10%</div>		
工作内容	■ 根据科室发展的整体规划，配合医院整体科研发展规划，制定科室的科研计划，并监督实施； ■ 对于科室人员的科研完成情况，及时总结归纳，向上级主管汇报； ■ 组织科室人员学习和运用国内外的先进经验，开展新技术、新疗法的科学研究； ■ 组织管理本科室的临床药物实验工作； ■ 组织对科研课题的申报、管理、实施和保障，定期对科研成果论文数进行统计、督导；	✓ 领导权 ✓ 计划权 ✓ 监督权 ✓ 考核权 ✓ 申报权 ✓ 保密权

	组织本科室科研成果的鉴定、报奖和推广应用工作，进行年终科研总结。	
职责表述： 组织本科室的教学工作，完成科室的教学任务。 工作时间百分比：10%		✓ 组织权
工作内容	■ 组织和管理科室人员完成教学任务，承担医疗人员的实习、进修任务； ■ 制定教学、实习、进修计划，分配教学任务，安排代教人员； ■ 负责监督教学质量，提高教学水平； ■ 按要求完成教学相关的学生培养、项目申请、学生考核等工作，积极配合教育处，提供本科室教学所需的临床资源； ■ 组织阶段考核及出科考试，确保教学质量。	✓ 组织权 ✓ 管理权 ✓ 考核权 ✓ 监督权 ✓ 申请权 ✓ 指导权
职责表述： 组织本科室的学科建设和人才培养工作。 工作时间百分比：5%		
工作内容	■ 在医院整体人才规划和科研计划的指导下，制定本科的学科建设与人才培养工作计划，组织实施，督促检查； ■ 积极开发以优势技术为基础的精品课程，将业务技术和管理方法向全国推广； ■ 负责组织本科室关注相关专业的国内外学术动态，积极学习新技术、新疗法； ■ 创造公平、公正、竞争、和谐的学术氛围和工作环境，强化竞争机制，促进拔尖人才的成长； ■ 负责组织开展医师的业务指导、医疗文件书写的指导、业务操作技术的指导工作； ■ 组织开展本科室内的业务培训及参加医院组织的业务培训活动； ■ 根据学科发展需要，吸引国内外优秀人才，建立合理学科梯队。	✓ 计划权 ✓ 管理权 ✓ 组织权 ✓ 监督权 ✓ 指导权
职责表述： 负责本科室的日常管理工作。 工作时间百分比：10%		
工作内容	■ 指导下属制定阶段性工作计划，监督执行，对其日常工作给予指导； ■ 组织和参与科室人员的绩效考核工作，负责直接下属的考核、奖惩及绩效奖金的分配； ■ 负责科室内人员的选拔、调配、工作安排、业务培训，以及科内员工关系管理； ■ 负责科室内经费预算的制定和使用，以及各类财务开支审批； ■ 掌握科室内各项运营成本，并制定、规范各项成本支出；掌握科室每月收入、支出状况，降低成本费用，定期对科室的收支、成本、利润进行总结分析。	✓ 管理权 ✓ 审核权 ✓ 考核权 ✓ 审批权 ✓ 分配权

	职责表述： 　　带领科室人员自主学习和创新，不断提高科室管理水平、医疗护理技术水平。 <div align="center">工作时间百分比：5%</div>	
工 作 内 容	■ 在科室管理、医疗技术、科研方法及教学方法等各方面发挥创新能力，努力提高科室人员的积极性； ■ 积极组织多学科技术交流，创新跨学科新技术、新疗法； ■ 定期组织全科人员学习先进经验，开展新技术，进行科研工作，及时总结经验，不断提高科室的医疗护理水平，培养技术骨干及新生力军； ■ 组织探索医患双赢的优势病种经营模式，创新科室管理模式，提高科室运营效率。	✓ 组织权 ✓ 管理权

	职责表述： 　　负责本科室与其他科室、周边单位的协调沟通工作。 <div align="center">工作时间百分比：5%</div>	
工 作 内 容	■ 配合医院各部门工作，形成合力，共同提升医院发展水平； ■ 参与其他医院相关科室的病例讨论，加强与其他医院相关科室的交流，提高医疗技术； ■ 参加各类会议、活动，加强国内外学科、技术方面的合作和交流。	✓ 代表权 ✓ 参与权

	职责表述： 　　完成领导交办的其他工作。 <div align="center">工作时间百分比：5%</div>	✓ 执行权

三、负责起草或撰写的文字资料

■ 通知、便笺、备忘录、简报、信函、汇报文件或报告、总结、医院文件、研究报告等

四、财务权限

无财务权限。

五、工作汇报关系

汇报上级岗位	必须向上级主管汇报的事情（口头/书面）
医疗副院长 医务处处长	医疗纠纷、医疗事故的发生，院感及其他突发事件（书面）； 对科室发展的新计划和新想法，以及新技术的开展（书面）； 医疗仪器设备的淘汰与新购置（书面）； 科室人员的增减及重大调整（书面）； 离院参加会议、交流等（口头和书面）。

六、工作协作关系

协调对象	密切协调关系的部门及岗位
院内	全院各科室门诊、住院处、护理部、科研处、后勤保障处等
院外	卫生局、中华医学会、患者及家属、其他医院相关科室等

七、任职资格

教育水平要求：硕士研究生及以上学历	专业要求：临床医学、超声专业

从业资格要求：正高职称，医师执业资格证

培训经历：管理基础知识和管理能力培训，医院管理培训，临床超声新技术、新方法培训，大型医疗设备上岗培训，专业外语知识培训，人力资源管理知识培训等

经　　验：15年以上临床经验，10年以上医务管理经验

知　　识：精通超声知识，掌握医学超声的操作技术，熟悉计算机等办公设备的应用知识，熟悉相关专业的外语知识等

能　　力：较强的坚韧性和领导能力，良好的沟通能力、判断决策能力、计划能力和执行能力，一定的监控能力和学习能力，一定的外语阅读能力和交流能力等

八、应知法律法规、核心制度

法律法规	《中华人民共和国执业医师法》、《中华人民共和国中医药条例》、《中医、中西医结合病的书写基本规范》、《综合医院建设标准》、《医院管理评价指南》、《中华人民共和国药品管理法》、《中华人民共和国传染病防治法》、《医疗机构管理条例》、《医疗事故处理条例》、《麻醉药品管理办法》、《突发公共卫生事件应急条例》、《病历书写基本规范》、《医师外出会诊管理暂行规定》、《医院消毒隔离办法》、《医疗卫生机构医疗废物管理办法》、《医疗机构临床用血管理办法》、《重大医疗过失行为和医疗事故报告制度的规定》等
核心制度	《科室主任制度》、《仪器设备安装、验收制度》、《仪器设备使用管理制度》、《医疗申报定期安全检查（测）制度》、《医疗设备维护保养制度》、《医疗设备损坏丢失赔偿制度》、《检验质量控制规程》、《功能科仪器设备管理规程》、《功能科安全管理制度》、《检验用品清洁、消毒规程》、《功能科外部检验结果质量控制规程》、《医院微危险物品及废物计划》、《高危险性依赖仪器设备的使用及应急指南》、《危险性医疗设备操作培训考试制度》、《医院危险物品及废物计划》等

九、工作特征

使用工具/设备	专业医疗设备、计算机、一般办公设备（电话、打印机、传真机、网络设备）、文件柜等
工作环境	办公室、门诊等
工作时间	正常工作日，经常加班，偶尔出差

十、关键考核指标

备注：	

功能科副主任医师岗位说明书

功能科 副主任医师

一、岗位基本情况

岗位名称：副主任医师	所属部门：功能科
岗位编号：B-1-YJ-KNK-102	所属职族：医疗人员
直接上级：科主任	所辖人数（数量）：
直接下级：	

二、岗位职责与权限

岗 位 目 的	在科主任的领导下，协助上级医师，负责本科室指定范围内的医疗、教学、科研等工作，按要求完成上级布置的其他任务，以提高科室整体发展水平。

岗位职责与工作内容表述		权限
职责表述： 　　参与制定并严格遵守医院及科室制定的规章制度、工作目标和标准。 <div align="center">工作时间百分比：10%</div>		
工作内容	■ 严格执行医院的各项规章制度，按医院管理要求规范自己的行为； ■ 参与科室的绩效考核，具体执行上级领导及医师交代的考评工作； ■ 参与本科室主诊医生常规工作会议，讨论本科室计划及有效管理科室人力、物力和财力等方面的事项； ■ 督促下级医师认真贯彻执行各项规章制度和医疗操作规程。	✔ 评价权 ✔ 参与权 ✔ 建议权 ✔ 指导权
职责表述： 　　按要求完成医疗任务，并指导下级医师的诊疗工作。 <div align="center">工作时间百分比：40%</div>		
工作内容	■ 掌握先进精密仪器的使用，加会诊、疑难病例和重大手术术前讨论，与临床科室共同制定诊疗计划，解决本科室复杂、疑难技术问题，负责疑难诊断报告的审签； ■ 检查诊断质量，担任特殊超声诊疗，决本科室业务上复杂疑难问题，参加院内外会诊； ■ 指导各级人员做好超声工作，有计划地开展基本功训练； ■ 除掌握超声技术外，应熟悉其他影像技术，并注意有机结合，正确使用，相得益彰； ■ 密切联系临床科室，征询对超声工作的意见，介绍超声检查新项目和新技术。 ■ 参加临床病例讨论及会诊，为临床提供支持；	✔ 指导权 ✔ 诊断权 ✔ 检查权

	▪ 经常进行医疗质量和医疗隐患自查自纠，确保医疗安全，对可能引发医疗纠纷的事件进行妥善处理和及时汇报； ▪ 参与医院的公共卫生医疗事件处理工作。	
职责表述： 在本领域内从事科研工作，并促进科研成果的应用。 工作时间百分比：15%		✓ 组织权 ✓ 申报权 ✓ 审核权 ✓ 参与权
工作内容	▪ 学习行业内的先进经验，运用先进医学技术开展新技术、新疗法的研究； ▪ 主持或参与医疗科研项目，积极撰写和发表学术论文； ▪ 申请各级科研课题，指导下级医师完成科研项目的实施； ▪ 参加学术交流和学术活动，加强与国内外科学技术的合作和交流。	
职责表述： 完成教学任务，并指导下级医师开展基本功训练。 工作时间百分比：15%		✓ 组织权 ✓ 指导权 ✓ 监督权 ✓ 考核权
工作内容	▪ 完成上级部门下达的教学任务，培养本科生、研究生，指导学生撰写论文； ▪ 根据教学工作的需要，利用各种机会对下级医师和进修、实习人员进行教学和培训，有计划地开展基本功训练； ▪ 负责交流人员和进修人员、实习人员的培训工作，负责实习、进修医师的考核、考试和鉴定； ▪ 负责监督教学质量，提高教学水平； ▪ 按要求完成学生考核等工作。	
职责表述： 与本科室医护人员、其他科室充分沟通，密切配合。 工作时间百分比：10%		✓ 代表权 ✓ 协调权 ✓ 参与权
工作内容	▪ 与科研处、医技科室和医辅科室等积极沟通，以便信息及时传递； ▪ 与护理人员配合，共同完成医疗和手术任务； ▪ 向其他医院学习先进的专业技术和管理理念，定期沟通。	
职责表述： 完成科室相关的临时性任务和领导交办的其他工作。 工作时间百分比：10%		✓ 执行权

三、负责起草或撰写的文字资料

▪ 通知、便笺、备忘录、汇报文件或报告、总结等

四、财务权限

无财务权限。

五、工作汇报关系

汇报上级岗位	必须向上级主管汇报的事情（口头/书面）
科主任	仪器设备运维情况（书面）； 发现重大的传染病（书面）； 安全隐患（书面）； 突发事件（书面）。

六、工作协作关系

协调对象	密切协调关系的部门
院内	手术室、病理科、护理部、教育处、党院办、科研处等
院外	卫生局、中华医学会、患者及家属、其他医院相关科室等

七、任职资格

教育水平要求：硕士研究生及以上学历　　专业要求：临床医学、临床超声相关专业

从业资格要求：医师执业资格证书

培训经历：临床超声相关业务知识的培训、理知识和技能培训、医疗政策法规的培训等

经　　验：8年以上临床专业经验

知　　识：精通超声知识及技能，熟悉掌握临床知识及超声技术，熟悉计算机等办公设备的应用知识，熟悉本科室专业的外语知识等

能　　力：较强的分析能力和服务精神，良好的学习能力、组织能力和信息管理能力，一定的合作精神和写作能力等

八、应知法律法规、核心制度

法律法规	《中华人民共和国执业医师法》、《中华人民共和国中医药条例》、《中医、中西医结合病的书写基本规范》、《综合医院建设标准》、《医院管理评价指南》、《中华人民共和国药品管理法》、《中华人民共和国传染病防治法》、《医疗机构管理条例》、《医疗事故处理条例》、《麻醉药品管理办法》、《突发公共卫生事件应急条例》、《处方管理办法》、《病历书写基本规范》、《医师外出会诊管理暂行规定》、《医院感染管理办法》、《医院消毒隔离办法》、《医疗卫生机构医疗废物管理办法》、《医疗机构临床用血管理办法》、《重大医疗过失行为和医疗事故报告制度的规定》、《抗菌药物临床应用指导原则》、《中华人民共和国母婴保护法》等
核心制度	《检验质量控制规程》、《功能科仪器设备管理规程》、《功能科安全管理制度》、《检验用品清洁、消毒规程》、《功能科外部检验结果质量控制规程》、《医院微危险物品及废物计划》等

九、工作特征

使用工具/设备	专业医疗设备、计算机、一般办公设备（电话、打印机、传真机、网络设备）、文件柜等
工作环境	办公室、B 超室、心电图室等，舒适度一般
工作时间	正常工作日，经常加班

十、关键考核指标

备注：	

功能科主治医师岗位说明书

<table>
<tr><td rowspan="4">功
能
科</td><td rowspan="4">主
治
医
师</td></tr>
</table>

一、岗位基本情况

岗位名称：主治医师		所属部门：功能科	
岗位编号：B-1-YJ-GNK-103		所属职族：医技人员	
直接上级：科主任		所辖人数（数量）：	
直接下级：			

二、岗位职责与权限

岗 位 目 的	在科主任的领导下，协助上级医师负责本科室指定范围内的医疗、教学、科研等工作，按要求完成上级布置的其他任务，以提高科室整体发展水平。

岗位职责与工作内容表述	权限
职责表述： 参与制定并严格遵守医院及科室制定的规章制度、工作目标和标准。 <div align="center">工作时间百分比：10%</div>	
工 作 内 容 ■ 严格执行医院的各项规章制度，按医院管理要求规范自己的行为； ■ 参与科室的绩效考核，具体执行上级领导及医师交代的考评工作； ■ 参与本科室主诊医生常规工作会议，讨论本科室计划及有效管理科室人力、物力和财力等方面的事项； ■ 督促下级医师认真贯彻执行各项规章制度和医疗操作规程。	✓ 评价权 ✓ 参与权 ✓ 建议权 ✓ 指导权
职责表述： 按要求完成医技工作，并指导下级医师的检查工作。 <div align="center">工作时间百分比：40%</div>	
工 作 内 容 ■ 掌握超声诊断仪的原理、性能、使用技术，严格遵守操作规程，做好防护工作，严防差错事故； ■ 负责并指导较复杂的介入性超声诊断、治疗，参加患者的检诊、治疗、会诊和临床病例讨论，解决较复杂、疑难技术问题，审签下级医师的诊断报告和治疗计划； ■ 帮助和指导下级医师的工作，检查其诊断质量，参加院内外会诊，解决业务上的疑难问题； ■ 负责治疗每日应诊患者，按时完成诊断报告，遇到疑难问题，会同临床医生共同研究后作出诊断； ■ 参加会诊和临床病例讨论会，做好追踪随访工作，及时总结经验教训； ■ 主持集体阅片，审签重要的诊断报告单；	✓ 指挥权 ✓ 建议权 ✓ 诊断权

	■ 除熟悉超声技术外，对其他影像诊断知识应有所了解； ■ 加强与临床科室的联系，不断提高诊断符合率。	
职责表述： 在本领域内从事科研工作，促进科研成果的应用。 工作时间百分比：15%		✓ 组织权 ✓ 申报权 ✓ 审核权 ✓ 参与权
工 作 内 容	■ 学习行业内的先进经验，运用先进医学技术，开展新技术、新疗法的研究； ■ 主持或参与医疗科研项目，积极撰写和发表学术论文； ■ 申请各级科研课题，指导下级医师完成科研项目的实施； ■ 参加学术交流和学术活动，加强与国内外科学技术的合作和交流。	
职责表述： 完成教学任务，并指导下级医师开展基本功训练。 工作时间百分比：15%		✓ 组织权 ✓ 指导权 ✓ 监督权 ✓ 考核权
工 作 内 容	■ 完成上级部门下达的教学任务，根据教学工作的需要，利用各种机会对下级医师和进修、实习人员进行教学和培训，有计划地开展基本功训练； ■ 负责交流人员和进修人员、实习人员的培训工作，负责实习、进修医师的考核、考试和鉴定； ■ 负责监督教学质量，提高教学水平； ■ 按要求完成学生考核等工作。	
职责表述： 与本科室医护人员、其他科室充分沟通，密切配合。 工作时间百分比：10%		✓ 代表权 ✓ 协调权 ✓ 参与权
工作 内容	■ 与科研处、临床科室和管理科室等积极沟通，以便信息及时传递； ■ 与护理人员配合，共同完成医疗和手术任务； ■ 向其他医院学习先进的专业技术和管理理念，定期沟通。	
职责表述： 完成领导交办的其他工作。 工作时间百分比：10%		✓ 执行权

三、负责起草或撰写的文字资料

■ 通知、便笺、备忘录、汇报文件或报告、总结等

四、财务权限

无财务权限。

五、工作汇报关系

汇报上级岗位	必须向上级主管汇报的事情（口头/书面）
科主任	发现重大的传染病（书面）； 安全隐患（书面）； 突发事件、医患纠纷及医疗事故（书面）。

六、工作协作关系

协调对象	密切协调关系的部门
院内	手术室、病理科、护理部、教育处、党院办、科研处等
院外	卫生局、中华医学会、患者及家属、其他医院相关科室等

七、任职资格

教育水平要求：本科及以上学历　　　　　　专业要求：临床超声、临床医学专业

从业资格要求：医师执业资格证书

培训经历：临床超声相关业务知识的培训、医疗政策法规的培训等

经　　验：5 年以上临床专业经验

知　　识：精通超声知识及技能，熟悉掌握临床知识及介入超声技术，熟悉计算机等办公设备的应用知识，熟悉影像专业的外语知识等

能　　力：较强的判断能力、良好的沟通合作能力、一定的监控能力、一定的外语阅读和交流能力等

八、应知法律法规、核心制度

法律法规	《中华人民共和国执业医师法》、《中华人民共和国中医药条例》、《中医、中西医结合病的书写基本规范》、《综合医院建设标准》、《医院管理评价指南》、《中华人民共和国药品管理法》、《中华人民共和国传染病防治法》、《医疗机构管理条例》、《医疗事故处理条例》、《麻醉药品管理办法》、《突发公共卫生事件应急条例》、《处方管理办法》、《病历书写基本规范》、《医师外出会诊管理暂行规定》、《医院感染管理办法》、《医院消毒隔离办法》、《医疗卫生机构医疗废物管理办法》、《医疗机构临床用血管理办法》、《重大医疗过失行为和医疗事故报告制度的规定》、《抗菌药物临床应用指导原则》、《中华人民共和国母婴保护法》等
核心制度	《仪器设备安装、验收制度》、《仪器设备使用管理制度》、《医疗申报定期安全检查（测）制度》、《医疗设备维护保养制度》、《医疗设备损坏丢失赔偿制度》、《检验质量控制规程》、《功能科仪器设备管理规程》、《功能科安全管理制度》、《检验用品清洁、消毒规程》、《功能科外部检验结果质量控制规程》、《医院微危险物品及废物计划》、《高危险性依赖仪器设备的使用及应急指南》、《危险性医疗设备操作培训考试制度》、《医院危险物品及废物计划》等

九、工作特征

使用工具/设备	专业医疗设备、计算机、一般办公设备（电话、打印机、传真机、网络设备）、文件柜等
工作环境	办公室、病房、B超室、心电图室等，舒适度一般
工作时间	正常工作日，经常加班

十、关键考核指标

备注：	

功能科主管技师岗位说明书

功能科 | 主管技师

一、岗位基本情况

岗位名称：主管技师	所属部门：功能科
岗位编号：B-1-YJ-GNK-109	所属职族：医技人员
直接上级：科主任	所辖人数（数量）：
直接下级：	

二、岗位职责与权限

岗 位 目 的	在科主任的领导下，负责安排和完成全科各医疗岗点有关机器操作和技术方面的具体工作，并完成上级布置的其他任务。

岗位职责与工作内容表述	权限
职责表述： 遵守医院的各项相关制度和工作流程。 <div align="center">工作时间百分比：10%</div>	
工作内容 ■ 严格执行医院的各项规章制度，按照医院管理要求规范自己的行为； ■ 参与科室的绩效考核，具体操作上级领导及医师交代的考评工作； ■ 参与本科室主诊医生常规工作会议，讨论本科室计划及有效管理科室方面的事宜。	✓ 执行权 ✓ 参与权
职责表述： 负责完成指定范围内的技术操作任务。 <div align="center">工作时间百分比：40%</div>	
工作内容 ■ 严格遵守并督促检查各项规章制度、技术操作规程和 X 线防护保健条例的执行情况； ■ 参与并指导下级技术人员完成日常诊疗技术任务； ■ 按照质量管理要求和质量控制标准，每日主持技术人员集体评片，并评价和改进照片质量； ■ 熟悉各种仪器的原理、性能和使用方法，协同科主任制定技术操作规程和质量控制措施，负责仪器的调试、鉴定、操作和维修保养，解决较复杂、疑难技术问题，参加相应的诊疗工作； ■ 参加操作并管理高精密度医疗设备，对下级技术人员日常工作中	✓ 疑难病症诊疗方案的建议权 ✓ 督促权 ✓ 指导权 ✓ 设备管理权

	难度较大和较复杂的技术操作，有责任给予帮助和指导；
	■ 具体负责有关医疗设备的安装、维修、保养、安全、防护等事务，并负责检查其工作效果；
	■ 负责特殊部位的投照技术和特殊造影技术，负责照片质量的分析与评比；
	■ 负责建立保管技术资料档案，发现紧急或重大问题，应立即向科主任汇报。

职责表述： 负责在本领域内的科研工作。 工作时间百分比：20%		✓ 组织权 ✓ 参与权
工 作 内 容	■ 主持和参与医疗科研项目，积极撰写和发表学术论文； ■ 申报各级科研课题，完成科研项目的实施； ■ 组织本科技师学习与运用先进医学科学技术，开展新技术、新疗法，进行科研工作，做好资料积累工作，及时总结经验。	

职责表述： 负责完成指定范围内的教学任务。 工作时间百分比：20%		✓ 指导权 ✓ 考核权
工 作 内 容	■ 制定本岗位带教人员的教学计划； ■ 指导下级技术人员做好各项医疗工作，有计划地开展基本功训练； ■ 担任适量的临床教学，指导实习、进修医师进行各种重要的检查和治疗； ■ 负责带教实习医师、进修医师的考核、考试、鉴定等工作。	

职责表述： 积极配合科室内部和边际科室完成工作。 工作时间百分比：5%		✓ 执行权
工 作 内 容	■ 配合医院各部门工作，形成合力；共同提升医院发展水平； ■ 密切配合医护人员，共同完成医疗任务； ■ 参与其他医院相关科室的病例讨论，加强与其他医院相关科室的交流，提高医疗水平。	

职责表述： 完成上级领导交代的其他任务。 工作时间百分比：5%	✓ 执行权

三、负责起草或撰写的文字资料

■ 通知、便笺、备忘录、汇报文件或报告、总结、医院文件、研究报告、科研标书等

四、财务权限

无财务权限。

五、工作汇报关系

汇报上级岗位	必须向上级主管汇报的事情（口头/书面）
科主任	近期业务情况（口头和书面）； 仪器设备运维事项（口头/书面）； 科研项目的进展（书面）； 教学任务的进展（书面）。

六、工作协作关系

协调对象	密切协调关系的部门
院内	各临床科室、后勤保障处、计财处等
院外	患者及其家属、仪器设备供应商、仪器维修相关部门等

七、任职资格

教育水平要求：本科及以上学历　　　　　　专业要求：普放技术等相关专业

从业资格要求：技师执业资格证书

培训经历：超声新技术、新方法的培训，大型设备操作培训等

经　　验：5年以上相关岗位工作经验

知　　识：熟悉掌握科室所有设备的使用、维护和维修知识，熟悉计算机等办公设备的应用知识，熟悉相关的外语知识等

能　　力：较强的学习能力、合作和服务精神，良好的坚韧性和协调能力，一定的计划能力和分析能力等

八、应知法律法规、核心制度

法律法规	《中华人民共和国执业医师法》、《中华人民共和国中医药条例》、《中医、中西医结合病的书写基本规范》、《综合医院建设标准》、《医院管理评价指南》、《中华人民共和国药品管理法》、《中华人民共和国传染病防治法》、《医疗机构管理条例》、《医疗事故处理条例》、《麻醉药品管理办法》、《突发公共卫生事件应急条例》、《处方管理办法》、《病历书写基本规范》、《医师外出会诊管理暂行规定》、《医院感染管理办法》、《医院消毒隔离办法》、《医疗卫生机构医疗废物管理办法》、《医疗机构临床用血管理办法》、《重大医疗过失行为和医疗事故报告制度的规定》、《抗菌药物临床应用指导原则》、《中华人民共和国母婴保护法》等
核心制度	《仪器设备安装、验收制度》、《仪器设备使用管理制度》、《医疗申报定期安全检查（测）制度》、《医疗设备维护保养制度》、《医疗设备损坏丢失赔偿制度》、《检验质量控制规程》、《功能科仪器设备管理规程》、《功能科安全管理制度》、《检验用品清洁、消毒规程》、《功能科外部检验结果质量控制规程》、《医院微危险物品及废物计划》、《高危险性依赖仪器设备的使用及应急指南》、《危险性医疗设备操作培训考试制度》、《医院危险物品及废物计划》等

九、工作特征

使用工具/设备	各种医疗设备、计算机、一般办公设备（电话、打印机）、文件柜等
工作环境	办公室、B 超室、心电图室，舒适程度一般
工作时间	正常工作日，偶尔加班，偶尔出差

十、关键考核指标

备注：	

功能科技师岗位说明书

<table>
<tr><td colspan="2">一、岗位基本情况</td></tr>
<tr><td>岗位名称：技师</td><td>所属部门：功能科</td></tr>
<tr><td>岗位编号：B-1-YJ-GNK-120</td><td>所属职族：医技人员</td></tr>
<tr><td>直接上级：科主任</td><td>所辖人数（数量）：</td></tr>
<tr><td colspan="2">直接下级：</td></tr>
</table>

二、岗位职责与权限

岗位目的	在科主任的领导和上级技师的指导下，负责常规投照工作及完成暗室操作任务，完成各类诊疗中有关的技术任务。	
岗位职责与工作内容表述		**权限**
职责表述： 遵守医院的各项相关制度和工作流程。 工作时间百分比：10%		
工作内容	■ 严格执行医院的各项规章制度，按照医院管理要求规范自己的行为； ■ 参与科室的绩效考核，具体操作上级领导及医师交代的考评工作； ■ 参与本科室主诊医生常规工作会议，讨论本科室计划及有效管理科室方面的事宜。	✔ 执行权 ✔ 参与权
职责表述： 负责完成指定范围内的技术操作任务。 工作时间百分比：40%		
工作内容	■ 严格遵守各项规章制度、技术操作规程，严防差错事故； ■ 配合主管技师负责专业仪器、设备的安装、调试、鉴定、操作、检查、修配、保养、建档和维修，负责仪器零件和器材的请领、保管、建账，并做好各种专业资料的积累、保管以及登记、统计工作； ■ 经培训和考核合格后，参加高精密度医疗设备的管理和操作，参加介入性放射诊疗中的有关技术工作； ■ 参加上级技师布置的教学培训任务，对下级技术人员日常工作中遇到的困难进行帮助； ■ 参加值班，参加每日集体评片，提高诊断质量； ■ 参加科内设备的安装、维修、保养、管理、清洁、消毒等工作； ■ 分工负责设备、器材、家具的保管、清册和消耗账目。	✔ 设备、物品保管权 ✔ 统计权 ✔ 监管权 ✔ 建议权

工作内容		职责表述：	权限
		负责在本领域内的科研工作。	✓ 参与权
		工作时间百分比：20%	✓ 监督权
工作内容	■ 参与科室内重要科研项目，积极撰写和发表学术论文；		✓ 申请权
	■ 总结科研成果和经验，做好重要医学资料的积累和保管工作；		
	■ 申请各级科室科研课题，协助上级领导完成科研项目的实施；		
	■ 参加学术交流和学术活动，加强与国内外科学技术的合作和交流。		

职责表述：

负责完成指定范围内的教学任务。

工作时间百分比：20%

工作内容	■ 负责实习、进修技术人员的培训和日常管理工作；	✓ 指导权
	■ 担任适量的教学任务，指导和培养技师解决较疑难技术问题的能力；	✓ 考核权
	■ 负责实习、进修医师的考核、考试和鉴定。	

职责表述：

积极配合科室内部和边际科室完成工作。

工作时间百分比：5%

工作内容	■ 配合医院各部门工作，形成合力，共同提升医院发展水平；	✓ 执行权
	■ 密切配合医护人员，共同完成医疗任务；	
	■ 参与其他医院相关科室的病例讨论，加强与其他医院相关科室的交流，提高医疗水平。	

职责表述：

完成上级领导交代的其他任务。

工作时间百分比：5%

✓ 执行权

三、负责起草或撰写的文字资料

■ 通知、便笺、备忘录、研究报告、科研标书等

四、财务权限

无财务权限。

五、工作汇报关系

汇报上级岗位	必须向上级主管汇报的事情（口头/书面）
科主任	近期医疗业务情况（口头和书面）； 仪器设备运维事项（口头/书面）； 科研项目的进展（书面）； 教学任务的进展（书面）。

六、工作协作关系

协调对象	密切协调关系的部门
院内	计财处、护理部、全院的临床科室、后勤科室等
院外	患者及其家属、仪器设备供应商、仪器维修相关的部门等

七、任职资格

教育水平要求：本科及以上学历	专业要求：临床医学、医学影像等相关专业

从业资格要求：技师执业资格证书

培训经历：影像学的新技术、新方法的培训，大型设备的培训等

经　　验：3年以上医技工作经验

知　　识：熟悉掌握科室所有设备的使用、维护和维修知识，熟悉计算机等办公设备的应用知识，熟悉相关的外语知识等

能　　力：较强的学习能力、合作和服务精神，良好的坚韧性和协调能力，一定的计划能力和分析能力等

八、应知法律法规、核心制度

法律法规	《中华人民共和国执业医师法》、《中华人民共和国中医药条例》、《中医、中西医结合病的书写基本规范》、《综合医院建设标准》、《医院管理评价指南》、《中华人民共和国药品管理法》、《中华人民共和国传染病防治法》、《医疗机构管理条例》、《医疗事故处理条例》、《麻醉药品管理办法》、《突发公共卫生事件应急条例》、《处方管理办法》、《病历书写基本规范》、《医师外出会诊管理暂行规定》、《医院感染管理办法》、《医院消毒隔离办法》、《医疗卫生机构医疗废物管理办法》、《医疗机构临床用血管理办法》、《重大医疗过失行为和医疗事故报告制度的规定》、《抗菌药物临床应用指导原则》、《中华人民共和国母婴保护法》等
核心制度	《仪器设备安装、验收制度》、《仪器设备使用管理制度》、《医疗申报定期安全检查（测）制度》、《医疗设备维护保养制度》、《医疗设备损坏丢失赔偿制度》、《检验质量控制规程》、《功能科仪器设备管理规程》、《功能科安全管理制度》、《检验用品清洁、消毒规程》、《功能科外部检验结果质量控制规程》、《医院微危险物品及废物计划》、《高危险性依赖仪器设备的使用及应急指南》、《危险性医疗设备操作培训考试制度》、《医院危险物品及废物计划》等

九、工作特征

使用工具/设备	各种医疗设备、计算机、一般办公设备（电话、打印机）、文件柜等
工作环境	办公室、B超室、心电图室，一般的工作环境
工作时间	正常工作日，偶尔加班，偶尔出差

十、关键考核指标

备注：	

功能科护师岗位说明书

一、岗位基本情况	
岗位名称：护师	所属部门：功能科
岗位编号：B-1-YJ-GNK-106	所属职族：护理人员
直接上级：科主任	所辖人数（数量）：
直接下级：	

二、岗位职责与权限

岗 位目 的	在科主任的领导下，负责功能科日常护理、教学、科研的具体工作。	
岗位职责与工作内容表述		权限

	岗位职责与工作内容表述	权限
	职责表述： 遵守医院各项相关制度和工作流程。 工作时间百分比：10%	
工作内容	■ 严格执行医院的各项规章制度，按照医院管理要求规范自己的行为； ■ 参与护理人员的绩效考核，具体执行上级领导及医师交代的考评工作； ■ 参与本科室的常规工作会议，讨论本科室的护理工作，并提出可行性建议。	✓ 参与权 ✓ 建议权
	职责表述： 负责本科室指定范围内的护理工作。 工作时间百分比：40%	
工作内容	■ 正确执行医嘱，准确及时地完成各项护理工作，严格执行查对交接班制度，防止缺陷事故的发生； ■ 认真执行各项规章制度和技术操作常规，严格查对制度，严防差错事故； ■ 树立全心全意为患者服务的思想，认真做好护理工作，热情接待患者； ■ 了解本专业各种治疗的适应症、禁忌症，熟练掌握各种技术操作，观察治疗反应，正确执行医嘱，完成各治疗室的治疗任务； ■ 配合医师进行各项诊疗工作，负责采集各种检查标本； ■ 对特殊检查，按要求准备好必备的药品、器械，协助医师做好各种检查； ■ 按要求实施基础护理及专科护理，并根据工作需要参加值班等；	✓ 执行权 ✓ 参与权 ✓ 建议权

	■ 参与本科主任、主管护师组织的会诊和病例讨论； ■ 参与危重、疑难患者的护理工作，以及难度较大的护理技术操作； ■ 参加护理临床实践，指导护士正确执行医嘱及各项护理技术操作规程，发现问题及时解决； ■ 对发生的护理差错、事故进行分析，提出防范措施。	

	职责表述： 负责指定范围内的科研工作。 <div align="center">工作时间百分比：20%</div>	✓ 参与权 ✓ 指导权
工作内容	■ 协助护士长及上级护师，积极开展新业务、新技术的推广和应用，并随时总结经验，加以改进； ■ 参与护理的科研项目，积极撰写和发表学术论文。	

	职责表述： 负责指定范围内的教学工作。 <div align="center">工作时间百分比：20%</div>	✓ 考核权 ✓ 组织权 ✓ 指导权
工作内容	■ 协助上级护理人员，负责本病区护士和进修护士的业务培训，制定学习计划，组织编写教材并承担讲课任务； ■ 参加护理临床教学工作，负责对培训人员、实习人员、进修人员进行有关护理程序知识和技能的培训； ■ 协助上级护师组织对规培人员、实习和进修人员进行出科考核。	

	职责表述： 积极配合科室内部和边际科室工作。 <div align="center">工作时间百分比：5%</div>	✓ 代表权 ✓ 协调权
工作内容	■ 配合医院各部门工作，形成合力，共同提升医院发展水平； ■ 密切配合医疗人员，共同完成医疗和手术任务； ■ 参与其他医院相关科室的病例讨论，加强与其他医院相关科室的交流，提高护理水平。	

职责表述： 完成上级领导交代的其他任务。 <div align="center">工作时间百分比：5%</div>	✓ 执行权

三、负责起草或撰写的文字资料

■ 通知、便笺、备忘录、总结等

四、财务权限

无财务权限。

五、工作汇报关系

汇报上级岗位	必须向上级主管汇报的事情（口头/书面）
科主任	护理缺陷差错事故、医疗纠纷和重大突发事件（口头/书面）； 仪器设备运维事项（口头）； 近期护理工作状况（口头）。

六、工作协作关系

协调对象	密切协调关系的部门
院内	全院各临床科室、供应室、后勤保障处等
院外	患者及其家属、医疗器械厂家、其他医院相关的部门等

七、任职资格

教育水平要求：大专及以上　　　　　　　　　专业要求：护理专业

从业资格要求：护士执业资格证书

培训经历：护理新技术、新方案的培训，医学基本知识培训等

经　　验：2年以上护理工作经验

知　　识：精通护理知识和护理技术，熟悉计算机等办公设备的应用知识，熟悉护理专业的外语知识等

能　　力：较强的亲和力和理解他人的能力、良好的合作精神、一定的服务精神等

八、应知法律法规、核心制度

法律法规	《医院管理评价指南》、《中华人民共和国护士管理办法》、《护士条例》、《中华人民共和国传染病防治法》、《医疗机构管理条例》、《医疗事故处理条例》、《医院消毒卫生标准》、《医疗卫生机构医疗废物管理办法》、《护士执业注册管理办法》、《护理文书书写规范与管理规定》、《突发公共卫生事件应急条例》、《医院感染管理办法》等
核心制度	《护理交接班制度》、《护理查对制度》、《护理工作制度》、《护理差错事故管理制度》、《探视陪伴制度》、《病房药品、物品、器械管理制度》、《饮食管理制度》、《病员管理制度》、《病人入、出院管理制度》等

九、工作特征

使用工具/设备	各种医疗设备、计算机、一般办公设备（电话、打印机）、文件柜等
工作环境	办公室、门诊，一般环境
工作时间	正常工作日，偶尔加班，偶尔出差

十、关键考核指标

备注：

病理科岗位说明书

病理科助理研究员岗位说明书

病理科

助理研究员

一、岗位基本情况

岗位名称：助理研究员	所属部门：病理科
岗位编号：B-2-YJ-BLK-003	所属职族：医技人员
直接上级：主任	所辖人数（数量）：
直接下级：	

二、岗位职责与权限

岗位目的	在主任的领导下，组织科室人员开展病理科研究工作，并负责一定范围的检查和教学任务。	
岗位职责与工作内容表述		权限
职责表述： 参与病理科发展计划，严格遵守科室年度、季度、月度计划和目标。 工作时间百分比：10%		✓ 计划参与权 ✓ 考核权 ✓ 反馈权
工作内容	■ 出席病理讨论会，积极参与会议议程，执行会议决策，传达会议精神，做好会议的记录保存及整理工作； ■ 参与病理科年度计划及目标的制定，参与人力资源处（原人事处）组织的绩效考核； ■ 严格执行各项规章制度。	
职责表述： 指导和监督病理科人员开展医疗和各项检查工作。 工作时间百分比：20%		✓ 检查权 ✓ 指导权 ✓ 调查权
工作内容	■ 协助上级，督促和检查病理科人员的工作，发现问题及时上报； ■ 指导科室人员工作，尤其是新技术和新设备的应用，进行现场指导，发现问题及时处理； ■ 调查和了解病理科各项检查工作中出现的新情况、新问题，展开研究。	
职责表述： 按照任务要求和质量标准，组织病理科开展科研创新工作。 工作时间百分比：30%		✓ 项目申请和审核权 ✓ 技术引进申

		请权
工作内容	■ 定期举行临床病理讨论会； ■ 组织参加各种类型的专业病理学术研讨会，了解国内外的新动向和新进展； ■ 积极开展科研项目，撰写学术论文； ■ 经常与临床科室取得联系，征求意见，改进工作； ■ 定期参加、主持临床病理讨论会及学术研讨会，举办专题学术讲座，以加强临床与病理的紧密联系。 ■ 不断钻研新技术、新方法，开展新的项目，为临床及病理诊治工作服务。	

职责表述：

    按照任务要求和质量标准，完成教学任务。

工作时间百分比：20%

		✓ 带教权 ✓ 指导权
工作内容	■ 完成教育处下达的教学任务； ■ 指导下级技师正确应用技术进行诊断； ■ 积极组织科室轮转，以及进修人员和实习生的带教工作。	

职责表述：

    与边际科室、医院内外相关部门进行沟通协调，展开充分合作。

工作时间百分比：10%

        ✓ 决策权　✓ 接待权　✓ 工作协调权

职责表述：

    完成领导交办的其他事项。

工作时间百分比：10%

        ✓ 决策权　✓ 管理权　✓ 人员调度权

三、负责起草或撰写的文字资料

■ 通知、便笺、备忘录、简报、信函、汇报文件或报告、总结等

四、财务权限

无财务权限。

五、工作汇报关系

汇报上级岗位	必须向上级主管汇报的事情（口头/书面）
主任 上级研究员	尸检报告（书面）； 医患纠纷（口头）； 病理诊断报告书（书面）。

六、工作协作关系

协调对象	密切协调关系的部门
院内	信息中心、各临床科室、科研处、医务处、后勤保障处等
院外	北京市中医局、其他医院病理科等

七、任职资格

教育水平要求：本科及以上学历		专业要求：临床医学专业	

从业资格要求：具备科室相关外语和计算机水平

培训经历：

经　　验：3 年以上临床经验

知　　识：医院管理知识，本专业知识，物理、化学相关医学基础知识，医疗质量标准知识等

能　　力：专业检查能力、诊断能力、分析判断能力、组织能力等

八、应知法律法规、核心制度

法律法规	《综合医院建设标准》、《医院管理评价指南》、《中华人民共和国执业医师法》、《中华人民共和国传染病防治法》、《中华人民共和国药品管理法》、《医疗机构管理条例》、《医疗事故处理条例》、《麻醉药品管理办法》、《突发公共卫生事件应急条例》、《处方管理办法》、《中医病历书写基本规范》、《医师外出会诊管理暂行规定》、《医院感染管理办法》、《医院消毒隔离办法》、《医疗卫生机构医疗废物管理办法》、《医疗机构临床用血管理办法》、《重大医疗过失行为和医疗事故报告制度的规定》、《抗菌药物临床应用指导原则》等
核心制度	《尸检规范》、《病理诊断规范》、《病理资料和档案管理规范》、《病理会诊规范》、《医疗仪器的维修及保养规范》等

九、工作特征

使用工具/设备	计算机及基本办公用具
工作环境	室内，舒适度一般
工作时间	正常工作日，有时加班

十、关键考核指标

备注：	

病理科主治医师岗位说明书

病理科 主治医师

一、岗位基本情况

岗位名称：主治医师	所属部门：病理科
岗位编号：B-2-YJ-BLK-103	所属职族：医疗人员
直接上级：主任	所辖人数（数量）：
直接下级：	

二、岗位职责与权限

岗 位 目 的	在主任的领导下，负责常规病理诊断及部分复查工作，并签发诊断报告书，完成科研、教学及其他任务。

岗位职责与工作内容表述	权限
职责表述： 参与病理科发展计划的制定，严格遵守科室年度、季度、月度计划和目标。 工作时间百分比：10%	✓ 计划参与权 ✓ 考核权 ✓ 反馈权
工作内容 ■ 出席病理讨论会，积极参与会议议程，执行会议决策，传达会议精神，做好会议的记录保存及整理工作； ■ 协助主任对各项规章制度进行不断修订和完善，并督促实施； ■ 参与病理科年度计划及目标的制定，参与人力资源处（原人事处）组织的绩效考核； ■ 严格执行各项规章制度。	
职责表述： 按照任务要求和质量标准，开展病理科各项检查工作。 工作时间百分比：30%	✓ 质量监控权 ✓ 监督检查权 ✓ 组织实施权
工作内容 ■ 承担主要病理检查，积极开展各种辅助病理检查工作，审查各类疑难病理检查报告； ■ 指导医师、主管技师、技师和技术员完成尸体解剖，作出病理诊断； ■ 指导下级医师及技术员完成病理活体组织取材、制片和诊断工作； ■ 遇到疑难病例难以诊断时，及时请示上级医师或送出会诊； ■ 负责常见病和多发病的初步病理诊断； ■ 负责冷冻切片的术前联系、取材及初步确诊工作； ■ 监督完成病理标本签收工作，监督完成病理报告发送工作； ■ 通过活检为临床提供定性诊断； ■ 定期清洗标本，保持工作区域的整洁。	

	职责表述：	✓ 项目申
	按照任务要求和质量标准，积极开展科研创新工作。	请和审
	工作时间百分比：20%	核权
工 作 内 容	■ 学习行业内的先进经验，运用先进病理研究技术，开展新技术、新疗法的研究； ■ 主持或参与医疗科研项目，积极撰写和发表学术论文； ■ 定期组织病理研讨会，结合中医理念，发挥中医特色，探索科室专业的提升空间和突破口； ■ 申请各级科研课题，指导下级医师完成科研项目的实施； ■ 参加学术交流和学术活动，加强与国内外科学技术的合作和交流。	✓ 技术引 进申请 权

	职责表述：	
	按照任务要求和质量标准，完成教学任务，并指导下级医师开展基本功训练。	
	工作时间百分比：20%	
工 作 内 容	■ 完成上级部门下达的教学任务，根据教学工作的需要，利用各种机会对下级医师和进修、实习人员进行教学和培训，有计划地开展基本功训练； ■ 担任交流人员和进修人员、实习人员的培训工作，负责实习、进修医师的考核、考试和鉴定； ■ 负责监督教学质量，提高教学水平； ■ 按要求完成学生考核等工作。	✓ 组织权 ✓ 指导权 ✓ 监督权 ✓ 考核权

	职责表述：	✓ 决策权
	与本科室医护人员、其他科室充分沟通，密切配合。	✓ 接待权
	工作时间百分比：10%	✓ 工作协 调权
	■ 与科研处、医技科室和管理科室等积极沟通，以便信息及时传递； ■ 与护理人员配合，共同完成医疗和手术任务； ■ 向其他医院学习先进的专业技术和管理理念，定期沟通。	

	职责表述：	✓ 决策权
	完成领导交办的其他事项。	✓ 管理权
	工作时间百分比：10%	✓ 人员调 度权

三、负责起草或撰写的文字资料

■ 通知、便笺、备忘录、简报、信函、汇报文件或报告、总结等

四、财务权限

无财务权限。

五、工作汇报关系

汇报上级岗位	必须向上级主管汇报的事情（口头/书面）
主任	尸检报告（书面）； 医患纠纷（口头）； 病理诊断报告书（书面）。

六、工作协作关系

协调对象	密切协调关系的部门
院内	手术室、医技科室、病理科、护理部、教育处、党院办、科研处等
院外	卫生局、中华医学会、患者及家属、其他医院相关科室

七、任职资格

教育水平要求：本科及以上学历　　　　　　专业要求：临床医学专业

从业资格要求：医师执业资格证书

培训经历：医院基本制度培训、专业技术培训、新方法和新技术培训等

经　　验：5年以上临床专业经验

知　　识：精通本专业知识，掌握中医理论知识，具备本专业疑难病诊治知识等

能　　力：较强的判断能力、良好的沟通合作能力、一定的监控能力、一定的外语阅读和交流能力等

八、应知法律法规、核心制度

法律法规	《综合医院建设标准》、《医院管理评价指南》、《中华人民共和国执业医师法》、《中华人民共和国传染病防治法》、《中华人民共和国药品管理法》、《医疗机构管理条例》、《医疗事故处理条例》、《麻醉药品管理办法》、《突发公共卫生事件应急条例》、《处方管理办法》、《中医病历书写基本规范》、《医师外出会诊管理暂行规定》、《医院感染管理办法》、《医院消毒隔离办法》、《医疗卫生机构医疗废物管理办法》、《医疗机构临床用血管理办法》、《重大医疗过失行为和医疗事故报告制度的规定》、《抗菌药物临床应用指导原则》等
核心制度	《尸检规范》、《病理诊断规范》、《病理资料和档案管理规范》、《病理会诊规范》、《医疗仪器的维修及保养规范》等

九、工作特征

使用工具/设备	显微镜、显微照相及图像处理系统、计算机、一般办公设备（电话、打印机、传真机、网络设备）、文件柜等
工作环境	诊断室，舒适度一般
工作时间	正常工作日，经常加班

十、关键考核指标

备注：	

病理科主管技师岗位说明书

<table>
<tr><td rowspan="4">病
理
科</td><td rowspan="4">主
管
技
师</td><td colspan="4">一、岗位基本情况</td></tr>
<tr><td>岗位名称：主管技师</td><td>所属部门：病理科</td></tr>
<tr><td>岗位编号：B-1-LC-BLK-109</td><td>所属职族：医技人员</td></tr>
<tr><td>直接上级：主任</td><td>所辖人数（数量）：</td></tr>
</table>

直接下级：

二、岗位职责与权限

岗位目的	在主任的领导下，负责较难病理切片和尸检技术操作，指导标本操作，并承担相应的科研和教学任务。	
岗位职责与工作内容表述		权限
职责表述： 遵守医院的各项相关制度和工作流程。 工作时间百分比：10%		✓ 执行权 ✓ 参与权
工作内容	■ 严格执行医院的各项规章制度，按照医院管理要求规范自己的行为； ■ 参与科室的绩效考核，具体操作上级领导及医师交代的考评工作； ■ 参与本科室主诊医生常规工作会议，讨论本科室计划及有效管理科室方面的事宜。	
职责表述： 负责完成指定范围内的技术操作任务，开展各项病理检查工作。 工作时间百分比：40%		✓ 疑难病症诊疗方案的建议权 ✓ 督促权 ✓ 指导权 ✓ 设备管理权
工作内容	■ 严格遵守并督促检查各项规章制度、技术操作规程的执行情况； ■ 承担合格的常规切片、冷冻切片及涂片的制作； ■ 承担免疫组化技术工作； ■ 负责病理标本、资料的保管和积累，做好登记和统计工作； ■ 定期清洗标本，保持工作区域的整洁。	
职责表述： 负责在本领域内的科研工作。 工作时间百分比：20%		✓ 组织权 ✓ 参与权 ✓ 项目申请权
工作内容	■ 主持和参与医疗科研项目，积极撰写和发表学术论文； ■ 申报各级科研课题，完成科研项目的实施； ■ 定期举行临床病理讨论会； ■ 组织参加各种类型的专业病理学术研讨会，了解国内外的新动向和新进展；	

	<ul><li>组织本科技师学习与运用先进医学科学技术，开展新技术、新疗法，进行科研工作，做好资料积累工作，及时总结经验；</li><li>结合中医理念，根据医院或行业的先进经验，创立新的医疗方法和技术。</li></ul>	
职责表述： 负责完成指定范围内的教学任务。 <div align="center">工作时间百分比：20%</div>		
工 作 内 容	<ul><li>制定本岗位带教人员的教学计划；</li><li>指导下级技术人员做好各项医疗工作，有计划地开展基本功训练；</li><li>担任适量的临床教学，指导实习、进修医师进行各种重要的检查和治疗；</li><li>负责带教实习医师、进修医师的考核、考试、鉴定等工作。</li></ul>	✔ 指导权 ✔ 考核权
职责表述： 积极配合科室内部和边际科室完成工作。 <div align="center">工作时间百分比：5%</div>		
工 作 内 容	<ul><li>配合医院各部门工作，形成合力，共同提升医院发展水平；</li><li>密切配合医护人员，共同完成医疗任务；</li><li>参与其他医院相关科室的病例讨论，加强与其他医院相关科室的交流，提高医疗水平。</li></ul>	✔ 执行权 ✔ 协调权
职责表述： 完成上级领导交代的其他任务。 <div align="center">工作时间百分比：5%</div>		✔ 执行权

三、负责起草或撰写的文字资料

- 通知、便笺、备忘录、汇报文件或报告、总结、医院文件、研究报告、科研标书等

四、财务权限

无财务权限。

五、工作汇报关系

汇报上级岗位	必须向上级主管汇报的事情（口头/书面）
主任	近期医疗业务情况（口头和书面）； 仪器设备运维事项（口头/书面）； 科研项目的进展（书面）； 教学任务的进展（书面）。

六、工作协作关系

协调对象	密切协调关系的部门
院内	其他临床科室、后勤保障处、医技科室等
院外	患者及其家属、仪器设备供应商、仪器维修相关部门等

七、任职资格

教育水平要求：本科及以上学历	专业要求：病理相关专业等

从业资格要求：技师执业资格证书

培训经历：专业领域内新技术、新方法的培训，仪器设备操作的培训等

经　　验：5 年以上相关岗位工作经验

知　　识：熟悉掌握科室所有设备的使用、维护和维修知识，熟悉计算机等办公设备的应用知识，熟悉相关的外语知识等

能　　力：较强的学习能力、合作和服务精神，良好的坚韧性和协调能力，一定的计划能力和分析能力等

八、应知法律法规、核心制度

法律法规	《中华人民共和国执业医师法》、《中华人民共和国中医药条例》、《中医、中西医结合病的书写基本规范》、《综合医院建设标准》、《医院管理评价指南》、《中华人民共和国药品管理法》、《中华人民共和国传染病防治法》、《医疗机构管理条例》、《医疗事故处理条例》、《麻醉药品管理办法》、《突发公共卫生事件应急条例》、《处方管理办法》、《病历书写基本规范》、《医师外出会诊管理暂行规定》、《医院感染管理办法》、《医院消毒隔离办法》、《医疗卫生机构医疗废物管理办法》、《医疗机构临床用血管理办法》、《重大医疗过失行为和医疗事故报告制度的规定》、《抗菌药物临床应用指导原则》、《中华人民共和国母婴保护法》等
核心制度	《仪器设备安装、验收制度》、《仪器设备使用管理制度》、《医疗申报定期安全检查（测）制度》、《医疗设备维护保养制度》、《医疗设备损坏丢失赔偿制度》、《首诊负责制度》、《疑难/危重病例讨论制度》、《会诊制度》、《危重病人抢救制度》、《死亡病例讨论制度》、《查对制度》、《病历书写基本规范与管理制度》、《值班/交接班制度》、《输血审核制度》、《血液制品管理条例》、《医疗纠纷管理条例》、《安全医疗警讯事件报告制度》等

九、工作特征

使用工具/设备	各种医疗设备、计算机、一般办公设备（电话、打印机）、文件柜等
工作环境	办公室、病房、门诊，舒适程度一般
工作时间	正常工作日，偶尔加班，偶尔出差

十、关键考核指标

备注：	

门 诊 部 门

门诊岗位说明书

特需门诊护士长岗位说明书

特需门诊 护士长

一、岗位基本情况

岗位名称：护士长	所属部门：特需门诊
岗位编号：B-1-MZ-TX-05	所属职族：业务中层管理人员
直接上级：护理部督导	所辖人数（数量）：
直接下级：所辖范围内的护理人员	

二、岗位职责与权限

岗 位 目 的	在护理部主任的业务指导下，负责特需门诊护理工作的管理和督导，并完成上级布置的其他任务。

岗位职责与工作内容表述	权限
职责表述： 参与制定医院护理规章制度，并据此制定本科室相应的规章制度和工作目标，保证贯彻落实。 工作时间百分比：10%	✓ 参与权 ✓ 起草权 ✓ 检查权
工作内容 ■ 参与制定医院的护理规章制度，立足科室发展和医院整体蓝图，提供可行性建议； ■ 严格遵守医院护理的各项规章制度，并据此制定本科室的护理规章制度、工作流程和质量标准，贯彻并落实； ■ 根据护理部和本科室的护理工作质量标准、总体工作计划，负责制定本科室具体的工作计划，并组织实施、检查与总结。	
职责表述： 负责管理本科室的护理工作。 工作时间百分比：30%	✓ 督促权 ✓ 组织权 ✓ 调配权 ✓ 考核权
工作内容 ■ 根据护理部和本科室的护理工作质量标准、总体工作计划，负责制定本区具体的工作计划，并组织实施检查与总结；	

	■ 督促护理人员严格执行各项规章制度、职业道德规范和技术操作规程,加强护理安全管理; ■ 合理排班,注重人力搭配,保证节假日的护理工作质量;安排工作体现以"病人为中心",做到日有安排,周有重点,月有计划; ■ 负责对全部护理人员进行工作绩效评价; ■ 负责本部门的消毒工作和医务用品的管理工作。	

职责表述:

　　按照任务要求和质量标准,开展特需门诊的护理工作。

工作时间百分比:40%

工 作 内 容	■ 负责检查各诊室开诊前的准备工作,深入各诊室检查护理质量,进行业务指导,解决护理技术操作难题; ■ 督促教育护理人员改善服务态度,经常巡视候诊患者的病情变化,对较重的患者提前诊治; ■ 负责相关资料信息的收集、汇总和整理,并定期作护理工作总结,并向上级汇报护理工作情况; ■ 组织护理人员的业务学习和考核,安排进修、实习护士的培训,并担任教学工作; ■ 负责督促和检查护理人员医嘱的执行情况,加强医护配合; ■ 负责处理发生的护理纠纷、投诉等事件,和解决病人提出的意见; ■ 经常检查和做好医疗登记、疫情报告、统计、考勤等工作; ■ 负责各诊室的管理,保持诊室的清洁、整齐; ■ 负责检查消毒、隔离工作,预防院内感染; ■ 负责部门各项资产和仪器设备的保管、维护和保养。	✓ 检查权 ✓ 指导权 ✓ 参与权 ✓ 处理权

职责表述:

　　积极配合科室内部和边际科室完成工作。

工作时间百分比:10%

工 作 内 容	■ 配合医院各部门工作,形成合力,共同提升医院发展水平; ■ 密切配合医疗人员,共同完成医疗和手术任务; ■ 参与其他医院相关科室的病例讨论,加强与其他医院相关科室的交流,提高护理水平。	

职责表述:

　　完成上级领导交代的其他任务。

工作时间百分比:10%

✓ 执行权

三、负责起草或撰写的文字资料

■ 通知、便笺、备忘录、医院文件(科室文件)、工作总结等

四、财务权限

无财务权限。

五、工作汇报关系

汇报上级岗位	必须向上级主管汇报的事情（口头/书面）
护理部督导	护理缺陷差错事故、医疗纠纷和重大突发事件（口头/书面）； 护理人员的增减及调整（书面）； 医疗仪器设备的淘汰与购置（书面）； 近期工作状况（口头）。

六、工作协作关系

协调对象	密切协调关系的部门
院内	计财处、人力资源处（原人事处）、其他临床科室、后勤科室、医技科室等
院外	患者及其家属、医疗器械厂家、其他医院相关的部门等

七、任职资格

教育水平要求：大专及以上　　　　　　　专业要求：护理专业

从业资格要求：主管护师及以上，护士执业资格证书

培训经历：行政管理、护理管理培训、医院基本制度培训等

经　　验：10年以上护理工作经验，3年以上护理管理经验

知　　识：熟悉临床护理指导，精通护理管理知识，熟悉计算机等办公设备的应用知识，熟悉护理专业的外语知识等

能　　力：较强的亲和力和理解他人的能力、良好的坚韧性和奉献精神、一定的主动性和服务精神等

八、应知法律法规、核心制度

法律法规	《医院管理评价指南》、《中华人民共和国护士管理办法》、《护士条例》、《中华人民共和国传染病防治法》、《医疗机构管理条例》、《医疗事故处理条例》、《医院消毒卫生标准》、《医疗卫生机构医疗废物管理办法》、《护士执业注册管理办法》、《护理文书书写规范与管理规定》、《突发公共卫生事件应急条例》、《医院感染管理办法》等
核心制度	《护理交接班制度》、《护理查对制度》、《护理工作制度》、《护理差错事故管理制度》、《探视陪伴制度》、《病房药品、物品、器械管理制度》、《饮食管理制度》、《病员管理制度》、《病人入、出院管理制度》等

九、工作特征

使用工具/设备	各种医疗设备、计算机、一般办公设备（电话、打印机）、文件柜等
工作环境	办公室、门诊，一般环境
工作时间	正常工作日，偶尔加班，偶尔出差

十、关键考核指标

备注：	

特需门诊主管护师岗位说明书

特需门诊 主管护师

一、岗位基本情况

岗位名称：主管护师	所属部门：特需门诊
岗位编号：B-1-MZ-TX-105	所属职族：护理人员
直接上级：护士长	所辖人数（数量）：
直接下级：	

二、岗位职责与权限

岗 位 目 的	在护士长的业务指导下，组织特需门诊的护理工作，并进行管理和督导。

岗位职责与工作内容表述		权限
职责表述： 　　参与制定医院护理规章制度，并据此制定本科室相应的规章制度和工作目标，保证贯彻落实。 <div align="center">工作时间百分比：10%</div>		
工作内容	■ 参与制定医院的护理规章制度，立足科室发展和医院整体蓝图，提供可行性建议； ■ 严格遵守医院护理的各项规章制度，参与制定本科室的护理规章制度、工作流程和质量标准，协助护士长做好科室持续质量控制，修改完善护理工作流程； ■ 协助护士长做好护理人员的行政管理和队伍建设工作。	✔ 参与权 ✔ 建议权
职责表述： 负责本科室指定范围内的护理工作。 <div align="center">工作时间百分比：50%</div>		
工作内容	■ 负责检查各诊室开诊前的准备工作，深入各诊室检查护理质量，进行业务指导，解决护理技术操作难题； ■ 协助护士长督促教育护理人员改善服务态度，经常巡视候诊患者的病情变化，对较重的患者提前诊治； ■ 协助护士长负责相关资料信息的收集、汇总和整理，并定期作护理工作总结，并向上级汇报护理工作情况； ■ 协助护士长组织护理人员的业务学习和考核，安排进修、实习护士的培训，并担任教学工作； ■ 负责督促和检查护理人员医嘱的执行情况，加强医护配合； ■ 负责处理发生的护理纠纷、投诉等事件，以及解决病人提出的意见； ■ 经常检查和做好医疗登记、疫情报告、统计、考勤等工作；	✔ 检查权 ✔ 指导权 ✔ 督促权

	■ 负责各诊室的管理，保持诊室的清洁、整齐； ■ 负责检查消毒、隔离工作，预防院内感染； ■ 负责部门各项资产和仪器设备的保管、维护和保养。	
	职责表述： 积极配合科室内部和边际科室工作。 <div align="center">工作时间百分比：20%</div>	
工 作 内 容	■ 配合医院各部门工作，形成合力，共同提升医院发展水平； ■ 密切配合医疗人员，共同完成医疗和手术任务； ■ 参与其他医院相关科室的病例讨论，加强与其他医院相关科室的 交流，提高护理水平。	✓ 协调权 ✓ 代表权
	职责表述： 完成上级领导交代的其他任务。 <div align="center">工作时间百分比：20%</div>	✓ 执行权

三、负责起草或撰写的文字资料

■ 通知、便笺、备忘录、汇报文件或报告、总结等

四、财务权限

无财务权限。

五、工作汇报关系

汇报上级岗位	必须向上级主管汇报的事情（口头/书面）
护士长	护理缺陷差错事故、医疗纠纷和重大突发事件（口头/书面）； 仪器设备运维事项（口头）； 近期的护理工作状况（口头）。

六、工作协作关系

协调对象	密切协调关系的部门
院内	计财处、药房、化验室、供应室、后勤部门等
院外	患者及其家属、医疗器械厂家、其他医院相关的部门等

七、任职资格

教育水平要求：大专及以上　　　　　　　　　　专业要求：护理专业

从业资格要求：护师及以上，护士执业资格证书

培训经历：护理新技术、新方案的培训，医学基本知识培训等

经　　验：5年以上护理工作经验

知　　识：精通护理知识，熟悉计算机等办公设备的应用知识，熟悉护理专业的外语知识等

| 能　　力： | 较强的亲和力和理解他人的能力、良好的坚韧性和奉献精神、一定的主动性和服务精神等 |

八、应知法律法规、核心制度

法律法规	《医院管理评价指南》、《中华人民共和国护士管理办法》、《护士条例》、《中华人民共和国传染病防治法》、《医疗机构管理条例》、《医疗事故处理条例》、《医院消毒卫生标准》、《医疗卫生机构医疗废物管理办法》、《护士执业注册管理办法》、《护理文书书写规范与管理规定》、《突发公共卫生事件应急条例》、《医院感染管理办法》等
核心制度	《护理交接班制度》、《护理查对制度》、《护理工作制度》、《护理差错事故管理制度》、《探视陪伴制度》、《病房药品》、《物品、器械管理制度》、《饮食管理制度》、《病员管理制度》、《病人入、出院管理制度》等

九、工作特征

使用工具/设备	各种医疗设备、计算机、一般办公设备（电话、打印机）、文件柜等
工作环境	办公室、病房、门诊，一般环境
工作时间	长期倒班，必要时随叫随到，偶尔加班，偶尔出差

十、关键考核指标

备注：	

特需门诊护师岗位说明书

<table>
<tr>
<td rowspan="4">
特需门诊 护师
</td>
<td colspan="2">

一、岗位基本情况
</td>
</tr>
<tr>
<td>岗位名称：护师</td>
<td>所属部门：特需门诊</td>
</tr>
<tr>
<td>岗位编号：B-1-MZ-TX-106</td>
<td>所属职族：护理人员</td>
</tr>
<tr>
<td>直接上级：护士长</td>
<td>所辖人数（数量）：</td>
</tr>
</table>

直接下级：

二、岗位职责与权限

岗位目的	在护士长的领导和上级护师的指导下，负责特需门诊日常护理的具体工作，并完成上级布置的其他任务。	
	岗位职责与工作内容表述	权限
	职责表述： 遵守医院各项相关制度和工作流程。 　　　　　　工作时间百分比：10%	
工作内容	■ 严格执行医院的各项规章制度，按照医院管理要求规范自己的行为； ■ 参与护理人员的绩效考核，具体执行上级领导及医师交代的考评工作； ■ 参与本科室的常规工作会议，讨论本科室的护理工作，并提出可行性建议。	✓ 参与权 ✓ 建议权
	职责表述： 负责本科室指定范围内的护理工作。 　　　　　　工作时间百分比：50%	
工作内容	■ 认真履行岗位责任，对患者热心、耐心、关心，保持病区、病房、走廊、厕所、水房水池、门窗玻璃、暖气、空调器等病区卫生环境的整洁； ■ 遵守职业道德规范，严格执行各项规章制度、中医护理常规和技术操作规程，严防差错事故； ■ 做好开诊前的准备工作、健康宣教工作，巡视候诊患者的病情变化，及时处理应急情况； ■ 经常观察候诊患者的病情变化，对较重的患者提前诊治或送急诊室处理； ■ 负责诊疗室的整洁、安静，维持就诊秩序，做好卫生防病工作； ■ 做好隔离、消毒工作，防止交叉感染； ■ 协助医师进行检诊，按医嘱对患者进行处置；	✓ 执行权 ✓ 参与权 ✓ 建议权

| 工作内容 | ■ 按照分工，负责领取、保管药品器材和其他物品；
 ■ 负责处理发生的护理纠纷、投诉等事件，以及解决病人提出的意见；
 ■ 安排个人的业务学习，指导落实进修、实习护士的工作，开展护理科研，及时总结经验。 | |

职责表述： 积极配合科室内部和边际科室工作。 <div align="center">工作时间百分比：20%</div>	

| 工作内容 | ■ 配合医院各部门工作，形成合力，共同提升医院发展水平；
 ■ 密切配合医疗人员，共同完成医疗和手术任务；
 ■ 参与其他医院相关科室的病例讨论，加强与其他医院相关科室的交流，提高护理水平。 | ✓ 代表权
 ✓ 协调权 |

职责表述： 完成上级领导交代的其他任务。 <div align="center">工作时间百分比：20%</div>	✓ 执行权

三、负责起草或撰写的文字资料

■ 通知、便笺、备忘录、总结等

四、财务权限

无财务权限。

五、工作汇报关系

汇报上级岗位	必须向上级主管汇报的事情（口头/书面）
护士长	护理缺陷差错事故、医疗纠纷和重大突发事件（口头/书面）； 仪器设备运维事项（口头）； 近期护理工作状况（口头）。

六、工作协作关系

协调对象	密切协调关系的部门
院内	化验室、供应室、药房、医技科室等
院外	患者及其家属、医疗器械厂家、其他医院相关的部门等

七、任职资格

教育水平要求：大专及以上   专业要求：护理专业

从业资格要求：护士执业资格证书

培训经历：护理新技术、新方案的培训，医学基本知识培训等

经   验：2 年以上护理工作经验

知 识：精通护理知识和护理技术，熟悉计算机等办公设备的应用知识，熟悉护理专业的外语知识等
能 力：较强的亲和力和理解他人的能力、良好的合作精神、一定的服务精神等

八、应知法律法规、核心制度

法律法规	《医院管理评价指南》、《中华人民共和国护士管理办法》、《护士条例》、《中华人民共和国传染病防治法》、《医疗机构管理条例》、《医疗事故处理条例》、《医院消毒卫生标准》、《医疗卫生机构医疗废物管理办法》、《护士执业注册管理办法》、《护理文书书写规范与管理规定》、《突发公共卫生事件应急条例》、《医院感染管理办法》等
核心制度	《护理交接班制度》、《护理查对制度》、《护理工作制度》、《护理差错事故管理制度》、《探视陪伴制度》、《病房药品》、《物品、器械管理制度》、《饮食管理制度》、《病员管理制度》、《病人入、出院管理制度》等

九、工作特征

使用工具/设备	各种医疗设备、计算机、一般办公设备（电话、打印机）、文件柜等
工作环境	办公室、门诊，一般环境
工作时间	正常工作日，偶尔加班，偶尔出差

十、关键考核指标

备注：	

内科门诊护士长岗位说明书

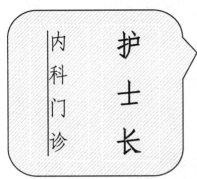

一、岗位基本情况

岗位名称：护士长	所属部门：内科门诊
岗位编号：B-1-MZ-NK-05	所属职族：业务中层管理人员
直接上级：门诊办主任、护理部督导	所辖人数（数量）：
直接下级：所辖范围内的护理人员	

二、岗位职责与权限

岗位目的	在护理部主任的业务指导下，负责内科门诊护理工作的管理和督导工作，并完成上级布置的其他任务。

岗位职责与工作内容表述	权限
职责表述： 　　参与制定医院的护理规章制度，并据此制定本科室相应的规章制度和工作目标，保证贯彻落实。 　　　　　　工作时间百分比：10%	
工作内容 ■ 参与制定医院的护理规章制度，立足科室发展和医院整体蓝图，提供可行性建议； ■ 严格遵守医院护理的各项规章制度，并据此制定本科室的护理规章制度、工作流程和质量标准，贯彻并落实； ■ 根据护理部和本科室护理工作质量标准、总体工作计划，负责制定本科室具体的工作计划，并组织实施、检查与总结。	✓ 参与权 ✓ 起草权 ✓ 检查权
职责表述： 　　负责管理本科室的护理工作。 　　　　　　工作时间百分比：30%	
工作内容 ■ 根据护理部和本科室护理工作的质量标准、总体工作计划，负责制定本区具体的工作计划，并组织实施检查与总结； ■ 督促护理人员严格执行各项规章制度、职业道德规范和技术操作规程，加强护理安全管理； ■ 合理排班，注重人力搭配，保证节假日的护理工作质量；安排工作体现以"病人为中心"，做到日有安排，周有重点，月有计划； ■ 负责对全部护理人员进行工作绩效评价； ■ 负责本部门的消毒工作和医务用品的管理工作。	✓ 督促权 ✓ 组织权 ✓ 调配权 ✓ 考核权

职责表述： 按照任务要求和质量标准，开展内科门诊的护理工作。 <div align="center">工作时间百分比：40%</div>		
工 作 内 容	■ 负责检查各诊室开诊前的准备工作，深入各诊室检查护理质量，进行业务指导，解决护理技术操作难题； ■ 督促教育护理人员改善服务态度,经常巡视候诊患者的病情变化，对较重的患者提前诊治； ■ 负责相关资料信息的收集、汇总和整理，并定期作护理工作总结，并向上级汇报护理工作情况； ■ 组织护理人员的业务学习和考核，安排进修、实习护士的培训，并担任教学工作； ■ 负责督促和检查护理人员医嘱的执行情况，加强医护配合； ■ 负责处理发生的护理纠纷、投诉等事件，以及解决病人提出的意见； ■ 经常检查和做好医疗登记、疫情报告、统计、考勤等工作； ■ 负责各诊室的管理，保持诊室的清洁、整齐； ■ 负责检查消毒、隔离工作，预防院内感染； ■ 负责部门各项资产和仪器设备的保管、维护和保养。	✓ 检查权 ✓ 指导权 ✓ 参与权 ✓ 处理权
职责表述： 积极配合科室内部和边际科室完成工作。 <div align="center">工作时间百分比：10%</div>		
工 作 内 容	■ 配合医院各部门工作，形成合力，共同提升医院发展水平； ■ 密切配合医疗人员，共同完成医疗和手术任务； ■ 参与其他医院相关科室的病例讨论，加强与其他医院相关科室的交流，提高护理水平。	
职责表述： 完成上级领导交代的其他任务。 <div align="center">工作时间百分比：10%</div>		✓ 执行权

三、负责起草或撰写的文字资料

■ 通知、便笺、备忘录、医院文件（科室文件）、工作总结等

四、财务权限

无财务权限。

五、工作汇报关系

汇报上级岗位	必须向上级主管汇报的事情（口头/书面）
护理部督导	护理缺陷差错事故、医疗纠纷和重大突发事件（口头/书面）； 护理人员的增减及调整（书面）； 医疗仪器设备的淘汰与购置（书面）； 近期工作状况（口头）。

六、工作协作关系

协调对象	密切协调关系的部门
院内	计财处、人力资源处（原人事处）、其他临床科室、后勤科室、医技科室等
院外	患者及其家属、医疗器械厂家、其他医院相关的部门等

七、任职资格

教育水平要求：大专及以上　　　　　　　　专业要求：护理专业

从业资格要求：主管护师及以上，护士执业资格证书

培训经历：行政管理培训、护理管理培训、医院基本制度培训等

经　　验：10年以上护理工作经验，3年以上护理管理经验

知　　识：熟悉临床护理指导，精通护理管理知识，熟悉计算机等办公设备的应用知识，熟悉护理专业的外语知识等

能　　力：较强的亲和力和理解他人的能力、良好的坚韧性和奉献精神、一定的主动性和服务精神等

八、应知法律法规、核心制度

法律法规	《医院管理评价指南》、《中华人民共和国护士管理办法》、《护士条例》、《中华人民共和国传染病防治法》、《医疗机构管理条例》、《医疗事故处理条例》、《医院消毒卫生标准》、《医疗卫生机构医疗废物管理办法》、《护士执业注册管理办法》、《护理文书书写规范与管理规定》、《突发公共卫生事件应急条例》、《医院感染管理办法》等
核心制度	《护理交接班制度》、《护理查对制度》、《护理工作制度》、《护理差错事故管理制度》、《探视陪伴制度》、《病房药品、物品、器械管理制度》、《饮食管理制度》、《病员管理制度》、《病人入、出院管理制度》等

九、工作特征

使用工具/设备	各种医疗设备、计算机、一般办公设备（电话、打印机）、文件柜等
工作环境	办公室、门诊，一般环境
工作时间	正常工作日，偶尔加班，偶尔出差

十、关键考核指标

备注：	

内科门诊主管护师岗位说明书

内科门诊 主管护师

一、岗位基本情况

岗位名称：主管护师　　　　　所属部门：内科门诊

岗位编号：B-1-MZ-NK-105　　所属职族：护理人员

直接上级：护士长　　　　　　所辖人数（数量）：

直接下级：

二、岗位职责与权限

岗 位 目 的	在护士长的业务指导下，组织内科门诊的护理工作，并进行管理和督导。

岗位职责与工作内容表述	权限
职责表述： 　　参与制定医院护理规章制度，并据此制定本科室相应的规章制度和工作目标，保证贯彻落实。 　　　　　　　工作时间百分比：10%	
工作内容 ■ 参与制定医院的护理规章制度，立足科室发展和医院整体蓝图，提供可行性建议； ■ 严格遵守医院护理的各项规章制度，参与制定本科室的护理规章制度、工作流程和质量标准，协助护士长做好科室持续质量控制，修改完善护理工作流程； ■ 协助护士长做好护理人员的行政管理和队伍建设工作。	✓ 参与权 ✓ 建议权
职责表述： 负责本科室指定范围内的护理工作。 　　　　　　　工作时间百分比：50%	
工作内容 ■ 负责检查各诊室开诊前的准备工作，深入各诊室检查护理质量，进行业务指导，解决护理技术操作难题； ■ 协助护士长督促教育护理人员改善服务态度，经常巡视候诊患者的病情变化，对较重的患者提前诊治； ■ 协助护士长负责相关资料信息的收集、汇总和整理，定期作护理工作总结，并向上级汇报护理工作情况； ■ 协助护士长组织护理人员的业务学习和考核，安排进修、实习护士的培训，并担任教学工作； ■ 负责督促和检查护理人员医嘱的执行情况，加强医护配合； ■ 负责处理发生的护理纠纷、投诉等事件，以及解决病人提出的意见； ■ 经常检查和做好医疗登记、疫情报告、统计、考勤等工作；	✓ 检查权 ✓ 指导权 ✓ 督促权

	■ 负责各诊室的管理，保持诊室的清洁、整齐； ■ 负责检查消毒、隔离工作，预防院内感染； ■ 负责部门各项资产和仪器设备的保管、维护和保养。	
职责表述： 　　积极配合科室内部和边际科室工作。 　　　　　　工作时间百分比：20%		✓ 协调权 ✓ 代表权
工 作 内 容	■ 配合医院各部门工作，形成合力，共同提升医院发展水平； ■ 密切配合医疗人员，共同完成医疗和手术任务； ■ 参与其他医院相关科室的病例讨论，加强与其他医院相关科室的交流，提高护理水平。	
职责表述： 　　完成上级领导交代的其他任务。 　　　　　　工作时间百分比：20%		✓ 执行权

三、负责起草或撰写的文字资料

■ 通知、便笺、备忘录、汇报文件或报告、总结等

四、财务权限

无财务权限。

五、工作汇报关系

汇报上级岗位	必须向上级主管汇报的事情（口头/书面）
护士长	护理缺陷差错事故、医疗纠纷和重大突发事件（口头/书面）； 仪器设备运维事项（口头）； 近期的护理工作状况（口头）。

六、工作协作关系

协调对象	密切协调关系的部门
院内	计财处、药房、化验室、供应室、后勤部门等
院外	患者及其家属、医疗器械厂家、其他医院相关的部门等

七、任职资格

教育水平要求：大专及以上　　　　　　专业要求：护理专业

从业资格要求：护师及以上，护士执业资格证书

培训经历：护理新技术、新方案的培训，医学基本知识培训等

经　　验：5年以上护理工作经验

知　　识：精通护理知识，熟悉计算机等办公设备的应用知识，熟悉护理专业的外语知识等

能　　力：	较强的亲和力和理解他人的能力、良好的坚韧性和奉献精神、一定的主动性和服务精神等

八、应知法律法规、核心制度

法律法规	《医院管理评价指南》、《中华人民共和国护士管理办法》、《护士条例》、《中华人民共和国传染病防治法》、《医疗机构管理条例》、《医疗事故处理条例》、《医院消毒卫生标准》、《医疗卫生机构医疗废物管理办法》、《护士执业注册管理办法》、《护理文书书写规范与管理规定》、《突发公共卫生事件应急条例》、《医院感染管理办法》等
核心制度	《护理交接班制度》、《护理查对制度》、《护理工作制度》、《护理差错事故管理制度》、《探视陪伴制度》、《病房药品》、《物品、器械管理制度》、《饮食管理制度》、《病员管理制度》、《病人入、出院管理制度》等

九、工作特征

使用工具/设备	各种医疗设备、计算机、一般办公设备（电话、打印机）、文件柜等
工作环境	办公室、病房、门诊，一般环境
工作时间	长期倒班，必要时随叫随到，偶尔加班，偶尔出差

十、关键考核指标

备注：	

内科门诊护师岗位说明书

一、岗位基本情况

岗位名称：护师	所属部门：内科门诊
岗位编号：B-1-MZ-NK-106	所属职族：护理人员
直接上级：护士长	所辖人数（数量）：
直接下级：	

内
科
门
诊

护
师

二、岗位职责与权限

岗 位 目 的	在护士长的领导和上级护师的指导下，负责内科门诊日常护理的具体工作，并完成上级布置的其他任务。

岗位职责与工作内容表述	权限
职责表述： 遵守医院各项相关制度和工作流程。 工作时间百分比：10%	
工作内容 ■ 严格执行医院的各项规章制度，按照医院管理要求规范自己的行为； ■ 参与护理人员的绩效考核，具体执行上级领导及医师交代的考评工作； ■ 参与本科室的常规工作会议，讨论本科室的护理工作，并提出可行性建议。	✓ 参与权 ✓ 建议权
职责表述： 负责本科室指定范围内的护理工作。 工作时间百分比：50%	
工作内容 ■ 认真履行岗位责任，对患者热心、耐心、关心，保持病区、病房、走廊、厕所、水房水池、门窗玻璃、暖气、空调器等病区卫生环境的整洁； ■ 遵守职业道德规范，严格执行各项规章制度、中医护理常规和技术操作规程，严防差错事故； ■ 做好开诊前的准备工作、健康宣教工作，巡视候诊患者的病情变化，及时处理应急情况； ■ 经常观察候诊患者的病情变化，对较重的患者提前诊治或送急诊室处理； ■ 负责诊疗室的整洁、安静，维持就诊秩序，做好卫生防病工作； ■ 做好隔离、消毒工作，防止交叉感染； ■ 协助医师进行检诊，按医嘱对患者进行处置；	✓ 执行权 ✓ 参与权 ✓ 建议权

	■ 按照分工，负责领取、保管药品器材和其他物品； ■ 负责处理发生的护理纠纷、投诉等事件，以及解决病人提出的意见； ■ 安排个人的业务学习，指导落实进修、实习护士的工作，开展护理科研，及时总结经验。	
职责表述： 　　积极配合科室内部和边际科室工作。 　　　　　　工作时间百分比：20%		✓ 代表权 ✓ 协调权
工作内容	■ 配合医院各部门工作，形成合力，共同提升医院发展水平； ■ 密切配合医疗人员，共同完成医疗和手术任务； ■ 参与其他医院相关科室的病例讨论，加强与其他医院相关科室的交流，提高护理水平。	
职责表述： 　　完成上级领导交代的其他任务。 　　　　　　工作时间百分比：20%		✓ 执行权

三、负责起草或撰写的文字资料

■ 通知、便笺、备忘录、总结等

四、财务权限

无财务权限。

五、工作汇报关系

汇报上级岗位	必须向上级主管汇报的事情（口头/书面）
护士长	护理缺陷差错事故、医疗纠纷和重大突发事件（口头/书面）； 仪器设备运维事项（口头）； 近期护理工作状况（口头）。

六、工作协作关系

协调对象	密切协调关系的部门
院内	化验室、供应室、药房、医技科室等
院外	患者及其家属、医疗器械厂家、其他医院相关的部门等

七、任职资格

教育水平要求：大专及以上　　　　　　　　专业要求：护理专业

从业资格要求：护士执业资格证书

培训经历：护理新技术、新方案的培训，医学基本知识培训等

经　　验：2 年以上护理工作经验

| 知　识： | 精通护理知识和护理技术，熟悉计算机等办公设备的应用知识，熟悉护理专业的外语知识等 |

| 能　力： | 较强的亲和力和理解他人的能力、良好的合作精神、一定的服务精神等 |

八、应知法律法规、核心制度

法律法规	《医院管理评价指南》、《中华人民共和国护士管理办法》、《护士条例》、《中华人民共和国传染病防治法》、《医疗机构管理条例》、《医疗事故处理条例》、《医院消毒卫生标准》、《医疗卫生机构医疗废物管理办法》、《护士执业注册管理办法》、《护理文书书写规范与管理规定》、《突发公共卫生事件应急条例》、《医院感染管理办法》等
核心制度	《护理交接班制度》、《护理查对制度》、《护理工作制度》、《护理差错事故管理制度》、《探视陪伴制度》、《病房药品》、《物品、器械管理制度》、《饮食管理制度》、《病员管理制度》、《病人入、出院管理制度》等

九、工作特征

使用工具/设备	各种医疗设备、计算机、一般办公设备（电话、打印机）、文件柜等
工作环境	办公室、门诊，一般环境
工作时间	正常工作日，偶尔加班，偶尔出差

十、关键考核指标

备注：	

外科门诊护士长岗位说明书

<table>
<tr><td colspan="2">外科门诊 护士长</td><td colspan="2">**一、岗位基本情况**</td></tr>
<tr><td colspan="4">岗位名称：护士长　　　　　所属部门：外科门诊</td></tr>
<tr><td colspan="4">岗位编号：B-1-MZ-WK-05　　所属职族：业务中层管理
人员</td></tr>
<tr><td colspan="4">直接上级：门诊办主任、
　　　　　护理部督导　　　所辖人数（数量）：</td></tr>
<tr><td colspan="4">直接下级：所辖范围内的护理人员</td></tr>
</table>

二、岗位职责与权限

岗 位 目 的	在护理部主任的业务指导下，负责外科门诊护理工作的管理和督导工作，并完成上级布置的其他任务。

岗位职责与工作内容表述	权限
职责表述： 　　参与制定医院护理规章制度，并据此制定本科室相应的规章制度和工作目标，保证贯彻落实。 <div align="center">工作时间百分比：10%</div>	
工作内容 ■ 参与制定医院的护理规章制度，立足科室发展和医院整体蓝图，提供可行性建议； ■ 严格遵守医院护理的各项规章制度，并据此制定本科室的护理规章制度、工作流程和质量标准，贯彻并落实； ■ 根据护理部和本科室的护理工作质量标准、总体工作计划，负责制定本科室具体的工作计划，并组织实施、检查与总结。	✓ 参与权 ✓ 起草权 ✓ 检查权
职责表述： 　　负责管理本科室的护理工作。 <div align="center">工作时间百分比：30%</div>	
工作内容 ■ 根据护理部和本科室的护理工作质量标准、总体工作计划，负责制定本区具体的工作计划，并组织实施检查与总结； ■ 督促护理人员严格执行各项规章制度、职业道德规范和技术操作规程，加强护理安全管理； ■ 合理排班，注重人力搭配，保证节假日的护理工作质量；安排工作体现以"病人为中心"，做到日有安排，周有重点，月有计划； ■ 负责对全部护理人员进行工作绩效评价； ■ 负责本部门的消毒工作和医务用品的管理工作。	✓ 督促权 ✓ 组织权 ✓ 调配权 ✓ 考核权
职责表述： 　　按照任务要求和质量标准，开展外科门诊的护理工作。 <div align="center">工作时间百分比：40%</div>	

工作内容	■ 负责检查各诊室开诊前的准备工作，深入各诊室检查护理质量，进行业务指导，解决护理技术操作难题； ■ 督促教育护理人员改善服务态度，经常巡视候诊患者的病情变化，对较重的患者提前诊治； ■ 负责相关资料信息的收集、汇总和整理，定期作护理工作总结，并向上级汇报护理工作情况； ■ 组织护理人员的业务学习和考核，安排进修、实习护士的培训，并担任教学工作； ■ 负责督促和检查护理人员医嘱的执行情况，加强医护配合； ■ 负责处理发生的护理纠纷、投诉等事件，以及解决病人提出的意见； ■ 经常检查和做好医疗登记、疫情报告、统计、考勤等工作； ■ 负责各诊室的管理，保持诊室的清洁、整齐； ■ 负责检查消毒、隔离工作，预防院内感染； ■ 负责部门各项资产和仪器设备的保管、维护和保养。	✓ 检查权 ✓ 指导权 ✓ 参与权 ✓ 处理权

职责表述：
积极配合科室内部和边际科室完成工作。

工作时间百分比：10%

工作内容	■ 配合医院各部门工作，形成合力，共同提升医院发展水平； ■ 密切配合医疗人员，共同完成医疗和手术任务； ■ 参与其他医院相关科室的病例讨论，加强与其他医院相关科室的交流，提高护理水平。	

职责表述：
完成上级领导交代的其他任务。

		✓ 执行权

工作时间百分比：10%

三、负责起草或撰写的文字资料

■ 通知、便笺、备忘录、医院文件（科室文件）、工作总结等

四、财务权限

无财务权限。

五、工作汇报关系

汇报上级岗位	必须向上级主管汇报的事情（口头/书面）
护理部督导	护理缺陷差错事故、医疗纠纷和重大突发事件（口头/书面）； 护理人员的增减及调整（书面）； 医疗仪器设备的淘汰与购置（书面）； 近期工作状况（口头）。

六、工作协作关系

协调对象	密切协调关系的部门
院内	计财处、人力资源处（原人事处）、其他临床科室、后勤科室、医技科室等

院外	患者及其家属、医疗器械厂家、其他医院相关的部门等

七、任职资格

教育水平要求：大专及以上	专业要求：护理专业

从业资格要求：主管护师及以上，护士执业资格证书

培训经历：行政管理、护理管理培训、医院基本制度培训等

经　　验：10 年以上护理工作经验，3 年以上护理管理经验

知　　识：熟悉临床护理指导，精通护理管理知识，熟悉计算机等办公设备的应用知识，熟悉护理专业的外语知识等

能　　力：较强的亲和力和理解他人的能力、良好的坚韧性和奉献精神、一定的主动性和服务精神等

八、应知法律法规、核心制度

法律法规	《医院管理评价指南》、《中华人民共和国护士管理办法》、《护士条例》、《中华人民共和国传染病防治法》、《医疗机构管理条例》、《医疗事故处理条例》、《医院消毒卫生标准》、《医疗卫生机构医疗废物管理办法》、《护士执业注册管理办法》、《护理文书书写规范与管理规定》、《突发公共卫生事件应急条例》、《医院感染管理办法》等
核心制度	《护理交接班制度》、《护理查对制度》、《护理工作制度》、《护理差错事故管理制度》、《探视陪伴制度》、《病房药品、物品、器械管理制度》、《饮食管理制度》、《病员管理制度》、《病人入、出院管理制度》等

九、工作特征

使用工具/设备	各种医疗设备、计算机、一般办公设备（电话、打印机）、文件柜等
工作环境	办公室、门诊，一般环境
工作时间	正常工作日，偶尔加班，偶尔出差

十、关键考核指标

备注：	

外科门诊主管护师岗位说明书

外科门诊 主管护师

一、岗位基本情况

岗位名称：主管护师　　　　所属部门：外科门诊

岗位编号：B-1-MZ-WK-105　　所属职族：护理人员

直接上级：护士长　　　　　所辖人数（数量）：

直接下级：

二、岗位职责与权限

岗 位目 的	在护士长的业务指导下，组织外科门诊的护理工作，并进行管理和督导。

岗位职责与工作内容表述	权限
职责表述： 　　参与制定医院护理规章制度，并据此制定本科室相应的规章制度和工作目标，保证贯彻落实。 <div align="center">工作时间百分比：10%</div>	
工作内容 ■ 参与制定医院的护理规章制度，立足科室发展和医院整体蓝图，提供可行性建议； ■ 严格遵守医院护理的各项规章制度，参与制定本科室的护理规章制度、工作流程和质量标准，协助护士长做好科室持续质量控制，修改完善护理工作流程； ■ 协助护士长做好护理人员的行政管理和队伍建设工作。	✓ 参与权 ✓ 建议权
职责表述： 　　负责本科室指定范围内的护理工作。 <div align="center">工作时间百分比：50%</div>	
工作内容 ■ 负责检查各诊室开诊前的准备工作，深入各诊室检查护理质量，进行业务指导，解决护理技术操作难题； ■ 协助护士长督促教育护理人员改善服务态度，经常巡视候诊患者的病情变化，对较重的患者提前诊治； ■ 协助护士长负责相关资料信息的收集、汇总和整理，定期作护理工作总结，并向上级汇报护理工作情况； ■ 协助护士长组织护理人员的业务学习和考核，安排进修、实习护士的培训，并担任教学工作； ■ 负责督促和检查护理人员医嘱的执行情况，加强医护配合； ■ 负责处理发生的护理纠纷、投诉等事件，以及解决病人提出的意见； ■ 经常检查和做好医疗登记、疫情报告、统计、考勤等工作；	✓ 检查权 ✓ 指导权 ✓ 督促权

	■ 负责各诊室的管理，保持诊室的清洁、整齐； ■ 负责检查消毒、隔离工作，预防院内感染； ■ 负责部门各项资产和仪器设备的保管、维护和保养。	
职责表述： 积极配合科室内部和边际科室工作。 <div align="center">工作时间百分比：20%</div>		✓ 协调权 ✓ 代表权
工 作 内 容	■ 配合医院各部门工作，形成合力，共同提升医院发展水平； ■ 密切配合医疗人员，共同完成医疗和手术任务； ■ 参与其他医院相关科室的病例讨论，加强与其他医院相关科室的交流，提高护理水平。	
职责表述： 完成上级领导交代的其他任务。 <div align="center">工作时间百分比：20%</div>		✓ 执行权

三、负责起草或撰写的文字资料

■ 通知、便笺、备忘录、汇报文件或报告、总结等

四、财务权限

无财务权限。

五、工作汇报关系

汇报上级岗位	必须向上级主管汇报的事情（口头/书面）
护士长	护理缺陷差错事故、医疗纠纷和重大突发事件（口头/书面）； 仪器设备运维事项（口头）； 近期的护理工作状况（口头）。

六、工作协作关系

协调对象	密切协调关系的部门
院内	计财处、药房、化验室、供应室、后勤部门等
院外	患者及其家属、医疗器械厂家、其他医院相关的部门等

七、任职资格

教育水平要求：大专及以上　　　　　　　　　　专业要求：护理专业

从业资格要求：护师及以上，护士执业资格证书

培训经历：护理新技术、新方案的培训，医学基本知识培训等

经　　验：5年以上护理工作经验

知　　识：精通护理知识，熟悉计算机等办公设备的应用知识，熟悉护理专业的外语知识等

能　　力：较强的亲和力和理解他人的能力、良好的坚韧性和奉献精神、一定的主动性和服务精神等

八、应知法律法规、核心制度

法律法规	《医院管理评价指南》、《中华人民共和国护士管理办法》、《护士条例》、《中华人民共和国传染病防治法》、《医疗机构管理条例》、《医疗事故处理条例》、《医院消毒卫生标准》、《医疗卫生机构医疗废物管理办法》、《护士执业注册管理办法》、《护理文书书写规范与管理规定》、《突发公共卫生事件应急条例》、《医院感染管理办法》等
核心制度	《护理交接班制度》、《护理查对制度》、《护理工作制度》、《护理差错事故管理制度》、《探视陪伴制度》、《病房药品、物品、器械管理制度》、《饮食管理制度》、《病员管理制度》、《病人入、出院管理制度》等

九、工作特征

使用工具/设备	各种医疗设备、计算机、一般办公设备（电话、打印机）、文件柜等
工作环境	办公室、病房、门诊，一般环境
工作时间	长期倒班，必要时随叫随到，偶尔加班，偶尔出差

十、关键考核指标

备注：	

后 勤 部 门

后勤保障处岗位说明书

后勤保障处处长岗位说明书

后勤保障处处长

一、岗位基本情况

岗位名称：处长		所属部门：后勤保障处	
岗位编号：E-1-001		所属职族：行管后勤中层管理人员	
直接上级：后勤副院长		所辖人数（数量）：	
直接下级：物资供应科科长、综合管理科科长、医学工程科科长、运营保障科科长、工程修缮科科长、后勤保障处办公室秘书			

二、岗位职责与权限

岗位目的	在主管院长领导下，主持后勤保障处工作，加强后勤保障工作的制度建设、流程规范、质量标准制定，降低运营成本，提高工作效率，保证服务质量，为医院运营提供高效率、高质量、低成本的现代化后勤保障服务系统。

岗位职责与工作内容表述	权限
职责表述： 　　负责制定后勤保障管理和服务的整体规划、年度计划、实施方案，强化所属科室制度建设、流程规范建设、质量标准建设，并监督执行。 工作时间百分比：20%	
工作内容 ■ 负责制定实施后勤保障处工作规章制度、发展规划和年度工作计划，及时进行阶段性总结； ■ 负责审核、制定所属科室的规章制度、流程规范、质量标准，并监督执行； ■ 负责后勤保障年度专项经费预算的编制及专项经费的使用与管理； ■ 负责审查本院各科室提出的医疗设备和物资请购计划，组织有关人员汇总；制订采购计划，提出购买建议，报请主管院长和院长审批后实施。	✓ 规章制度制定权 ✓ 计划制定权 ✓ 采购计划审批权 ✓ 建议权
职责表述： 　　对处室中各部门的业务工作进行监督检查，以保障医院的正常运转，对所辖科室服务质量结果负责。 工作时间百分比：45%	✓ 招标采购权 ✓ 报废审批权 ✓ 业务指导权 ✓ 人员监督权

工作内容	<ul><li>监督并协助下属科室进行大型医疗设备、家具、办公用品、五金家电、医用耗材、电脑通讯等物资的招标、采购、维修、库管、报废的全程审批与管理；</li><li>组织有关人员对调入、购入的国内贵重仪器设备进行验收鉴定，组织建立贵重仪器管理和使用制度，督促使用人员、维修人员严格执行操作规程，提高设备使用率；</li><li>负责监督动力、水暖、供气、通讯、交通、排污等设施的维修工作，确保医疗工作正常运转；</li><li>制定医院后勤基础设施维修改造计划，监督协助工程修缮科完成维修改造工程的申请、立项招标、预决算及工程管理工作；</li><li>根据医院改革工作的需要，负责招标引进和选择院内及社会的后勤服务实体，并负责组织下属科室对承包经营单位进行检查、监督、验收，严格执行合同标准；</li><li>加强安全生产教育与检查工作，督促下属科室对医院定期进行安全检查，发现问题，及时整改；</li><li>全面督促和检查后勤保障处人员履行岗位职责情况；</li><li>组织并带领下属进行每周一次的行政查房，发现问题及时解决。</li></ul>	

职责表述：

开展后勤保障处的内部管理工作。

工作时间百分比：20%

工作内容	<ul><li>指导下属制定阶段性工作计划，监督执行，并给予指导；</li><li>负责部门内人员的选拔、调配、工作安排、业务培训；</li><li>负责直接下属的考核、奖惩及绩效奖金的分配；</li><li>负责部门内经费预算的制定和使用，以及各类财务开支审批。</li></ul>	✔ 监督权 ✔ 调配权 ✔ 考核权 ✔ 审批权

职责表述：

加强所属科室的业务学习及廉政教育。

工作时间百分比：10%

工作内容	<ul><li>组织两周一次的处务会，强化廉政教育工作并部署工作。</li><li>负责组织后勤人员的业务学习和培训，提高服务意识和工作技能；</li></ul>	✔ 对员工业务教育权 ✔ 对员工思想教育权

职责表述：

完成上级领导交办的其他工作。

工作时间百分比：5%

　　　　　　　　　　　　　　　　　　　　　　　　　✔ 基本事项处理权

三、负责起草或撰写的文字资料

■ 通知、便笺、备忘录、汇报文件或报告、总结、医院文件、研究报告、合同或法律文件、请示工作等

四、财务权限

当涉及_____元以上的费用支出或投资决定时，必须向上级主管申请批准。

五、工作汇报关系

汇报上级岗位	必须向上级主管汇报的事情（口头/书面）
主管副院长	医疗器械招标、物资招标情况（书面）； 基建工程的招标（书面）； 后勤人员调整（书面）； 医院各科处室采购设备、物资财务支出情况（书面）； 各科科室发生安全事故，及重大安全隐患（书面）。

六、工作协作关系

协调对象	密切协调关系的部门
院内	党院办、纪检审、计财处、保卫处
院外	供电局、市环保局、技术监督局

七、任职资格

教育水平要求：本科学历及以上　　　　　　专业要求：行政管理专业

从业资格要求：

培训经历：后勤管理知识、相关法律知识，行业规范要求等

经　　验：从事医院管理工作 1~3 年，或者在相关职位工作时间达到 5 年以上

知　　识：管理知识、招标程序、财务知识、环境卫生知识等

能　　力：组织能力、协调能力、冲突管理能力、领导能力、计划能力、分析能力等

八、应知法律法规、核心制度

法律法规	《医院管理评价指南》、《中华人民共和国招投标法》、《中华人民共和国节约能源法》、《合同法》、《中华人民共和国食品卫生法》、《医疗卫生机构医疗废物管理办法》、《中共中央国务院关于深化医药卫生体制改革的意见》、《建筑工程法律法规》、《财务法律法规》、《中华人民共和国消防法》、《中华人民共和国环境保护法》、《中华人民共和国安全生产法》等
核心制度	《财会管理制度》、《设备管理制度》、《电管理制度》、《消防安全管理制度》、《卫生检查管理制度》、《从业人员卫生知识培训制度》、《库房管理制度》等

九、工作特征

使用工具/设备	电脑、办公设备等
工作环境	办公室、户外，舒适度一般
工作时间	正常工作日，经常加班

十、关键考核指标

备注：	

后勤保障处会计岗位说明书

后勤保障处 后勤会计

一、岗位基本情况

岗位名称：后勤会计		所属部门：后勤保障处
岗位编号：E-1-004		所属职族：后勤基层人员
直接上级：后勤保障处处长	所辖人数（数量）：	
直接下级：		

二、岗位职责与权限

岗位目的	在后勤保障处处长的领导下，负责后勤保障处物资采购凭证的审核。	
岗位职责与工作内容表述		**权限**
职责表述： 严格执行会计制度及后勤保障处制定的各项规章制度。 工作时间百分比：10%		✓ 制度执行权
工作内容	■ 执行国家相关规定，负责会计核算，实行会计监督； ■ 严格执行后勤保障处制定的各项规章制度。	
职责表述： 负责对单据凭证的审核工作，监督、控制部门内的经济活动。 工作时间百分比：50%		✓ 报销单据审核权 ✓ 统计报表上报权
工作内容	■ 负责审核各种报销单据等原始凭证，并根据原始凭证填制会计凭证； ■ 所有开支的单据、发票必须由经手人、验收人签名，并经主管审核，方可报销； ■ 负责做好各类统计报表，及时上报。	
职责表述： 负责处室日常管理工作。 工作时间百分比：30%		✓ 发现问题上报权 ✓ 文件资料保管权 ✓ 信息收集、汇总、整理权
工作内容	■ 反对浪费，杜绝贪污，发现有关经济不清的情况，及时向上级反映； ■ 处理办公室日常业务，上传下达；及时做好文件、资料的转达、保管及保密工作； ■ 负责相关信息的收集、汇总和整理； ■ 负责定期向直接上级汇报工作，接受检查和监督。	
职责表述： 完成领导交给的临时任务。 工作时间百分比：10%		✓ 决策执行权

三、负责起草或撰写的文字资料

■ 通知、便笺、备忘录、汇报文件或报告、总结等

四、财务权限

无财务权限。

五、工作汇报关系

汇报上级岗位	必须向上级主管汇报的事情（口头/书面）
后勤保障处处长	物资购买申请（书面）； 部门领用物资（书面）； 价格变动（书面）。

六、工作协作关系

协调对象	密切协调关系的部门
院内	各职能科室，医疗医技、教学、行政等部门
院外	物资供应单位

七、任职资格

教育水平要求：大专及以上学历　　　　　专业要求：会计专业

从业资格要求：会计执业资格证

培训经历：会计专业及国家政策、法规的培训等

经　　验：2 年以上相关工作经验

知　　识：熟悉会计知识、了解医院流程等

能　　力：计划能力、分析能力、创新能力、协调能力、主动性、奉献精神、服务精神等

八、应知法律法规、核心制度

法律法规	《会计法》、《财务会计报告条例》、《会计人员职权条例》、《经济法》等
核心制度	《报销制度》、《原始凭证管理制度》、《医院财务制度》等

九、工作特征

使用工具/设备	电脑、办公设备、电话、计算器等
工作环境	办公室，舒适度较好
工作时间	正常工作日，偶尔加班

十、关键考核指标

备注：

工程修缮科岗位说明书

工程修缮科科长岗位说明书

工
程
修
缮
科

科

长

一、岗位基本情况

岗位名称：科长	所属部门：工程修缮科
岗位编号：E-1-JZ-001	所属职族：行管后勤中层管理人员
直接上级：后勤保障处处长	所辖人数（数量）：
直接下级：副科长	

二、岗位职责与权限

岗位目的	在处长领导下，做好工程修缮科分管的各项工作。	
岗位职责与工作内容表述		权限
职责表述： 　　严格遵守制度，负责制定科内各项规章制度、本科室年度工作计划及相关服务项目的质量标准文件。 工作时间百分比：20%		✓ 科室制度制定权 ✓ 工作计划制定权 ✓ 采购计划拟定权 ✓ 执行监督权
工作内容	■ 在主管院长和后勤保障处处长的领导下，严格遵守医院及后勤保障处制定的各项规章制度； ■ 负责制定本科室的规章制度； ■ 负责制定和落实年度工作计划，及时进行阶段性总结； ■ 组织拟定年度基建、维修经费预算，制定木料、零配件采购计划和组织执行经院批准的年度计划； ■ 负责制定运营保障科所辖服务项目的质量标准和服务流程，并监督其执行情况。	
职责表述： 　　对本科室业务工作进行监督检查，以保障医院的正常运转。 工作时间百分比：35%		✓ 工程项目验收权 ✓ 房屋使用监督权 ✓ 物资使用监督权 ✓ 物质质量控制权
工作内容	■ 组织基建项目的招标工作，对完工项目进行测量验收； ■ 负责全院房屋、水暖的使用管理，掌握全院医疗用房、家属用房、学生宿舍等用房的使用情况； ■ 组织制定各类用房的使用规定，制定水暖、电工、木工维修操作规程； ■ 负责对购进的各类零配件、木料、电料、建筑材料进行质量控制；	

	■ 负责协调水暖、电工、木工对相应的设备、用具等进行周期性的检查、检测，以保证医院的正常运转。	

职责表述：

负责本科室的日常管理工作及监督其服务质量。

工作时间百分比：30%

工作内容	■ 根据各个科室的需求对科室人员进行调度； ■ 督促科室各类工作人员履行各自职责，检查各类计划执行情况； ■ 深入科室，征求科室的服务需求和意见，及时调整科室的服务流程和质量标准，不断提高服务质量； ■ 组织完成本科各项登录、统计工作，督促有关人员按时完成各类报表的制作及按时上报； ■ 负责做好与上级单位及各部委的联系，取得多方面的支持。	✓ 人员调度权 ✓ 人员考核权 ✓ 业务工作上报权 ✓ 对外沟通权

职责表述：

加强科室思想建设工作。

工作时间百分比：10%

工作内容	■ 负责本科职业道德建设，掌握本科人员的思想动态、业务能力和工作表现，提出考核、奖惩、晋升和培养使用意见； ■ 办事勤政、廉政、精政，为人正直，作风正派，办事公道，严格要求自己，密切联系群众，热情待人。	✓ 对员工的教育权

职责表述：

完成领导交给的临时任务。

工作时间百分比：5%

	✓ 执行决策权

三、负责起草或撰写的文字资料

■ 汇报文件或报告、总结、医院文件、研究报告、合同或法律文件等

四、财务权限

当涉及_____元以上的费用支出或投资决定时，必须向上级主管申请批准。

五、工作汇报关系

汇报上级岗位	必须向上级主管汇报的事情（口头/书面）
主管副院长 后勤保障处处长	新建项目的审批（书面）； 房屋装修（书面）； 材料购进（书面）。

六、工作协作关系

协调对象	密切协调关系的部门
院内	各临床科室、党院办、计财处
院外	市规划局、国管局、中医药大学、中医药管理局

七、任职资格

教育水平要求：大专学历及以上　　　　专业要求：

从业资格要求：

培训经历：管理知识、财务管理、仓储物流管理等

经　　验：具备一定的房屋装修管理经验和基建项目管理经验

知　　识：财务管理、基建项目管理、设备管理、仓储物流管理等

能　　力：协调能力、合作精神、主动性、奉献精神、服务精神等

八、应知法律法规、核心制度

法律法规	《中华人民共和国政府采购法》、《中华人民共和国招投标法》、《中华人民共和国计量法》、《北京市统一医疗服务收费标准》、《基建、修缮工程项目审计实施办法》、《建设工程质量管理条例》、《关于加强工程质量管理暂行规定》、《中直机关基本建设项目竣工决算审计暂行办法》、《中华人民共和国消防法》、《中华人民共和国环境保护法》、《中华人民共和国安全生产法》等
核心制度	《财会管理制度》、《设备管理制度》、《电管理制度》、《消防安全管理制度》、《库房管理制度》等

九、工作特征

使用工具/设备	电脑、办公设备等
工作环境	办公室（舒适度较好）、户外（舒适度差）
工作时间	正常工作日，偶尔加班

十、关键考核指标

备注：	

工程修缮科房管组长岗位说明书

<table>
<tr><td colspan="2">

一、岗位基本情况
</td></tr>
<tr><td>岗位名称：房管组长</td><td>所属部门：工程修缮科</td></tr>
<tr><td>岗位编号：E-1-JZ-003</td><td>所属职族：行管后勤人员</td></tr>
<tr><td>直接上级：科长</td><td>所辖人数（数量）：</td></tr>
<tr><td>直接下级：科员</td><td></td></tr>
</table>

二、岗位职责与权限

岗位目的	在科长的领导下，做好院内职工的住房补贴及院内、院外房屋的使用和管理工作。

岗位职责与工作内容表述	权限
职责表述： 　　严格遵守医院及后勤保障处制定的各项规章制度，并制定房屋管理年度工作计划。 <div align="center">工作时间百分比：15%</div>	✔ 行政管理权 ✔ 计划制定权
工作内容 ■ 在科长的领导下，认真遵守医院及后勤保障处制定的各项规章制度； ■ 负责协助科长制定和落实年度工作计划，及时进行阶段性总结。	
职责表述： 　　负责做好院内的房屋日常管理及相关费用、预算支付工作。 <div align="center">工作时间百分比：35%</div>	✔ 房屋的管理权 ✔ 监督使用权
工作内容 ■ 对职工住房补贴进行预算，并向上级汇报； ■ 负责住院医师公寓的管理，保证公寓的正常使用； ■ 负责地下室房屋的管理，保证地下室的正常使用； ■ 组织对符合条件上市出售条件的房屋进行出售，并做好登记工作； ■ 负责院内职工供暖费的支付，以保证其正常生活； ■ 负责院内职工水电费、房费收取和台账的使用与管理。	
职责表述： 　　负责本科室的日常工作。 <div align="center">工作时间百分比：30%</div>	✔ 人员调度权 ✔ 计划执行监督权

工作内容	■ 协助科长根据各个科室的需求对科室人员进行调度； ■ 负责科室相关工作人员覆行各自职责，检查各类计划执行情况； ■ 对院内房屋进行周期性巡查，防止房屋空置与使用的不符合规定，并及时上报； ■ 组织完成本科各项登录、统计工作，督促有关人员按时完成各类报表的制作及按时上报； ■ 负责做好与上级单位及各部委的联系，取得多方面的支持。	✓ 工作总结上报权

职责表述：
　　加强思想建设工作，切实做好本职工作。
工作时间百分比：15%

工作内容	■ 负责本科职业道德建设，掌握本科人员的思想动态、业务能力和工作表现，提出考核、奖惩、晋升和培养使用意见； ■ 办事勤政、廉政、精政，为人正直，作风正派，办事公道，严格要求自己，密切联系群众，热情待人。	✓ 对员工教育权

职责表述：
　　完成领导交给的临时任务。
工作时间百分比：5%

✓ 决策执行权

三、负责起草或撰写的文字资料

■ 通知、便笺、备忘录、医院文件、合同或法律文件等

四、财务权限

无财务权限。

五、工作汇报关系

汇报上级岗位	必须向上级主管汇报的事情（口头/书面）
后勤保障处处长 计财处 工程修缮科科长	住院医师培训公寓管理（口头/书面）； 住房补贴（书面）； 地下空间监察（口头）。

六、工作协作关系

协调对象	密切协调关系的部门
院内	党院办、计财处、审计处、人力资源处（原人事处）
院外	国管局、中医局、中国中医科学院等

七、任职资格

教育水平要求：大专学历及以上　　　　　　专业要求：

从业资格要求：

培训经历：管理知识、沟通协调技能等

经 验：5年以上相关工作经验，2年以上管理工作经验

知 识：具备房屋管理知识等

能 力：协调能力、奉献精神、服务精神、领导能力等

八、应知法律法规、核心制度

法律法规	《房屋所有权证》、《房屋共有权证》、《房屋他项权证》、《北京市物业管理招投标办法》等
核心制度	《集体用房改售制度》、《公寓管理制度》、《防火制度》、《招待所应急预案》、《会客制度》、《交接班制度》、《客房值班巡视制度》、《巡视制度》、《住宿验证登记制度》等

九、工作特征

使用工具/设备	电脑、办公设备的使用
工作环境	办公室、户外，舒适度一般
工作时间	正常工作日

十、关键考核指标

备注：	

工程修缮科房管员岗位说明书

<table>
<tr><td rowspan="4">工程修缮科 房管员</td><td colspan="2">一、岗位基本情况</td></tr>
<tr><td>岗位名称：房管员</td><td>所属部门：工程修缮科</td></tr>
<tr><td>岗位编号：E-1-JZ-004</td><td>所属职族：后勤基层人员</td></tr>
<tr><td>直接上级：科长</td><td>所辖人数（数量）：</td></tr>
</table>

直接下级：

二、岗位职责与权限

岗 位 目 的	在科长的领导下，负责发放职工住房补贴，发放供暖费，管理地下空间及公寓，解答各类有关住房类的问题。

岗位职责与工作内容表述		权限
职责表述： 　　负责房屋管理处的日常工作。 　　　　　工作时间百分比：60%		✓ 职工住房补贴核实权 ✓ 供暖费用核实权 ✓ 住房问题解答权
工作内容	■ 负责协助科长核实并发放职工住房补贴； ■ 负责协助公寓管理员对公寓进行管理； ■ 负责定期对地下空间进行安全检查； ■ 负责协助科长核实并发放供暖费用； ■ 负责协助解答有关住房的各类问题； ■ 负责科室相关费用的登记工作，并及时上报。	
职责表述： 　　其他日常工作。 　　　　　工作时间百分比：30%		✓ 信息收集、汇总、整理权 ✓ 工作情况汇报权
工作内容	■ 负责相关信息的收集、汇总和整理； ■ 负责定期向直接上级汇报工作，接受检查和监督。	
职责表述： 　　完成领导交给的临时任务。 　　　　　工作时间百分比：10%		✓ 决策执行权

三、负责起草或撰写的文字资料

■ 计划、总结等

四、财务权限

无财务权限。

五、工作汇报关系

汇报上级岗位	必须向上级主管汇报的事情（口头/书面）
科长	地下空间检查情况（口头）； 各类补贴发放情况（书面）。

六、工作协作关系

协调对象	密切协调关系的部门
院内	计财处、党院办、后勤保障处等。
院外	中医药管理局、国家房屋管理局等。

七、任职资格

教育水平要求：大专及以上学历	专业要求：

从业资格要求：

培训经历：房屋管理方面的培训

经　　　验：1年以上相关工作经验

知　　　识：房屋管理知识

能　　　力：协调能力、冲突管理能力、写作能力、信息管理能力、服务精神

八、应知法律法规、核心制度

法律法规	《房屋所有权证》、《房屋共有权证》、《房屋他项权证》、《北京市物业管理招投标办法》等。
核心制度	《集体用房改售制度》、《公寓管理制度》、《防火制度》、《招待所应急预案》、《会客制度》、《交接班制度》、《客房值班巡视制度》、《巡视制度》、《住宿验证登记制度》等。

九、工作特征

使用工具/设备	电话、办公设备等
工作环境	办公室，舒适度较好
工作时间	正常工作日，偶尔加班

十、关键考核指标

备注：	

工程修缮科水暖班班长岗位说明书

一、岗位基本情况

岗位名称：水暖班班长		所属部门：工程修缮科	
岗位编号：E-1-JZ-007		所属职族：后勤基层人员	
直接上级：副科长		所辖人数（数量）：	
直接下级：			

二、岗位职责与权限

岗 位 目 的	在科长的领导下，负责全院水暖设备的维修与维护，保证水暖设备正常运行。

岗位职责与工作内容表述		权限
职责表述： 负责组织制定本班组工作管理制度和年度工作计划。 工作时间百分比：10%		✓ 规章制度制定完善权 ✓ 计划制定权
工作内容	■ 在科长的领导下，根据医院的总体要求，组织制定及完善相关规定及制度； ■ 组织制定本班组的年度工作计划。	
职责表述： 负责医院水、暖管网的维护和检修。 工作时间百分比：40%		✓ 管网的维修与检修权 ✓ 人员素质培养权 ✓ 异常情况汇报权
工作内容	■ 在科长、副科长的领导下，负责医院水、暖管网的维修与检修，巡视水暖供应情况，及时发现问题排除故障； ■ 带领水暖工熟悉掌握园区供水的基本情况，提高班组的整体业务素质； ■ 及时保养、检修水暖设施，减少突发事件的发生； ■ 出现异常情况及时向领导汇报。	
职责表述： 负责内部日常管理工作。 工作时间百分比：30%		✓ 计划工作实施监督权 ✓ 内部流程制定权 ✓ 人员考核权 ✓ 人员培训权
工作内容	■ 指导下级制定工作计划，并监督实施； ■ 负责制定内部工作流程，进行人员调配； ■ 负责下级工作的指导、检查、考核、评价、整改； ■ 负责本班组人员的考勤； ■ 对班组人员进行相关培训。	

职责表述： 　　其他日常工作。 　　　　　　工作时间百分比：15%		✓ 后勤查房参 　与权 ✓ 相关信息汇 　总收集权 ✓ 工作汇报权
工作 内容	■ 参加后勤查房工作，及时解决发现的问题； ■ 负责相关信息资料的收集、汇总和整理； ■ 负责定期向直接上级汇报工作，接受检查和监督。	
职责表述： 　　完成领导交给的临时任务。 　　　　　　工作时间百分比：5%		✓ 决策执行权

三、负责起草或撰写的文字资料

■ 汇报文件或报告、总结等

四、财务权限

无财务权限。

五、工作汇报关系

汇报上级岗位	必须向上级主管汇报的事情（口头/书面）
科长	与工作相关的各种事情（口头）

六、工作协作关系

协调对象	密切协调关系的部门
院内	医院各部门
院外	热力公司、自来水公司等

七、任职资格

教育水平要求：大专及以上学历　　　　　　专业要求：暖通及其他专业

从业资格要求：

培训经历：水暖施工方面的培训等

经　　　验：1年相关工作经验

知　　　识：

能　　　力：协调能力、冲突管理能力、写作能力、信息管理能力、服务精神等

八、应知法律法规、核心制度

法律法规	《建筑法》、《安全生产法》、《消防法》、《建筑工程质量管理条例》、《建设生产安全管理条例》、《安全生产许可证条例》等

核心制度	《报告制度》、《防火制度》、《交接班制度》等

九、工作特征

使用工具/设备	维修工具、电话、计算器等
工作环境	敞开式办公，舒适度一般
工作时间	正常工作日，偶尔加班

十、关键考核指标

备注：	

工程修缮科水暖工岗位说明书

<table>
<tr><td rowspan="4" style="text-align:center">工程修缮科 水暖工</td><td colspan="2">一、岗位基本情况</td></tr>
<tr><td>岗位名称：水暖工</td><td>所属部门：工程修缮科</td></tr>
<tr><td>岗位编号：E-1-JZ-008</td><td>所属职族：后勤基层人员</td></tr>
<tr><td>直接上级：水暖班班长</td><td>所辖人数（数量）：</td></tr>
</table>

直接下级：

二、岗位职责与权限

岗 位目 的	在科长的领导下，负责全院水暖设备的维修与维护，保证水暖设备的正常运行。

岗位职责与工作内容表述	权限
职责表述： 　　负责全院的供水工作和水暖设施的维护工作。 　　　　工作时间百分比：60%	✓ 供水设施的维修保养权 ✓ 供暖设施的维修保养权 ✓ 零部件、耗材的保管权
工作内容 ■ 负责全院的供水工作； ■ 负责全院的供水管道、阀门和水龙头等的维修和保养工作； ■ 负责全院暖气片、供暖管道等各种供暖供气设施的维修和保养工作； ■ 配合外来维修人员完成维修工作，验收维修质量； ■ 负责对全院的水暖设施进行巡视，发现故障隐患及时处理； ■ 负责请领、保管各种维修零部件和耗材等物品。	
职责表述： 　　其他日常工作。 　　　　工作时间百分比：30%	✓ 后勤查房参与权 ✓ 信息收集、汇总、整理权
工作内容 ■ 参加后勤查房工作，及时解决发现的问题； ■ 负责相关信息的收集、汇总和整理； ■ 负责定期向直接上级汇报工作，接受检查和监督。	
职责表述： 　　完成领导交给的临时任务。 　　　　工作时间百分比：10%	✓ 决策执行权

三、负责起草或撰写的文字资料

■ 计划、总结等

四、财务权限

无财务权限。

五、工作汇报关系

汇报上级岗位	必须向上级主管汇报的事情（口头/书面）
科长	与工作相关的各种事情（口头）

六、工作协作关系

协调对象	密切协调关系的部门
院内	医院各科室
院外	自来水公司

七、任职资格

教育水平要求：中专及以上学历　　　　　专业要求：暖通及其他专业

从业资格要求：

培训经历：水暖维修技能培训等

经　　验：1年以上相关工作经验

知　　识：具备暖通、管道知识等

能　　力：协调能力、冲突管理能力、写作能力、信息管理能力、服务精神等

八、应知法律法规、核心制度

法律法规	《建筑法》、《安全生产法》、《消防法》、《建筑工程质量管理条例》、《建设生产安全管理条例》、《安全生产许可证条例》等
核心制度	《报告制度》、《防火制度》、《交接班制度》等

九、工作特征

使用工具/设备	维修工具、电话、计算器等
工作环境	敞开式办公，舒适度较差
工作时间	正常工作日，加班

十、关键考核指标

备注：	

工程修缮科木工岗位说明书

<table>
<tr><td rowspan="5">工程修缮科</td><td rowspan="5">木工</td><td colspan="4">一、岗位基本情况</td></tr>
<tr><td>岗位名称：木工</td><td></td><td>所属部门：工程修缮科</td></tr>
<tr><td>岗位编号：E-1-JZ-009</td><td></td><td>所属职族：后勤基层人员</td></tr>
<tr><td>直接上级：</td><td></td><td>所辖人数（数量）：</td></tr>
<tr><td>直接下级：</td><td></td><td></td></tr>
</table>

二、岗位职责与权限

岗 位 目 的	在科长的领导下，负责全院建筑物的门窗、木器家具的检修及部分小型用具的维修与制作。

岗位职责与工作内容表述	权限
职责表述： 负责全院建筑物的门窗、木器加护的维修与制作工作。 工作时间百分比：60%	
工作内容 ■ 负责全院建筑物的门窗、木器加护的维修与制作工作； ■ 严格坚持公物人为损坏赔偿制度，不准私自维修，不搞人情维修； ■ 严格维修器材的管理，厉行节约，妥善保管好换下的废旧器材； ■ 树立服务思想，主动上门维修； ■ 使用木工机械设备，要严格按操作规程作业； ■ 下班前主动将木工车间打扫干净，认真做好防火防盗工作。	✓ 门窗、木器的制作权 ✓ 维修器材保管权
职责表述： 科室其他日常工作。 工作时间百分比：30%	✓ 后勤查房参与权 ✓ 信息收集、汇总、整理权
工作内容 ■ 参加后勤查房工作，及时解决发现的问题； ■ 负责相关信息的收集、汇总和整理； ■ 负责定期向直接上级汇报工作，接受检查和监督。	
职责表述： 完成领导交给的临时任务。 工作时间百分比：10%	✓ 决策执行权

三、负责起草或撰写的文字资料

■ 计划、总结

四、财务权限

无财务权限。

五、工作汇报关系

汇报上级岗位	必须向上级主管汇报的事情（口头/书面）
科长	与工作相关的各种事情（口头）

六、工作协作关系

协调对象	密切协调关系的部门
院内	医院各科室等
院外	物资公司、办公设备公司等

七、任职资格

教育水平要求：中专及以上学历　　　　专业要求：木工技能

从业资格要求：

培训经历：木器、门窗维修制作技能培训等

经　　验：1年以上相关工作经验

知　　识：设备使用常识等

能　　力：协调能力、冲突管理能力、服务精神等

八、应知法律法规、核心制度

法律法规	
核心制度	《报告制度》、《防火制度》、《交接班制度》等

九、工作特征

使用工具/设备	制作工具、维修工具、电话、计算器等
工作环境	室内、户外，舒适度较差
工作时间	正常工作日，加班

十、关键考核指标

备注：	

物资供应科岗位说明书

物资供应科科长岗位说明书

物资供应科 科长

一、岗位基本情况

岗位名称：科长	所属部门：物资供应科
岗位编号：E-1-SH-004	所属职族：行管后勤中层管理人员
直接上级：后勤保障处处长	所辖人数（数量）：
直接下级：	

二、岗位职责与权限

岗位目的	在后勤保障处处长的领导下，负责医院的物资供应，面向全院各功能科室，做好服务及物资保障工作。	
岗位职责与工作内容表述		**权限**
职责表述： 负责组织制定物资供应科的发展规划、工作计划和工作总结。 工作时间百分比：30%		✓ 规划制定权 ✓ 采购计划制定权 ✓ 物资监督权
工作内容	■ 在主管副院长及后勤保障处处长的领导下，负责制定本科室的发展规划； ■ 严格执行医院的规章制度，并制定本科室的规章制度； ■ 根据库存做好物资采购计划的制定工作； ■ 负责对各个时期的工作进行总结。	
职责表述： 做好各类物资的采购与保管工作，保障物资供应。 工作时间百分比：40%		✓ 物资保管权 ✓ 物资核查统计权 ✓ 物资使用监督权
工作内容	■ 负责做好医院各类物资的供应工作； ■ 严格执行仓库管理制度，做到分类存放，做好防火、防盗、防霉烂变质等工作； ■ 负责各部门物资领用统计、记账和财务报表工作； ■ 负责定期做好物资清库、核查和对账工作； ■ 根据库存量及时提出进货建议，保障物资供应。	
职责表述： 管理科室员工，强化科室之间的沟通与协调。 工作时间百分比：20%		✓ 对员工的教育权

工作内容	■ 深入科室，征求科室的服务需求和意见，及时调整科室的服务流程和质量标准，不断提高服务质量； ■ 负责本科职业道德建设，掌握本科人员的思想动态、业务能力和工作表现，提出考核、奖惩、晋升和培养使用意见； ■ 办事勤政、廉政、精政，为人正直，作风正派，办事公道，严格要求自己，密切联系群众，热情待人。	
职责表述： 完成上级领导交给的临时性任务。 工作时间百分比：10%		✓ 决策权

三、负责起草或撰写的文字资料

■ 通知、便笺、备忘录、汇报文件或报告、 总结、合同或法律文件等

四、财务权限

当涉及_____元以上的费用支出或投资决定时，必须向上级主管申请批准。

五、工作汇报关系

汇报上级岗位	必须向上级主管汇报的事情（口头/书面）
主管副院长 后勤保障处处长	分管物资的购买

六、工作协作关系

协调对象	密切协调关系的部门
院内	全院各科室
院外	物资供货商

七、任职资格

教育水平要求：大专及以上　　　　　　　　专业要求：

从业资格要求：

培训经历：管理知识的培训等

经　　验：具有一定的物资供应工作经验

知　　识：财务管理、仓储物流管理、计算机等

能　　力：领导能力、组织能力、协调能力、信息管理能力、合作精神等

八、应知法律法规、核心制度

法律法规	《中华人民共和国消防法》、《中华人民共和国环境保护法》、《中华人民共和国招投标法》、《财务法律法规》、《中华人民共和国安全生产法》等

核心制度	《采购员工作制度》、《库管员工作制度》、《物资出库管理员工作制度》等

九、工作特征

使用工具/设备	电脑、办公设备
工作环境	办公室、物资库房，舒适度一般
工作时间	正常工作日，值班

十、关键考核指标

备注：	

物资供应科采购员岗位说明书

物资供应科 采购员

一、岗位基本情况

岗位名称：采购员	所属部门：物资供应科
岗位编号：E-1-SH-005	所属职族：后勤基层人员
直接上级：物资供应科科长	所辖人数（数量）：
直接下级：	

二、岗位职责与权限

岗位目的	在科长领导下，负责医院物资的采购工作。	
岗位职责与工作内容表述		**权限**
职责表述： 严格遵守医院及科室制定的各项规章制度，做好物资采购工作。 工作时间百分比：20%		✓ 保管权 ✓ 统计权
工作内容	■ 严格遵守医院的各项规章制度，按医院管理要求规范自己的行为； ■ 认真执行医院药事会的决议，负责全院药品的采购工作； ■ 按照相关规章制度进行采购工作。	
职责表述： 负责全院物资的采购工作。 工作时间百分比：50%		✓ 物资采购权 ✓ 采购计划制定权
工作内容	■ 负责全院各种物资材料的采购，协助领导制定物资材料供应计划，保证后勤维修的需要； ■ 每季度制定一次采购计划，按规定搞好供货合同，熟悉材料用途，防止盲目采购，坚持按需批量进货； ■ 了解物资消耗和库存储备情况，防止材料积压和缺货； ■ 严格遵守财务制度，认真履行入库手续，物、钱、账相符，防止错账出现。	
职责表述： 负责采购员的其他日常管理工作。 工作时间百分比：20%		✓ 收集、汇总整理权 ✓ 汇报权
工作内容	■ 负责相关资料信息的收集、汇总和整理； ■ 负责定期向直接上级汇报工作，接受检查和监督。	
职责表述： 完成上级领导交给的临时性任务。 工作时间百分比：10%		✓ 执行决策权

三、负责起草或撰写的文字资料

■ 物资采购清单、计划、总结等

四、财务权限

无财务权限。

五、工作汇报关系

汇报上级岗位	必须向上级主管汇报的事情（口头/书面）
物资供应科科长 计财处	物资采购（口头）； 供应商货款（书面）。

六、工作协作关系

协调对象	密切协调关系的部门
院内	全院各科室
院外	物资供货商等

七、任职资格

教育水平要求：大专及以上　　　　　　　专业要求：

从业资格要求：

培训经历：管理知识的培训等

经　　验：具有一定的物资供应工作经验

知　　识：财务管理、仓储物流管理、计算机等

能　　力：领导能力、组织能力、协调能力、信息管理能力、合作精神等

八、应知法律法规、核心制度

法律法规	《中华人民共和国消防法》、《中华人民共和国环境保护法》、《中华人民共和国招投标法》、《财务法律法规》、《中华人民共和国安全生产法》等
核心制度	《采购员工作制度》、《库管员工作制度》、《物资出库管理员工作制度》等

九、工作特征

使用工具/设备	电脑、办公设备
工作环境	办公室、物资库房，舒适度一般
工作时间	正常工作日，值班

十、关键考核指标

备注：	

物资供应科保管员岗位说明书

<table>
<tr><td rowspan="5">物
资
供
应
科</td><td rowspan="5">保
管
员</td><td colspan="2">一、岗位基本情况</td></tr>
<tr><td>岗位名称：保管员</td><td>所属部门：物资供应科</td></tr>
<tr><td>岗位编号：E-1-SH-006</td><td>所属职族：后勤基层人员</td></tr>
<tr><td>直接上级：物资供应科科长</td><td>所辖人数（数量）：</td></tr>
<tr><td colspan="2">直接下级：</td></tr>
</table>

二、岗位职责与权限

岗位目的	在科长领导下，负责物资仓库的管理工作和物资的供应工作。	
岗位职责与工作内容表述		权限
职责表述： 　　负责对存放物资的管理。 　　　　　　工作时间百分比：30%		✓ 保管权 ✓ 统计权
工作内容	■ 负责对存放物资进行在库养护和质量检查，确保物资保持良好状况； ■ 负责对贵重物资进行严格管理，建立专用账册； ■ 对定期库存物资进行盘存； ■ 负责存放物资的登记和统计工作。	✓ 保管权 ✓ 统计权
职责表述： 　　负责物资出入库的管理。 　　　　　　工作时间百分比：40%		✓ 物资保管权 ✓ 验收权 ✓ 统计权
工作内容	■ 负责各科室低值易耗品、一次性消耗品、办公用品、计算机耗材、电料水暖零件等发放供应工作； ■ 对采购的物资进行验收入库； ■ 负责全部进、出库物资的登记记录工作； ■ 制定各种物资的最低库存量。	✓ 物资保管权 ✓ 验收权 ✓ 统计权
职责表述： 　　负责物资仓库的管理工作。 　　　　　　工作时间百分比：20%		✓ 管理权
工作内容	■ 负责仓库的安全管理，及时发现安全隐患，防盗防火； ■ 负责库房内的清洁卫生及整理工作。	✓ 管理权
职责表述： 　　其他日常管理工作。 　　　　　　工作时间百分比：20%		✓ 收集、汇总、整理权 ✓ 汇报权

工作内容	■ 负责相关资料信息的收集、汇总和整理； ■ 负责定期向直接上级汇报工作，接受检查和监督。	
职责表述： 　　完成上级领导交给的临时性任务。 工作时间百分比：10%		✓ 执行决策权

三、负责起草或撰写的文字资料

■ 出入库登记单、物资登记表、盘存表、贵重物资专用账册、计划、总结等

四、财务权限

无财务权限。

五、工作汇报关系

汇报上级岗位	必须向上级主管汇报的事情（口头/书面）
物资供应科科长	物资盘存（书面）； 安全隐患（口头）。

六、工作协作关系

协调对象	密切协调关系的部门
院内	全院各科室
院外	物资供货商

七、任职资格

教育水平要求：大专及以上　　　　　　　　　专业要求：

从业资格要求：

培训经历：管理知识的培训等

经　　　验：具有一定的物资供应工作经验

知　　　识：财务管理、仓储物流管理、计算机等

能　　　力：领导能力、组织能力、协调能力、信息管理能力、合作精神等

八、应知法律法规、核心制度

法律法规	《中华人民共和国消防法》、《中华人民共和国环境保护法》、《中华人民共和国招投标法》、《财务法律法规》、《中华人民共和国安全生产法》等
核心制度	《采购员工作制度》、《库管员工作制度》、《物资出库管理员工作制度》等

九、工作特征

使用工具/设备	电脑、办公设备
工作环境	办公室、物资库房，舒适度一般
工作时间	正常工作日，值班

十、关键考核指标

备注：	

物资供应科洗衣房组长岗位说明书

<table>
<tr><td colspan="2">物
资
供
应
科</td><td>洗
衣
房
组
长</td></tr>
</table>

一、岗位基本情况

岗位名称：洗衣房组长	所属部门：物资供应科
岗位编号：E-1-SH-012	所属职族：后勤基层人员
直接上级：副科长	所辖人数（数量）：
直接下级：洗衣工	

二、岗位职责与权限

岗位目的	在科长的领导下，负责组织为医院职工和患者提供衣被清洗服务。	

岗位职责与工作内容表述		权限
职责表述： 　负责组织制定洗衣房工作管理制度和年度工作计划。 工作时间百分比：20%		✔ 规章制度制定完善权 ✔ 工作计划制定权
工作内容	■ 负责根据医院的总体要求，组织制定及完善《医院被服清洗流程》及《质量标准手册》； ■ 组织制定洗衣房的年度工作计划。	
职责表述： 　负责组织对临床和患者被服的清洗服务。 工作时间百分比：50%		
工作内容	■ 按要求定时到科室领取待清洗被服，并做好登记工作； ■ 按流程规范清洗被服，避免不必要的清洗损耗； ■ 按要求将清洗完毕的被服及时完好无损地送回科室。	
职责表述： 　负责组织物资的领用、采购以及环境卫生等工作。 工作时间百分比：20%		✔ 领用权 ✔ 卫生监督权
工作内容	■ 负责组织人员领用； ■ 负责洗衣设备的维护和保养工作； ■ 负责组织人员采购所需物品； ■ 负责监督洗衣房环境卫生情况。	
职责表述： 　完成上级领导交办的其他临时工作。 工作时间百分比：10%		✔ 执行决策权

三、负责起草或撰写的文字资料

■ 内部规章制度、工作总结、工作计划等

四、财务权限

无财务权限。

五、工作汇报关系

汇报上级岗位	必须向上级主管汇报的事情（口头/书面）
科长	洗衣设备保修（口头）

六、工作协作关系

协调对象	密切协调关系的部门
院内	医院各临床科室
院外	洗衣房承包公司等

七、任职资格

教育水平要求：中专及以上学历　　　　　　　专业要求：

从业资格要求：

培训经历：

经　　验：1年以上相关工作经验

知　　识：

能　　力：协调能力、冲突管理能力、写作能力、信息管理能力、服务精神

八、应知法律法规、核心制度

法律法规	
核心制度	《医院被服清洗流程》、《质量标准手册》等

九、工作特征

使用工具/设备	电话
工作环境	敞开式办公
工作时间	正常工作日，偶尔加班

十、关键考核指标

备注：	

物资供应科洗衣工岗位说明书

<table>
<tr><td rowspan="6">物资供应科 洗衣工</td><td colspan="3">一、岗位基本情况</td></tr>
<tr><td>岗位名称：洗衣工</td><td colspan="2">所属部门：物资供应科</td></tr>
<tr><td>岗位编号：E-1-SH-013</td><td colspan="2">所属职族：后勤基层人员</td></tr>
<tr><td>直接上级：洗衣房组长</td><td colspan="2">所辖人数（数量）：</td></tr>
<tr><td colspan="3">直接下级：</td></tr>
</table>

二、岗位职责与权限

岗 位 目 的	在组长领导下，负责全院患者及职工被服的洗涤工作。	
岗位职责与工作内容表述		权限
职责表述： 负责组织制定洗衣房工作管理制度和年度工作计划。 工作时间百分比：20%		✓ 执行权
工作内容	■ 负责根据医院的总体要求，执行《医院被服清洗流程》及《质量标准手册》，进行被服清洗工作； ■ 执行洗衣房的年度工作计划。	
职责表述： 负责组织对职工及患者被服的清洗工作。 工作时间百分比：40		✓ 执行权
工作内容	■ 按要求定时到科室领取待清洗被服，并做好登记工作； ■ 按流程规范清洗被服，避免不必要的清洗损耗； ■ 按要求将清洗完毕的被服及时完好无损地送回科室。	
职责表述： 负责洗衣机的操作。 工作时间百分比：20%		✓ 操作权
工作内容	■ 按消毒隔离制度进行洗涤； ■ 按规定投放洗衣液、消毒液。	
职责表述： 负责洗衣机的日常维护工作。 工作时间百分比：10%		✓ 维护权
职责表述： 完成上级领导交办的其他临时工作。 工作时间百分比：10%		✓ 执行决策权

三、负责起草或撰写的文字资料

■ 工作总结、工作计划等

四、财务权限

无财务权限。

五、工作汇报关系

汇报上级岗位	必须向上级主管汇报的事情（口头/书面）
组长	洗衣设备保修（口头）

六、工作协作关系

协调对象	密切协调关系的部门
院内	医院各临床科室
院外	洗衣房承包公司等

七、任职资格

教育水平要求：中专及以上学历　　　　　　　专业要求：

从业资格要求：

培训经历：

经　　验：1年以上相关工作经验

知　　识：

能　　力：协调能力、服务精神等

八、应知法律法规、核心制度

法律法规	
核心制度	《医院被服清洗流程》、《质量标准手册》等

九、工作特征

使用工具/设备	洗衣设备等
工作环境	洗衣房，舒适度一般
工作时间	正常工作日，偶尔加班

十、关键考核指标

备注：	

物资供应科供氧员岗位说明书

物资供应科

供氧员

一、岗位基本情况

岗位名称：供氧员	所属部门：物资供应科
岗位编号：E-1-YL-007	所属职族：后勤基层人员
直接上级：科长	所辖人数（数量）：
直接下级：	

二、岗位职责与权限

岗位目的	在科长的领导下，负责全院氧气供应工作。	

岗位职责与工作内容表述	权限
职责表述： 负责全院氧气的供应工作。 <div align=center>工作时间百分比：60%</div>	✓ 保管权 ✓ 输送权
工作内容 ■ 掌握库存氧气瓶数量，保证临时供应； ■ 及时取送没有管道供氧的病区所需要的氧气； ■ 负责氧气的安全保管工作。	
职责表述： 其他日常工作。 <div align=center>工作时间百分比：30%</div>	✓ 信息收集汇总整理权 ✓ 工作情况汇报权
工作内容 ■ 深入临床第一线了解医、教、研工作急需解决的问题； ■ 负责相关信息的收集、汇总和整理； ■ 负责定期向直接上级汇报工作，接受检查和监督。	
职责表述： 完成领导交办的其他工作。 <div align=center>工作时间百分比：10%</div>	✓ 决策执行权

三、负责起草或撰写的文字资料

■ 计划、总结等

四、财务权限

无财务权限。

五、工作汇报关系

汇报上级岗位	必须向上级主管汇报的事情（口头/书面）
物资供应科科长	氧气的购买与接收（口头）

六、工作协作关系

协调对象	密切协调关系的部门
院内	医院各临床科室
院外	氧气供应公司等

七、任职资格

教育水平要求：中专及以上学历	专业要求：

从业资格要求：

培训经历：氧气的安全保管培训等

经　　验：1年以上相关工作经验

知　　识：

能　　力：协调能力、服务精神等

八、应知法律法规、核心制度

法律法规	《大型医用设备配置与应用管理暂行办法》、《中华人民共和国政府采购法》、《中华人民共和国招投标法》、《中华人民共和国计量法》、《北京市统一医疗服务收费标准》、《医用消耗材料采购管理办法》、《卫生部及北京市医疗卫生单位计量管理规范》等
核心制度	《设备、物资管理制度》、《固定资产的报废制度》、《设备、物资申购审批制度》、《设备、物资采购制度》、《物资入库制度》、《物资领发制度》、《维修室工作制度》、《仪器设备损坏、丢失处理办法》、《仪器设备管理委员会章程》、《医疗设备报修办法（暂行）》等

九、工作特征

使用工具/设备	电话、办公设备等
工作环境	科室，舒适度一般
工作时间	正常工作日，偶尔加班

十、关键考核指标

备注：	

医学工程科岗位说明书

医学工程科科长岗位说明书

医学工程科 科长

一、岗位基本情况

岗位名称：科长	所属部门：医学工程科
岗位编号：E-1-YL-001	所属职族：行政后勤中层管理人员
直接上级：处长	所辖人数（数量）：
直接下级：科员	

二、岗位职责与权限

岗位目的	在处长的领导下，负责医院内部医疗设备的采购、管理与维修。	

岗位职责与工作内容表述		权限
职责表述： . 负责制定医学工程科的发展规划、工作计划和工作总结。 工作时间百分比：5%		✓ 科室规划制定权 ✓ 工作计划制定权 ✓ 采购计划组织权
工作内容	■ 在主管副院长及后勤保障处处长的领导下，负责制定本科室的发展规划； ■ 负责制定和落实年度工作计划，及时进行阶段性总结； ■ 负责组织全院科室制定医疗设备器材的采购计划。	
职责表述： 对全院的医疗设备进行规划、管理与监督。 工作时间百分比：30%		✓ 设备采购发放权 ✓ 医疗设备验收权 ✓ 设备监督检查权 ✓ 设备的调配权
工作内容	■ 了解世界及国内医疗设备及新技术的动态及趋势，为临床提供最新的资讯支持及决策建议； ■ 负责组织医疗设备和消耗器材的采购与发放； ■ 组织医疗设备与消耗品的招标采购工作，对购进的医疗设备组织验收、安装、调试； ■ 负责对全院医疗设备的使用管理，掌握全院医疗设备的使用情况，组织制定各类设备的使用规定，以及对操作规程的使用进行检查，负责购进各类消耗品的质量控制； ■ 协助医院对全院设备进行统一调配使用，保证医疗设备发挥最大效益。	

职责表述： 负责全院医疗设备的维修工作，并制定相应的流程与规范。 工作时间百分比：25%		
工作内容	■ 组织工程技术人员尽快掌握仪器设备的主要功能，以便提高维护维修水平； ■ 加强对维修工作的管理，制定维修经费的预算和管理方案，做好维修工作报告的统计管理； ■ 组织制定设备维护保养制度，实行大型贵重设备专机定人管理，并实行日常巡检； ■ 组织制定报修三联单制度。	✓ 维修经费制定权 ✓ 维修流程制订权
职责表述： 负责本科室的日常管理工作。 工作时间百分比：25%		
工作内容	■ 根据各个科室的需求对科室人员进行调度； ■ 督促科室各类工作人员履行各自职责，检查各类计划执行情况； ■ 组织完成本科各项登录、统计工作，督促有关人员按时完成各类报表的制作及按时上报； ■ 组织对医疗设备进行维修与计量检测，保证全院设备能在使用期内正常运行。	✓ 人员调度权 ✓ 人员考核权 ✓ 业务工作上报权
职责表述： 负责本科对内对外的沟通协调工作。 工作时间百分比：10%		
工作内容	■ 深入科室，征求科室的服务需求和意见，及时调整科室的服务流程和质量标准，不断提高服务质量； ■ 负责对医疗设备公司的选择与资质审核； ■ 负责对医疗设备的联络沟通，及时反馈意见及建议。	✓ 意见或要求征求权 ✓ 选择权
职责表述： 加强技术学习、人才培养，为临床一线服务。 工作时间百分比：10%		
工作内容	■ 负责了解医学设备的市场信息，以及新技术在临床上的应用； ■ 负责做好与上级单位及各部委的联系，取得多方面的支持； ■ 负责本科医德医风建设，掌握本科人员的思想、业务能力和工作表现，提出考核、奖惩、晋升和培养意见。	✓ 信息收集权 ✓ 对外沟通权 ✓ 对员工的教育权
职责表述： 完成上级领导交办的其他工作。 工作时间百分比：5%		✓ 执行决策权

三、负责起草或撰写的文字资料

■ 通知、便笺、备忘录、简报、信函、汇报文件或报告、总结、医院文件、研究报告、合同或法律文件等

四、财务权限

当涉及_____元以上的费用支出或投资决定时，必须向上级主管申请批准。

五、工作汇报关系

汇报上级岗位	必须向上级主管汇报的事情（口头/书面）
主管副院长 后勤保障处处长	医疗设备的招标、采购工作（书面）； 大型设备的维修工作（书面）； 医疗试剂的采购（书面）。

六、工作协作关系

协调对象	密切协调关系的部门
院内	各临床科室、计财处、党院办、纪监审等
院外	市卫生局、中医药大学、中医药管理局等

七、任职资格

教育水平要求：本科学历及以上　　　　　专业要求：医学工程专业

从业资格要求：医学设备工程师

培训经历：医学设备、设备管理知识相关培训等

经　　验：具有3~5年相关岗位工作经验

知　　识：财务管理、招标管理、医疗设备管理等

能　　力：领导能力、计划能力、分析能力、组织能力、协调能力、合作精神、主动性等

八、应知法律法规、核心制度

法律法规	《大型医用设备配置与应用管理暂行办法》、《中华人民共和国政府采购法》、《中华人民共和国招投标法》、《中华人民共和国计量法》、《北京市统一医疗服务收费标准》、《医用消耗材料采购管理办法》、《卫生部及北京市医疗卫生单位计量管理规范》等
核心制度	《设备、物资管理制度》、《固定资产的报废程度》、《设备、物资申购审批制度》、《设备、物资采购制度》、《物资入库制度》、《物资领发制度》、《维修室工作制度》、《仪器设备损坏、丢失处理办法》、《仪器设备管理委员会章程》、《医疗设备报修办法（暂行）》等

九、工作特征

使用工具/设备	电脑、基本维修工具等
工作环境	办公室、户外，舒适度一般
工作时间	正常工作日，加班，值夜班

十、关键考核指标

备注：	

医学工程科科员岗位说明书

医学工程科

科员

一、岗位基本情况

岗位名称：科员	所属部门：医学工程科
岗位编号：E-1-YL-003	所属职族：后勤基层人员
直接上级：科长	所辖人数（数量）：
直接下级：	

二、岗位职责与权限

岗位目的	在科长的领导下，负责医学工程科的行政管理工作。

岗位职责与工作内容表述		权限
职责表述： 　负责医学工程科的行政管理工作。 　　　　工作时间百分比：60%		✓ 部分耗材采购权 ✓ 耗材分发权 ✓ 档案资料整理权
工作内容	■ 负责临床医用耗材（部分）的采购； ■ 对医用耗材进行统一管理，并分发到相应科室； ■ 负责对已采购设备的档案资料的管理，以便随时查阅及上报领导视察。	
职责表述： 　其他日常工作。 　　　　工作时间百分比：30%		✓ 信息收集、汇总、整理权 ✓ 工作情况汇报权
工作内容	■ 负责相关信息的收集、汇总和整理； ■ 负责定期向直接上级汇报工作，接受检查和监督。	
职责表述： 　完成领导交给的临时任务。 　　　　工作时间百分比：10%		✓ 决策执行权

三、负责起草或撰写的文字资料

■ 计划、总结等

四、财务权限

无财务权限。

五、工作汇报关系

汇报上级岗位	必须向上级主管汇报的事情（口头/书面）
科长	医用耗材的采购（书面）

六、工作协作关系

协调对象	密切协调关系的部门
院内	医院各科室
院外	医疗器械公司等

七、任职资格

教育水平要求：大专及以上学历　　　专业要求：医疗器械管理及其他相关专业

从业资格要求：

培训经历：医用耗材、医疗器械相关知识

经　　验：1 年以上相关工作经验

知　　识：医疗器械管理

能　　力：协调能力、冲突管理能力、写作能力、信息管理能力、服务精神

八、应知法律法规、核心制度

法律法规	《大型医用设备配置与应用管理暂行办法》、《中华人民共和国政府采购法》、《中华人民共和国招投标法》、《中华人民共和国计量法》、《北京市统一医疗服务收费标准》、《医用消耗材料采购管理办法》、《卫生部及北京市医疗卫生单位计量管理规范》等
核心制度	《设备、物资管理制度》、《固定资产的报废程度》、《设备、物资申购审批制度》、《设备、物资采购制度》、《物资入库制度》、《物资领发制度》、《维修室工作制度》、《仪器设备损坏、丢失处理办法》、《仪器设备管理委员会章程》、《医疗设备报修办法（暂行）》等

九、工作特征

使用工具/设备	电话、办公设备等
工作环境	办公室，舒适度较好
工作时间	正常工作日，偶尔加班

十、关键考核指标

备注：	

医学工程科维修技工岗位说明书

医学工程科 维修技工

一、岗位基本情况

岗位名称：维修技工　　　　　所属部门：医学工程科

岗位编号：E-1-YL-005　　　　所属职族：后勤基层人员

直接上级：科长　　　　　　　所辖人数（数量）：

直接下级：

二、岗位职责与权限

岗位目的	在科长的领导下，负责范围内设备的维修工作。	
岗位职责与工作内容表述		权限
职责表述： 负责范围内设备的维修工作。 工作时间百分比：60%		
工作内容	■ 加强设备的维护与保养，定时对大型贵重设备进行检修； ■ 各级做好维修工作，仪器发现故障后，要及时检查，提出解决的意见，尽快排除故障； ■ 送到本室的设备，必须在规定的时间内查出故障原因，提出修理方案及意见（包括外送），尽快使设备恢复正常并及时通知使用科室将设备取回； ■ 认真填写维修报告的每项内容，实现规范化管理； ■ 负责院内各种医疗设备及机器的维修工作，保质保量地完成维修任务。	✓ 部分耗材采购权 ✓ 耗材分发权 ✓ 档案资料整理权
职责表述： 其他日常工作。 工作时间百分比：30%		✓ 信息收集、汇总、整理权 ✓ 工作情况汇报权
工作内容	■ 深入临床第一线了解医、教、研工作急需解决的问题； ■ 做好医院的临床技术服务及工种教育工作； ■ 负责相关信息的收集、汇总和整理； ■ 负责定期向直接上级汇报工作，接受检查和监督。	
职责表述： 完成领导交办的其他工作。 工作时间百分比：10%		✓ 决策执行权

三、负责起草或撰写的文字资料

■ 计划、总结等

四、财务权限

无财务权限。

五、工作汇报关系

汇报上级岗位	必须向上级主管汇报的事情（口头/书面）
科长	大型贵重设备维修（书面）

六、工作协作关系

协调对象	密切协调关系的部门
院内	医院各科室
院外	医疗器械公司等

七、任职资格

教育水平要求：大专及以上学历　　　　　　　　专业要求：

从业资格要求：

培训经历：医疗器械使用与维修培训

经　　验：1年以上相关工作经验

知　　识：医疗器械使用与维修知识等

能　　力：协调能力、冲突管理能力、写作能力、信息管理能力、服务精神等

八、应知法律法规、核心制度

法律法规	《大型医用设备配置与应用管理暂行办法》、《中华人民共和国政府采购法》、《中华人民共和国招投标法》、《中华人民共和国计量法》、《北京市统一医疗服务收费标准》、《医用消耗材料采购管理办法》、《卫生部及北京市医疗卫生单位计量管理规范》等
核心制度	《设备、物资管理制度》、《固定资产的报废程度》、《设备、物资申购审批制度》、《设备、物资采购制度》、《物资入库制度》、《物资领发制度》、《维修室工作制度》、《仪器设备损坏、丢失处理办法》、《仪器设备管理委员会章程》、《医疗设备报修办法（暂行）》等

九、工作特征

使用工具/设备	电话、办公设备等
工作环境	科室，舒适度一般
工作时间	正常工作日，偶尔加班

十、关键考核指标

备注：	

运营保障科岗位说明书

运营保障科科长岗位说明书

一、岗位基本情况	
岗位名称：科长	所属部门：运营保障科
岗位编号：E-1-SH-001	所属职族：行政后勤中层管理人员
直接上级：后勤保障处处长	所辖人数（数量）：
直接下级：	

二、岗位职责与权限

岗位目的	在后勤保障处处长的领导下，围绕医院的中心工作，使分管内的部门顺畅运转，以保证医院的正常运转。	
岗位职责与工作内容表述		**权限**
职责表述： 　　严格遵守医院的制度，负责制定科内各项规章制度及相关服务项目的质量标准文件。 工作时间百分比：20%		✓ 科室发展规划权 ✓ 制度制定权 ✓ 执行监督权
工作内容	■ 在主管副院长及后勤保障处处长的领导下，负责制定本科室的发展规划； ■ 严格遵守医院及本科室制定的各项规章制度； ■ 负责制定运营保障科及各部门的规章制度，并监督其执行情况； ■ 负责制定运营保障科所辖服务项目的质量标准和服务流程，并监督其执行情况。	
职责表述： 　　负责所属各部门的日常管理工作及监督其服务质量，对所属部门及外包服务的服务质量结果负责。 工作时间百分比：40%		✓ 行政管理权 ✓ 统计数据上报权
工作内容	■ 负责对电工的管理，协调处理全院电路的检测与维修； ■ 负责对电梯工的管理，使电梯能够正常运转，满足患者的需要； ■ 负责对司机班的管理，能够及时为各部门提供车辆需要； ■ 负责对招待所的管理，能够满足住宿的需要； ■ 负责对锅炉房的管理，能够保证医疗消毒的需要； ■ 负责对太平间的管理，使其能够正常使用，满足医疗的需要； ■ 负责对小卖部的管理，使其能够热情服务，满足患者的物质需求；	

	■ 督促科室各类工作人员履行各自职责，检查各类计划执行情况； ■ 组织完成本科各部门各项登录、统计工作，督促有关人员按时完成各类报表的制作及按时上报； ■ 组织相关部门对设备进行维修与检测，保证设备能在使用期内正常运行。	

职责表述：

　　负责各部门对外、对内的沟通、协调。

工作时间百分比：25%

工作内容	■ 深入科室，征求科室对各部门的意见与要求； ■ 深入科室，征求科室的服务需求和意见，及时调整科室的服务流程和质量标准，不断提高服务质量； ■ 负责对院内办公车辆的调度； ■ 负责监督管理外包公司的服务质量，及时与外包公司沟通协调，并对不合格的外包公司提出改进或淘汰建议； ■ 负责与中医药管理局的联络沟通，协调暖气及蒸汽的使用。	✓ 对内沟通权 ✓ 车辆调度权 ✓ 对外沟通权

职责表述：

　　加强思想建设工作，切实做好本职工作。

工作时间百分比：10%

工作内容	■ 负责本科职业道德建设，掌握本科人员的思想动态、业务能力和工作表现，提出考核、奖惩、晋升和培养使用意见； ■ 办事勤政、廉政、精政，为人正直，作风正派，办事公道，严格要求自己，密切联系群众，热情待人。	✓ 对员工的教育权

职责表述：

　　完成上级领导交给的其他临时性任务。

工作时间百分比：5%

	✓ 决策权

三、负责起草或撰写的文字资料

■ 通知、便笺、备忘录、简报、汇报文件或报告、合同或法律文件等

四、财务权限

无财务权限。

五、工作汇报关系

汇报上级岗位	必须向上级主管汇报的事情（口头/书面）
主管副院长 后勤保障处处长	医院项目的外包招投标（书面）； 人员的调度（口头）。

六、工作协作关系

协调对象	密切协调关系的部门
院内	党院办、工程修缮科、各临床科室

院外	电梯承包公司、太平间承包人

七、任职资格

教育水平要求：大专及以上　　　　　　　专业要求：

从业资格要求：具备一定的管理能力

培训经历：后勤管理方面的培训

经　　验：后勤管理知识

知　　识：管理知识、组织管理等

能　　力：领导能力、组织能力、服务精神、奉献精神、主动性、坚韧性等

八、应知法律法规、核心制度

法律法规	《中华人民共和国节约能源法》、《中华人民共和国安全生产法》、《中华人民共和国消防法》、《中华人民共和国环境保护法》等
核心制度	《电梯应急预案》、《司机班消防安全规定》、《供电系统应急预案》、《医院医疗用电预案》、《发电机运行管理制度》、《换热站应急预案》等

九、工作特征

使用工具/设备	电脑、电话
工作环境	办公室、户外，舒适度一般
工作时间	正常工作日，加班

十、关键考核指标

备注：	

运营保障科司机岗位说明书

<table>
<tr><td colspan="4">一、岗位基本情况</td></tr>
<tr><td colspan="2">岗位名称：司机</td><td colspan="2">所属部门：运营保障科</td></tr>
<tr><td colspan="2">岗位编号：E-1-BG-005</td><td colspan="2">所属职族：后勤基层人员</td></tr>
<tr><td colspan="2">直接上级：科长</td><td colspan="2">所辖人数（数量）：</td></tr>
<tr><td colspan="2">直接下级：</td><td colspan="2"></td></tr>
</table>

二、岗位职责与权限

岗位目的	在科长的领导下，负责医院车辆的运行和维护工作。

岗位职责与工作内容表述	权限
职责表述： 严格遵守医院及科室制定的各项规章制度，执行工作计划。 工作时间百分比：20%	✔ 计划执行权
工作内容 ■ 严格遵守医院及本科室制定的各项规章制度； ■ 在科长的领导下，执行本科室制定的工作计划。	
职责表述： 负责车辆安全行驶。 工作时间百分比：40%	✔ 车辆驾驶权
工作内容 ■ 安全行驶车辆，满足医院用车需要； ■ 参加交通法规学习和业务培训活动，提高安全意识和业务技能。	
职责表述： 负责对车辆进行维护。 工作时间百分比：40%	✔ 车辆维护权
工作内容 ■ 按规定到指定地点维修，并提供详尽有效的支出明细； ■ 每天对车辆进行一次安全检查； ■ 负责进行车辆的维护和保养，保持车辆的良好运行状态； ■ 负责保持车辆内外的卫生整洁。	
职责表述： 其他日常工作。 工作时间百分比：15%	✔ 信息收集、汇总、整理权

工作内容	■ 负责相关资料信息的收集、汇总和整理； ■ 负责定期向直接上级汇报工作，并接受检查和监督。	✓ 工作情况汇报权
职责表述： 完成领导交给的临时任务。 工作时间百分比：5%		✓ 决策执行权

三、负责起草或撰写的文字资料

■ 出车记录、计划、总结等

四、财务权限

无财务权限。

五、工作汇报关系

汇报上级岗位	必须向上级主管汇报的事情（口头/书面）
科长	汽车的维修与保养（口头）

六、工作协作关系

协调对象	密切协调关系的部门
院内	党院办
院外	汽车修理厂

七、任职资格

教育水平要求：技校、职业高中及以上学历　　　专业要求：驾驶

从业资格要求：驾驶证

培训经历：法律法规、交通法规的培训等

经　　验：1 年以上司机工作经验，需持有驾驶证

知　　识：具备汽车驾驶维修知识、交通法规知识等

能　　力：协调能力、冲突管理能力、写作能力、信息管理能力、服务精神等

八、应知法律法规、核心制度

法律法规	《中华人民共和国刑法》、《中华人民共和国交通法规》等
核心制度	《行为规范》、《礼仪规范》、《车辆保护规范》、《违章与事故处理制度》等

九、工作特征

使用工具/设备	汽车、维修工具、电话
工作环境	户外，舒适度一般
工作时间	正常工作日，经常加班

十、关键考核指标

备注：	

运营保障科太平间管理员岗位说明书

运营保障科 太平间管理员

一、岗位基本情况

岗位名称：太平间管理员　　　所属部门：运营保障科

岗位编号：E-1-YL-006　　　所属职族：后勤基层人员

直接上级：科长　　　　所辖人数（数量）：

直接下级：

二、岗位职责与权限

岗位目的	在科长的领导下，负责太平间的管理工作。	
岗位职责与工作内容表述		权限
职责表述： 严格遵守医院及科室制定的各项规章制度，执行工作计划。 工作时间百分比：20%		✔ 计划执行权
工作内容	■ 严格遵守医院及本科室制定的各项规章制度； ■ 在科长的领导下，执行本科室制定的工作计划。	
职责表述： 负责太平间的管理工作。 工作时间百分比：55%		✔ 死亡卡核对权 ✔ 发现问题上报权
工作内容	■ 负责接收尸体、保管尸体，保护室内外清洁、通风； ■ 领取尸体时，负责认真核对死亡卡，防止差错； ■ 尸体接走后，负责清洗、消毒铺位； ■ 遇有过期未火化者或无主尸体，应报科领导处理； ■ 负责检查存放尸体的低温效应，发现问题及时报告科领导。	
职责表述： 太平间其他日常工作。 工作时间百分比：15%		✔ 信息收集、汇总、整理权
工作内容	■ 负责相关资料信息的收集、汇总和整理； ■ 负责定期向直接上级汇报工作，接受检查和监督。	✔ 工作情况汇报权
职责表述： 负责与院内其他部门及院外相关单位的信息沟通交流工作。 工作时间百分比：5%		✔ 信息沟通交流权
职责表述： 完成领导交给的临时任务。 工作时间百分比：5%		✔ 执行决策权

三、负责起草或撰写的文字资料

■ 记录、计划、总结等

四、财务权限

无财务权限。

五、工作汇报关系

汇报上级岗位	必须向上级主管汇报的事情（口头/书面）
科长	无主尸体（口头）

六、工作协作关系

协调对象	密切协调关系的部门
院内	党院办
院外	火葬场、尸体家属

七、任职资格

教育水平要求：技校、职业高中及以上学历　　　　专业要求：

从业资格要求：

培训经历：尸体存放及设备的使用培训等

经　　验：1年以上太平间工作经验

知　　识：设备的使用等

能　　力：协调能力、冲突管理能力、写作能力、信息管理能力、服务精神等

八、应知法律法规、核心制度

法律法规	《殡葬管理条例》、《医疗事故处理条例》等
核心制度	《太平间管理制度》、《尸体存放制度》等

九、工作特征

使用工具/设备	清洁用具、电话
工作环境	室内工作，舒适度较好
工作时间	正常工作日，偶尔加班

十、关键考核指标

备注：	

运营保障科招待所管理员岗位说明书

运营保障科
招待所管理员

一、岗位基本情况

岗位名称：招待所管理员		所属部门：运营保障科	
岗位编号：E-1-SH-011		所属职族：后勤基层人员	
直接上级：科长		所辖人数（数量）：	
直接下级：			

二、岗位职责与权限

岗位目的	在科长的领导下，负责招待所的管理工作。	
岗位职责与工作内容表述		权限
职责表述： 　　严格遵守医院及科室制定的各项规章制度，执行工作计划。 　　　　工作时间百分比：20%		✓ 计划执行权
工作内容	■ 严格遵守医院及本科室制定的各项规章制度； ■ 在科长的领导下，执行本科室制定的工作计划。	
职责表述： 　　负责招待所客房的管理工作。 　　　　工作时间百分比：55%		
工作内容	■ 负责做好客房服务工作； ■ 负责做好客房的环境卫生工作； ■ 负责做好客房的防火防盗工作； ■ 负责做好招待所的财务管理工作； ■ 负责做好招待所的服务质量工作； ■ 负责做好招待用的各种设备的管理工作。	✓ 财务管理权 ✓ 设备管理权
职责表述： 　　招待所其他日常工作。 　　　　工作时间百分比：15%		✓ 信息收集、汇总、整理权
工作内容	■ 负责相关资料信息的收集、汇总和整理； ■ 负责定期向直接上级汇报工作，接受检查和监督。	✓ 工作情况汇报权
职责表述： 　　负责与院内其他部门及院外相关单位的信息沟通交流工作。 　　　　工作时间百分比：5%		✓ 信息沟通交流权

职责表述：	✓ 决策执行权
完成领导交给的临时任务。 　　　　　　　工作时间百分比：5%	

三、负责起草或撰写的文字资料

■ 记录、计划、总结等

四、财务权限

无财务权限。

五、工作汇报关系

汇报上级岗位	必须向上级主管汇报的事情（口头/书面）
科长	与招待所相关的工作（口头）

六、工作协作关系

协调对象	密切协调关系的部门
院内	计财处、后勤保障处等
院外	院外客户

七、任职资格

教育水平要求：技校、职业高中及以上学历　　　　专业要求：

从业资格要求：

培训经历：关于客房管理的相关知识等

经　　　验：1年以上相关工作经验
知　　　识：客房管理知识等
能　　　力：协调能力、冲突管理能力、服务精神等

八、应知法律法规、核心制度

法律法规	
核心制度	《公寓管理制度》、《报告制度》、《会客制度》、《交接班制度》、《客房值班巡视制度》、《巡视制度》、《住宿验证登记制度》等

九、工作特征

使用工具/设备	办公用具、电话
工作环境	室内工作，舒适度较好
工作时间	正常工作日，偶尔加班

十、关键考核指标

备注：	

运营保障科电梯工岗位说明书

一、岗位基本情况

岗位名称：电梯工	所属部门：运营保障科
岗位编号：E-1-SH-015	所属职族：后勤基层人员
直接上级：科长	所辖人数（数量）：
直接下级：	

二、岗位职责与权限

岗位目的	负责医院门诊、住院电梯的操作工作。

岗位职责与工作内容表述	权限
职责表述： 　严格遵守医院及科室制定的各项规章制度，执行工作计划。 　　　　工作时间百分比：10%	✓ 计划执行权
工作内容 ■ 严格遵守医院及本科室制定的各项规章制度； ■ 在科长的领导下，执行本科室制定的工作计划。	
职责表述： 　负责医院的供热、供气工作和锅炉的正常运行。 　　　　工作时间百分比：65%	✓ 电梯开启关闭权 ✓ 电梯升降操作权
工作内容 ■ 负责定时开启和关闭电梯； ■ 负责电梯的升降操作； ■ 负责协助行动不便的病人乘坐电梯； ■ 负责保持电梯房内清洁、通风和干燥，定期消毒； ■ 负责监控电梯的运行状况，出现故障及时上报； ■ 外单位承修的电梯，派专人详细检查、验收，不合格的拒绝签字验收。	✓ 电梯房内清洁、通风、消毒权 ✓ 电梯故障上报权
职责表述： 　其他日常工作。 　　　　工作时间百分比：15%	✓ 信息收集、汇总、整理权
工作内容 ■ 负责相关资料信息的收集、汇总和整理； ■ 负责定期向直接上级汇报工作，接受检查和监督。	✓ 工作情况汇报权
职责表述： 　负责与院内其他部门及院外相关单位的信息沟通交流工作。 　　　　工作时间百分比：5%	✓ 信息沟通交流权

职责表述：	
完成领导交给的临时任务。 工作时间百分比：5%	✓ 决策执行权

三、负责起草或撰写的文字资料

■ 计划、总结等

四、财务权限

无财务权限。

五、工作汇报关系

汇报上级岗位	必须向上级主管汇报的事情（口头/书面）
科长	电梯的运行状况（口头）

六、工作协作关系

协调对象	密切协调关系的部门
院内	后勤保障处、电工等
院外	电梯承包公司等

七、任职资格

教育水平要求：高中或中专及以上学历　　　　专业要求：

从业资格要求：

培训经历：电梯运行知识等

经　　验：1年以上相关工作经验

知　　识：了解电梯运行知识等

能　　力：协调能力、冲突管理能力、服务精神等

八、应知法律法规、核心制度

法律法规	《起重机械安全监察规定》、《北京市劳动监督保护条例》等
核心制度	《岗位安全操作规程》、《维修保养制度》、《岗位责任制》、《岗位交接班制度》、《维修保养人员电梯司机操作证管理及培训制度》、《设备档案管理制度》、《设备安全使用管理制度》等

九、工作特征

使用工具/设备	电话

工作环境	室内，舒适度一般
工作时间	正常工作日

十、关键考核指标

备注：	

运营保障科锅炉工岗位说明书

运营保障科

锅炉工

一、岗位基本情况

岗位名称：锅炉工	所属部门：运营保障科
岗位编号：E-1-SH-016	所属职族：后勤基层人员
直接上级：科长	所辖人数（数量）：
直接下级：	

二、岗位职责与权限

岗位目的	负责医院的供热供气工作。	
岗位职责与工作内容表述		权限
职责表述： 　　严格遵守医院及科室制定的各项规章制度，执行工作计划。 　　　　工作时间百分比：10%		✓ 计划执行权
工作内容	■ 严格遵守医院及本科室制定的各项规章制度； ■ 在科长的领导下，执行本科室制定的工作计划。	
职责表述： 　　负责医院的供热、供气工作和锅炉的正常运行。 　　　　工作时间百分比：50%		✓ 锅炉运行监督权
工作内容	■ 负责锅炉工作，监控锅炉的正常运行； ■ 负责锅炉设备、辅机设备和锅炉房各种管道阀门的维修和保养工作； ■ 负责锅炉用水的软化工作和水质化验工作； ■ 负责请领、保管各种维修零部件和耗材等物品。	✓ 管道阀门维修保养权 ✓ 零部件的请领、保管权
职责表述： 　　负责其他日常工作。 　　　　工作时间百分比：20%		✓ 信息收集、汇总、整理权
工作内容	■ 负责相关资料信息的收集、汇总和整理； ■ 负责定期向直接上级汇报工作，接受检查和监督。	✓ 工作情况汇报权
职责表述： 　　负责与院内其他部门及院外相关单位的信息沟通交流工作。 　　　　工作时间百分比：10%		✓ 信息沟通交流权
职责表述： 　　完成领导交给的临时任务。 　　　　工作时间百分比：10%		✓ 决策执行权

三、负责起草或撰写的文字资料

■ 水质检验记录、计划、总结等

四、财务权限

无财务权限。

五、工作汇报关系

汇报上级岗位	必须向上级主管汇报的事情（口头/书面）
科长	水质化验保管（书面）

六、工作协作关系

协调对象	密切协调关系的部门
院内	后勤保障处
院外	中医药管理局

七、任职资格

教育水平要求：技校、职业高中及以上学历　　　专业要求：

从业资格要求：

培训经历：锅炉运行原理、锅炉操作技能、水质软化知识

经　　验：1 年以上相关工作经验

知　　识：熟悉锅炉及辅机的结构，了解水质软化知识

能　　力：锅炉操作技能

八、应知法律法规、核心制度

法律法规	《锅炉工安全操作规程标准与技术》、《北京市劳动监督保护条例》等
核心制度	《岗位安全操作规程》、《维修保养制度》、《岗位责任制》、《岗位交接班制度》、《设备档案管理制度》、《设备安全使用管理制度》等

九、工作特征

使用工具/设备	锅炉、维修工具、电话
工作环境	室内，舒适度一般
工作时间	正常工作日，加班

十、关键考核指标

备注：	

保卫处岗位说明书

保卫处处长岗位说明书

保卫处处长

一、岗位基本情况

岗位名称：处长	所属部门：保卫处
岗位编号：E-3-001	所属职族：中高层行政管理人员
直接上级：后勤副院长	所辖人数（数量）：
直接下级：保安公司	

二、岗位职责与权限

岗位目的	在主管副院长的领导下，贯彻预防为主、确保重点、保障安全的内保工作方针，实行综合治理，建立并落实各项安全措施和治安保卫责任制。

岗位职责与工作内容表述	权限
职责表述： 参与医院管理，依据医院管理精神制定保卫处工作计划和规范。 工作时间百分比：10%	
工作内容 ■ 认真贯彻执行国家对医院管理保卫工作的有关规定，落实医院各项政策； ■ 参与制定医院中长期发展战略和战略实施，并为组织发展提供有力的安全保障； ■ 参与院里的各项重大决策，并为院领导提供安全方面的参考建议； ■ 负责制定医院人武、消防、安全保卫工作计划，经院领导批准后，具体组织实施，按期总结汇报。	✔ 计划制定权 ✔ 建议权 ✔ 监督权 ✔ 指导权
职责表述： 开展保卫处年度计划制定和内部管理工作。 工作时间百分比：10%	
■ 负责根据医院年度工作计划，制定本科室年度工作计划，组织对年度工作计划进行分解，制订月度工作计划，组织落实月度工作计划，并监督执行； ■ 根据计划的实际执行情况和外部环境的变化，当计划需要改变时，按计划管理的相关制度和流程进行申报，得到允许后，进行相应的计划调整，并在计划主管部门进行备案； ■ 负责月度、年度工作总结及工作分析的编写，并上报； ■ 对下属人员进行考核和调配。	✔ 计划权 ✔ 制定权 ✔ 监督权 ✔ 考核权 ✔ 人员调配权

职责表述： 维护治安，统筹负责全院安全保卫工作。 工作时间百分比：30%			
工作内容	■ 负责制定医院重点部门的安全保卫制度，经常深入各部门督促检查； ■ 调解疏导单位内部纠纷、医疗纠纷，协助公安机关查处发生在内部的刑事案件和治安案件； ■ 经常分析医院安全保卫工作情况，发现隐患及时采取防范措施和落实整改； ■ 发生案件及时报告并组织人员保护现场，密切配合公安机关进行侦破工作； ■ 负责出入境人员政审和涉外活动的安全工作。	✓ 组织权 ✓ 督察权 ✓ 审查权	

职责表述：
负责医院消防安全和消防管理工作。
工作时间百分比：30%

工作内容	■ 负责消防安全管理工作，严格执行消防标准，全面贯彻落实《消防法》； ■ 负责对各科室、各部门进行治安和消防工作的指导，维护医院秩序，保证医疗、教学、科研工作的正常进行。	✓ 监督权 ✓ 指导权

职责表述：
在全院范围内，开展安全消防的宣传和教育工作。
工作时间百分比：10%

工作内容	■ 协同有关部门对全院职工、临时工经常进行法制教育、安全教育，增加法制观念，遵纪守法，提高警惕，积极同违法犯罪行为作斗争； ■ 经常在全院有计划、有目的地进行防火、防盗、防爆炸、防破坏、防诈骗、防窃密、防治安灾害事故的安全教育工作。	✓ 宣教权 ✓ 指导权

职责表述： 完成领导交办的其他工作。 工作时间百分比：10%	✓ 决策权 ✓ 处理权

三、负责起草或撰写的文字资料

■ 通知、便笺、备忘录、简报、信函、汇报文件或报告、总结等

四、财务权限

无财务权限。

五、工作汇报关系

汇报上级岗位	必须向上级主管汇报的事情（口头/书面）
主管副院长	保卫处发展计划及工作总结（书面）； 医院安全防范事项（书面）；

申请费用（书面）；

与保卫相关的纠纷和投诉（口头）。

六、工作协作关系

协调对象	密切协调关系的部门
院内	后勤保障处、各职能处室和临床科室、药学部，等
院外	市卫生局保卫处、东城公安分局、和平里派出所、地区防火办等

七、任职资格

教育水平要求：大专及以上　　　　　　　　专业要求：安全保卫专业

从业资格要求：副处及以上职称

培训经历：医院文化培训、防卫知识、防火、防盗、防毒知识培训等

经　　验：10年以上医院安保工作经验

知　　识：医院管理基础知识、安保、消防管理基础知识等

能　　力：较强的计划制定和执行能力、良好的人际沟通和协调能力、较强的领导能力等

八、应知法律法规、核心制度

法律法规	《医院管理评价指南》、《医疗机构管理条例》、《医疗机构评审办法》、《医疗机构基本标准》、《全国医院工作条例》、《医疗事故处理条例》、《突发公共卫生事件应急条例》、《中华人民共和国保密法》等
核心制度	《机关团体、企事业单位消防安全管理规定》、《危化品安全管理制度》、《安全标准化管理制度》、《安全事故处理制度》、《人身安全管理制度》、《安全事故报告制度》、《安全责任追究制度》、《车辆使用管理制度》等

九、工作特征

使用工具/设备	办公设备、通信及交通工具、警用器械
工作环境	不固定，经常处于危险之中
工作时间	繁忙，有时加班

十、关键考核指标

备注：	